하루 15분 커플홈트

Couple Home Training

하루 15분 커플 홈트

2017년 11월 22일 초판 01쇄 발행
2017년 12월 11일 초판 02쇄 발행

지은이 신지은 김동혁
사진 정영주(CL Studio)
영상 장은수(언써)

발행인 이규상
단행본사업부장 임현숙
책임편집 한선화
촬영진행 정미애
편집 1팀 이소영 김보람
편집 2팀 한선화 정미애
디자인팀 고광표 장미혜 손성규
마케팅 1팀 이인국 최희진 전연교
마케팅 2팀 김혜진 김태선 허소윤

펴낸곳 (주)백도씨
출판등록 제300-2012-170호(2007년 6월 22일)
주소 03043 서울시 종로구 자하문로 58 강락빌딩 2층(창성동 158-5)
전화 02 3443 0311(편집) 02 3012 0117(마케팅)
팩스 02 3012 3010
이메일 book@100doci.com(편집 · 원고 투고) valva@100doci.com(유통 · 사업 제휴)
블로그 blog.naver.com/100doci
인스타그램 @namusoo_book 카카오스토리 감성살림꿀팁

ISBN 978-89-6833-157-2 13510

이 도서의 국립중앙도서관 출판시도서목록(CIP)은 서지정보유통지원시스템 홈페이지(http://seoji.nl.go.kr)와
국가자료공동목록시스템(http://www.nl.go.kr/kolisnet)에서 이용하실 수 있습니다.
(CIP제어번호: CIP2017028332)

하루 15분 커플홈트

처음 반했던 모습 그대로!

Couple Home Training

신지은 · 김동혁 지음

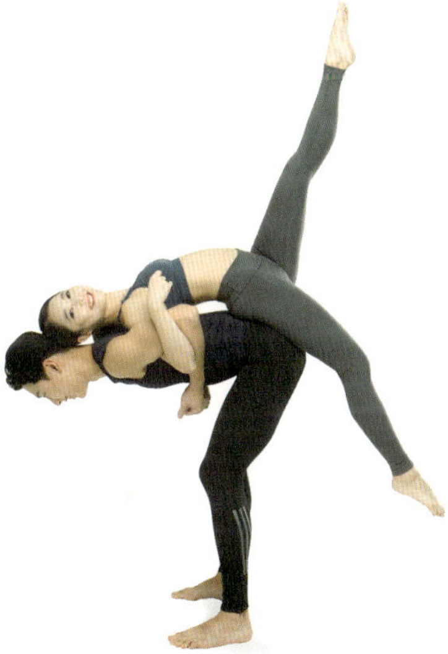

나무[수]

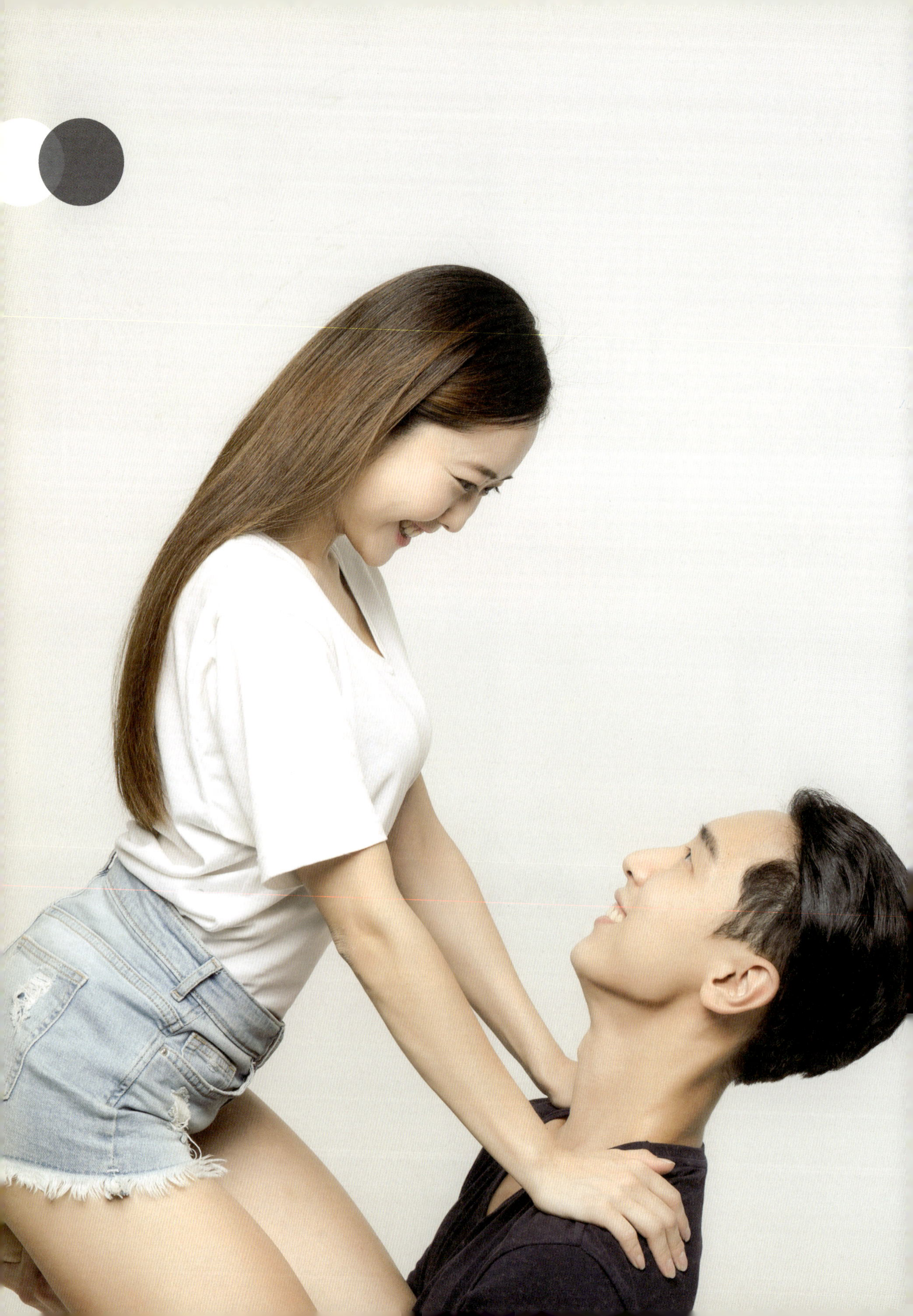

Prologue

연애를 시작할 때는 얼굴만 봐도 설레고, 함께 하는 모든 일이 행복하고 즐겁지요.
하지만 시간이 갈수록 서로 편해지면서 긴장도 풀리고, 설레는 감정보다
익숙함을 더 많이 느끼게 됩니다. 또 세상에서 가장 쉬운 데이트인
'먹방 데이트'만 하다 보면 처음 만났을 때 반했던 모습은 온데간데없이 사라지고
매일 '다이어트'만 외치는 커플이 되기 십상이에요.
'커플 홈트'는 여느 연인과 전혀 다를 바가 없는 평범한 우리 커플이
사랑하는 사람과 함께 건강해지고 싶다는 소박한 생각으로 만든 운동입니다.
다만 요가 · 필라테스 강사와 발레리노라는 직업을 가지고 있기에 운동 효과에
대한 전문적인 지식을 바탕으로 좀 더 체계적으로 프로그램을 만들 수 있었지요.
둘이 재밌게 해볼 수 있는 운동 동작을 개발하면서 함께 하는 시간이 는 만큼
사랑과 믿음이 커졌을 뿐 아니라, 실제 다이어트와 몸매 관리 효과도 경험했어요.
연인이나 부부뿐 아니라 친구나 가족들과도 집에서 쉽게 할 수 있지만,
여러 가지 운동의 장점을 최대한 고려해 만든 효과적인 운동법입니다.
소중한 사람과 함께 건강해지고 싶은 분, 사랑하는 사람과 함께 할 수 있는 취미를
만들고 싶은 분, 맛집 투어나 영화관람 말고 좀 더 특별한 데이트를 하고 싶은 분,
그리고 무엇보다 누군가와 소중한 시간을 많이 만들고 싶은 분에게
《하루 15분 커플 홈트》를 추천합니다.
요즘 사랑하는 사람과 함께 있으면서도 각자 스마트폰만 들여다보고 있는 분들이
많은데요. 이 책에서 소개하는 커플 운동을 함께 실천하면,
다이어트 효과뿐 아니라 타인과의 행복한 교감으로 내 옆에 소중한 사람이
함께 한다는 사실에 감사한 마음이 생길 거예요.

신지은 · 김동혁

Contents

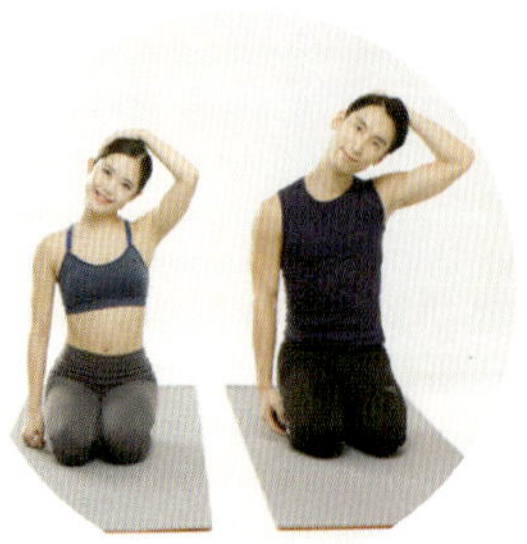

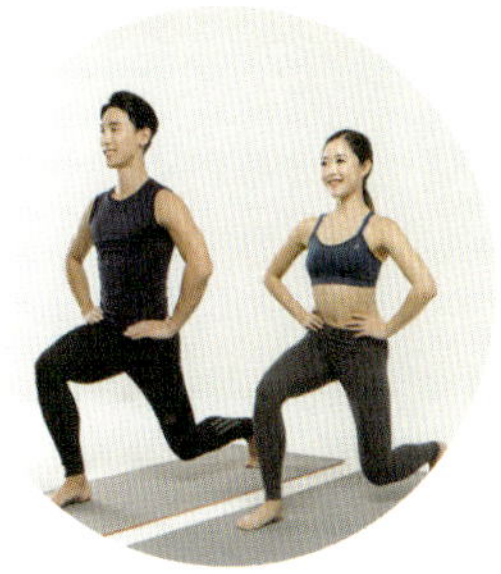

하루 4동작 2주 커플 다이어트 Part 2

함께 건강해지는 테마별 3분 커플 홈트 Part 3

C O U P L E

H O M E T R A I N I N G

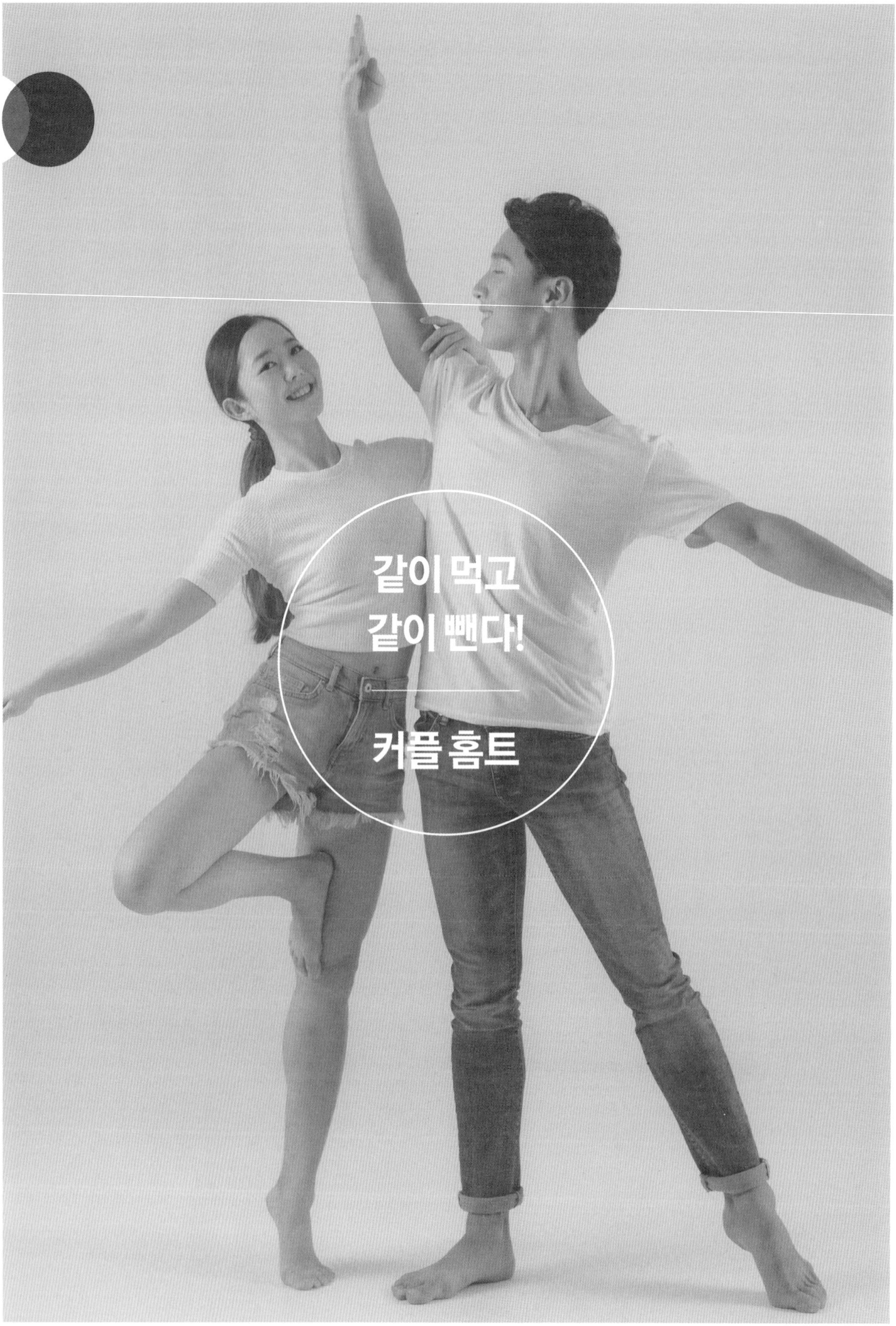
같이 먹고
같이 뺀다!
커플 홈트

왜 커플이 되면 살이 찌는 걸까?

가느다란 팔, 가녀린 목선, 잘록한 허리, 슬림한 다리……
안아주고 싶을 만큼 보호 본능을 일으키던 그녀가, 변했다.
듬직한 어깨, 탄탄한 복근, 근육질의 팔다리……
기대고 싶을 만큼 멋지던 그도, 변했다.
서로 첫눈에 반했던 그 모습들은 대체 어디로 간 걸까? 시간이 지날수록 커가는 사랑의 크기만큼 몸무게와 뱃살도 함께 늘었다. 혹시 함께 살이 쪄 뚱뚱해진 탓에 사랑을 하면 서로 닮는다고 말하는 것은 아닌지 의심이 될 정도이다.
왜 커플이 되면, 혹은 결혼을 하면, 누구 하나 예외 없이 살이 찌는 걸까?
단순히 사랑하는 사람을 만나 마음이 편해져서라고 하기엔 이유가 참 궁색하다.
물론 마음이 안정되고, 시간이 지날수록 설레는 감정도 줄어들면서 차츰 자기관리에 소홀해지는 탓도 있을 것이다. 그러나 가장 큰 이유는 우리나라 연인들이 가장 많이 하는 데이트가 '맛집 탐방'이기 때문은 아닐까.
연인이 생기면 함께 먹고 싶은 것도 많아지고, 함께 가고 싶은 멋진 음식점도 많아진다. 함께 밥 먹고, 함께 간식 챙겨 먹고, 함께 야식도 먹고!
맛있는 음식을 먹는 것 자체도 큰 행복인데 사랑하는 사람과 함께라니, 더할 나위가 없는 것이다.
그렇게 '먹방 커플' 한 달이면 '내 여자 예쁘다', '내 남자 멋지다', '사랑한다' 말 대신에 '이 뱃살 다 어떻게 할 거야', '팔뚝 살 흘러내리는 거 봐', '우리 내일부터 다이어트 하자'라는 말을 더 자주 하게 될지도 모른다. 하지만 바쁜 일상에 시간 내서 피트니스 센터 가는 일도, 맛있는 음식을 함께 먹는 즐거움을 포기하는 일도 마음먹은 것처럼 쉬운 일이 아니다.
그렇다면 결론은 하나! 같이 먹었으니 같이 운동해서 같이 살을 빼자!

지금 대세는 커플 홈트!

참 유치하지만 사랑하는 사람을 만나면 '우리 사랑하고 있어요!' 하고 동네방네 소문내고 싶은 게 인지상정. 커플 링부터 커플 티, 커플 모자, 커플 폰까지 신기한 커플 아이템을 잘도 구해 여기저기서 티를 낸다.
최근 SNS에서 가장 뜨고 있는 커플 관련 키워드가 있다. 바로 '커플 운동화', '커플 운동', '커플 홈트' 등이다. 단순히 아이템을 사고 커플임을 인증하는 데서 그치는 것이 아니라, 함께 운동하고 취미생활을 즐기며 건강을 챙기는 현실적이고 지혜로운 커플들이 점점 생겨나고 있는 것이다.
특히 커플 홈트는 집에서 간단한 동작들을 응용해 함께 운동하는 것으로, 시간과 비용을 절약하면서 다이어트 효과를 볼 수 있어 바쁜 커플들에게는 최고의 취미 생활이다.

1석 8조, 커플 홈트의 효과

커플 홈트의 장점을 꼽으라면, 한두 가지가 아니다.

1 혼자 운동할 때보다 더 많이 웃고, 더 재미있게 운동할 수 있다.
2 파트너의 도움을 받을 수 있기 때문에 난이도가 높은 운동도 좀 더 쉽게, 지치지 않고 꾸준히 할 수 있다.
3 함께 운동을 하면 서로의 몸과 건강 상태를 항상 체크해줄 수 있기 때문에 몸의 어느 부분이 틀어져 있는지, 어느 부위의 살이 빠졌는지 쉽게 알 수 있어 자신에게 어떤 운동이 필요한지도 금방 확인할 수 있다.
4 특별한 도구나 특정한 장소가 필요한 것이 아니므로 시간과 장소에 구애를 받지 않고 언제든 운동을 할 수 있어 운동을 하지 못할 핑곗거리가 줄어든다.
5 함께 교감을 하며 운동을 하면, 운동에 대한 협응력과 리듬감을 향상시켜 운동 효과도 배가 된다.

6 함께 운동을 했기 때문에 함께 밥을 먹을 때도 죄책감이 줄어든다.
7 운동이라는 취미 생활을 함께 하면서 공감대가 형성되고, 건강한 데이트를 즐길 수 있다.
8 무엇보다 커플 홈트를 하면, 자연스러운 스킨십으로 친밀감을 키워줘 애정도가 매우 높아진다.

사랑하는 사람과 함께 운동하면서 살도 빼고 인스타그램 등 SNS에 '애정 뿜뿜' 커플 홈트 인증 샷을 올려보자. '좋아요' 100개는 물론이고, 다른 커플들의 부럽다는 댓글이 넘쳐날 것이다.

필라테스+발레+피트니스 효과를 한 번에!

필라테스 강사와 발레리노라는 직업을 가진 우리 커플은 몸을 많이 쓰는 일을 하다 보니 데이트를 할 때도 동적인 활동을 하는 것을 좋아한다.
그래서 함께 즐기는 취미도 수영, 한강에서 자전거 타기, 서핑, 스케이팅, 요가 등 모두 활동적이다. 실내에 있을 때도 커플 요가, 커플 발레, 커플 필라테스 등 혼자가 아닌, 함께 할 수 있는 운동 동작들을 해보며 시간을 보내곤 한다.
같은 동작이라도 혼자 할 때보다 둘이 함께 하면 훨씬 더 즐겁고 유쾌하게 할 수 있을 뿐 아니라, 호흡이나 균형을 맞춰 나가야 하기 때문에 시너지 효과가 생긴다.
한번은 야외에서 아크로 요가(둘이 함께 하는 파트너십 요가) 동작을 해보다가 너무 재미있어 연습실을 빌려 음악까지 틀어놓고 한 적이 있다. 그러다가 이 재미있는 운동을 많은 커플들에게 알려줄 수 있는 방법이 없을까 고민을 하기 시작했다. 그래서 일반인들도 따라 할 수 있도록 쉽고 간단한 동작으로 최대 효과를 낼 수 있는 새로운 운동을 만들어보기로 했고, 그렇게 탄생한 것이 바로 이 책에서 소개하는 '커플 홈트'이다.

집에서 삼각대 위에 스마트폰을 설치하고 동작들을 찍어서 SNS에 올렸는데, 커플 홈트에 대한 관심은 폭발적이었다. 이를 계기로 다양한 운동 클래스에서 커플 홈트를 소개할 수 있는 기회도 생겼다.
커플 홈트는 단순한 운동이 아니라 타인과 교감하며, 함께 웃고, 함께 즐길 수 있는 최고의 활동이다. 누군가와 함께 운동할 수 있다는 사실에 감사하면서 따라 해보길 권한다. 꼭 연인이나 부부가 아니어도 좋다. 가족, 친구, 직장동료 등 누구라도 함께 커플 홈트를 시작할 수 있다.

살이 빠지는 것은 기본!
옷 태까지 살려주는 최고의 커플 다이어트

우리가 고안해낸 커플 홈트의 가장 큰 특징은 기본 피트니스 동작에 발레와 필라테스 동작을 접목시켜 운동을 처음 시작하는 초보자들도 누구나 쉽게 할 수 있다는 점이다. 이 책에서 소개하는 운동을 따라 해보자.
핏을 살려주는 발레에 코어 근육과 탄력에 집중하는 필라테스로, 우락부락한 근육질 몸매가 아니라 라인이 살고 옷 태가 사는 스타일리시한 커플로 거듭날 수 있다. 게다가 근력 운동과 유산소 운동이 적절하게 섞여 있는 피트니스의 즐거움까지 더해져 체지방을 줄이고 근육의 양을 늘려줌으로써 효과가 빠르고 요요도 없는 완벽한 커플 다이어트 프로그램이 된다.
1파트에서는 목적별로 다이어트 효과를 세분화해 만든 36가지 커플 운동을 소개한다. 함께 합을 맞춰 동작을 진행하지만, 때로는 남자와 여자가 각각 다른 운동을 할 수 있도록 구성했기 때문에 남자는 남자들의 워너비 몸매, 여자는 여자들의 워너비 몸매로 만들 수가 있다.
2파트에서는 단기간에 다이어트를 하고 싶은 커플들을 위해 2주 프로그램을 제공한다. 앞서 소개한 36가지 운동을 바탕으로 운동 연관성과 세트 수를 고려해 만든 프로그램이며, 하루 15분 3~4가지 동작만 하면 되기 때문에 누구나 부담 없이 도전해볼 수 있다. 다이어트 효과를 극대화하기 위한 우리 커플만의 '14일 시크릿 식단'도 공개한다.

마지막으로 3파트에는 테마별로 할 수 있는 커플 운동 10가지를 소개한다. 단조로운 일상도 단번에 유쾌하게 만들어줄 상황별 운동으로, 즐겁게 웃으며 따라 해보자. 다이어트 후에도 날씬한 몸을 유지해주고, 꾸준히 운동할 수 있는 커플 습관을 만들어줄 것이다.

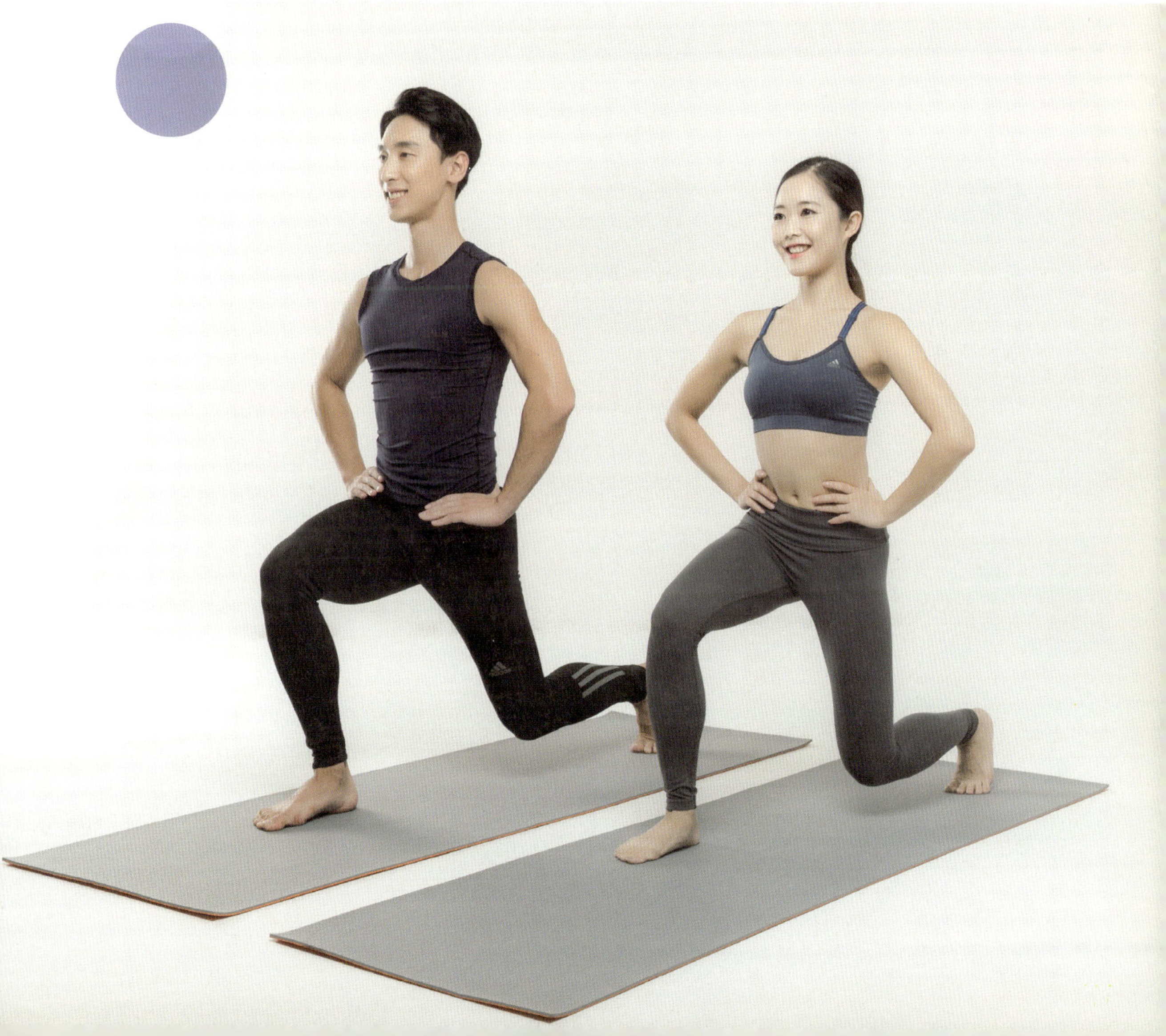

그와 그녀의 다이어트 습관

SNS에 다양한 커플 홈트 동작들을 소개하자 많은 사람들이 우리 커플의 다이어트 습관과 노하우에 대해서도 궁금해했다. 필라테스 강사와 발레리노는 어떻게 몸매를 유지하고 무엇을 먹는지 호기심이 생겼을 것이다. 우리 커플의 운동습관, 식사습관, 생활습관까지 아낌없이 공개한다.

8 몸짱 커플의 운동습관

운동을 너무 강압적으로 하다 보면 금세 지칠 수밖에 없다. 일단 운동을 해야 한다는 강박관념부터 벗어던지자. 운동을 매일 의식하지 않고 보내는 일상의 일부처럼 만들어야 지치지 않고 오래, 꾸준히 할 수가 있다. 운동이 생활의 일부인 우리 커플의 운동습관 몇 가지를 소개한다.

1 롤모델을 정한다

평소에 워너비로 생각하고 있는 인물의 사진을 여기저기 자주 볼 수 있는 곳에 붙여 놓자. 원하는 몸매의 롤모델이 있고, 사진이나 영상 등을 통해 자주 그 모습을 접하면 강력한 자극이 된다.

2 운동하는 날을 정해 놓는다

우리가 회사에 출근하거나 학교에 가는 것을 당연하게 여기는 것처럼 운동도 정해진 시간에 당연히 해야 할 일이라고 생각하자. 회사와 학교는 빠지지 않고 출석을 하듯 나가지만, 운동은 유혹이 너무 많기 때문에 '오늘은 쉴까?' 하는 생각에 쉽게 의지가 약해질 수 있다. 따라서 어떤 계획을 세우거나 약속을 잡기 전에 일주일에 최소한 2~3번 정도는 '운동하는 날'로 미리 정해 놓고 반드시 해야 할 일로 규칙을 만들자.

3 운동할 때 음악을 틀어 놓는다

우리 커플은 운동을 할 때 늘 좋아하는 음악을 틀어 놓는다. 운동 효과가 두 배가 되기 때문이다. 음악은 생리적으로 근육의 반사작용을 일으켜 피로를 잊게 만들어주는 효과가 있다. 게다가 집중력을 높여주고 순간적으로 힘들다는 생각도 잊게 해주므로 강력 추천한다.

4 집에 있는 소품을 도구로 사용한다

운동을 하기 전에 폼 나는 도구부터 사는 사람들이 있다. '폼생폼사'도 좋지만, 그렇게 되면 '오늘은 그 도구가 없어서 운동을 못 하겠다'는 핑계가 쉽게 만들어진다. 부득이하게 사정이 생겨 피트니스 센터를 못 가더라도 집이나 자신이 오랜 시간 생활하는 공간에서 수건, 벽, 의자, 거울 등 다양한 도구들을 사용하면 운동을 '할 수 없는' 상황도 줄어든다. 집에 있는 소품들을 활용해 스트레칭이나 근력운동 등의 홈 피티를 진행해보자.

5 데이트는 무조건 활동적으로!

연인이나 부부끼리 데이트를 할 때뿐 아니라, 친구들과 약속을 잡을 때도 무조건 몸을 움직이는 활동적인 것을 택하면 좋다. 술자리나 영화관람 같은 정적인 활동보다는 여행, 산책, 스포츠 관람 등 칼로리를 소비할 수 있고 유산소 운동을 할 수 있는 약속들을 많이 잡도록 하자.

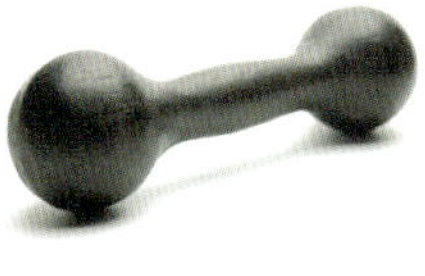

몸짱 커플의 식사습관

운동만 죽어라 하면 절대 살은 빠지지 않는다. 살이 쪘다는 건 그만큼 많이 먹었다는 얘기. 식단 조절이 반드시 병행되어야 한다. 단기간에 살을 빼고 싶다면 이 책에서 제안하는 2주 프로그램의 커플 식단을 실천해보자(단, 평균 성인 여성을 대상으로 한 식단이므로 남자는 칼로리를 조금 더 높여 섭취해도 좋다). 그리고 날씬해진 몸매를 계속 유지하고 싶다면 지금부터 소개하는 식사습관에 주목하자.

---

1 밥그릇을 작은 것으로 바꾼다

운동만 해서는 무슨 다이어트를 해도 백전백패. 일단 밥그릇의 크기부터 작은 것으로 바꿔보자. 섭취하는 쌀(탄수화물)의 양을 자연스럽게 줄일 수 있고 큰 크기의 밥그릇을 이용할 때보다 과식하는 일도 줄어든다. 그리고 밥을 먹을 때 숟가락이 아닌 젓가락을 사용하는 습관을 들이는 것도 좋다.

2 싱겁게 먹는다

다이어트를 할 때는 몇몇 피해야 할 특정한 음식보다 평상시에 먹는 음식이 더 중요하다. 맵고 짠 음식은 무엇이든 피하는 게 좋다. 다만 좋아하는 음식을 못 먹는 것만큼 큰 스트레스가 없고, 이는 폭식으로 이어지기 때문에 조심해야 한다. 만약 떡볶이를 좋아한다면, 물에 씻어서 싱겁게 만든 다음 먹는 식으로 식습관을 조금씩 바꿔보자.

3 지속적인 술자리는 피한다

어쩌다 한 번 있는 술자리가 아니라 일주일에 3~4일, 혹은 연이어 계속 이어진다면 반드시 피해야 한다. 술은 건강을 해칠 뿐만 아니라, 다이어트에도 최고의 방해꾼이다. 일이나 인간관계 때문에 술 약속이 많다면 최소 격일이나 2~3일에 한 번씩으로 스케줄을 조정하자. 만약 단기간에 다이어트 계획을 세웠다면, 주변 사람들에게 적극적으로 알려서 그 기간에는 아예 약속을 안 잡는 게 좋다.

4 군것질은 가급적 자제한다

다이어트를 할 때 군것질은 '어쩌다 한 번'만 허용하는 특별한 일이어야 한다. 만약 군것질을 포기할 수 없다면, 과자나 초콜릿과 같은 단 음식보다는 견과류나 유제품으로 대신하는 게 좋다. 세상에는 과자보다 훨씬 맛있고 건강한 식품들이 많으니 열심히 찾아보자.

5 밤에 먹고 바로 자지 않는다

저녁식사를 하고 바로 잠들지 않도록 항상 주의하자. 적어도 2~3시간 후에 잠자리에 들어야 한다. 식후에 바로 잠이 드는 습관은 다이어트에도 방해가 되고, 역류성식도염 등과 같이 여러 가지 질병도 유발한다.

6 최대한 천천히 꼭꼭 씹어 먹는다

모두가 아는 사실이겠지만 다이어트에서 가장 중요한 것 중 하나가 천천히 꼭꼭 씹어 먹는 습관이다. 음식을 꼭꼭 씹어서 느리게 먹으면 포만감을 충분히 느낄 수 있으며 소화가 잘 되는 장점이 있다.

7 비타민과 건강식을 챙겨 먹는다

채소나 과일 등을 다양하게 섭취하고 비타민 역시 챙겨 먹자. 다이어트를 하면서 발생하는 음식 불균형을 바로잡을 수 있다. 건강하고 핏도 사는 몸매를 만들고 싶다면 나에게 맞는 건강식품 하나쯤은 만들어두는 게 좋다.

8 맛있는 음식은 나눠 먹는다

맛있는 음식은 혼자 먹기보다는 여러 사람과 함께 나눠 먹는 편이 좋다. 혼자 먹을 때보다 훨씬 더 맛있게 느껴질 뿐만 아니라 양도 적게 먹게 된다.

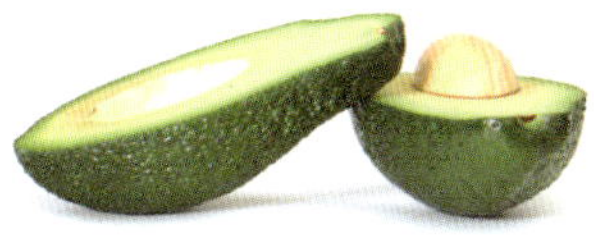

몸짱 커플의 생활습관

올바른 생활습관도 다이어트에 큰 도움이 된다. 누구나 매번 하는 말이라고 흘려들어서는 안 된다. 기본이 가장 중요하기 때문에 누구나 같은 말을 하는 것이다. 평상시에 건강한 생활습관을 갖고 있지 않으면, 단기간에 10kg을 빼는 다이어트에 성공했다고 해도 오래 가지 못하고 실패하는 경우가 많다.

---

1 나만의 스트레스 해소법을 만든다

스트레스를 받을 때 폭식을 하는 사람들이 많다. 최대한 스트레스를 유발하는 일을 피하고, 만약 피하기 어렵다면 자신만의 스트레스 해소법을 하나씩 만들어두는 게 좋다. 또 다이어트 자체도 스트레스가 될 수 있다. 따라서 정해진 식단을 먹어야 한다는 압박감을 갖기보다 자연스럽게 먹는 양을 줄여서 몸에 습관을 들이는 게 중요하다. 다이어트를 하면서도 자신이 다이어트 중이란 것을 잊어버릴 수 있다면 당신이야말로 진정한 고수!

2 잘 때는 왼쪽으로 누워서 잔다

왼쪽으로 누운 자세로 자면 위산이 식도로 역류하는 것을 방지할 수 있다. 그리고 속 쓰림 완화와 소화불량 개선에도 도움을 준다.

3 매일 아침 명상과 스트레칭을 한다

아침에 명상을 하면 뇌를 깨워주고 스트레칭은 근육을 이완시킨다. 명상이라고 해서 특별한 게 아니다. 간단히 호흡을 통해 명상을 진행하고 스트레칭으로 아침을 시작해보자. 아침시간 이외에도 스트레칭은 틈틈이 해주면 좋다. 계단을 오르내리거나 에스컬레이터를 탔을 때는 뒤꿈치를 계단 끝으로 내려 종아리를 스트레칭할 수 있고, 씻기 전후에도 수건을 이용해 목이나 어깨 등을 스트레칭할 수 있다.

4 아침에 물 한 잔은 필수!

일어나자마자 마시는 물 한 잔은 잠을 자는 동안 보충하지 못한 수분을 보충해줄 뿐만 아니라, 신진대사를 활성화시키기 때문에 체중감량에도 효과적이다.

5 항상 바른 자세를 유지한다

장시간 앉아서 한 자세로 일을 하거나 공부를 하다 보면 등이 굽거나 거북목처럼 목이 앞으로 빠지는 경우가 많다. 자신의 몸이 틀어지지 않았는지 살펴보고 바른 자세를 유지할 수 있도록 항상 주의하자. 앉을 때 의식적으로 등을 꼿꼿하게 펴는 습관을 가지면 좋다.

6 거울을 보고 웃는 연습을 한다

아침과 저녁에 세수하기 전이나 거울을 볼 때마다 웃는 연습을 해보자. 안 쓰던 안면 근육들을 사용할 수 있기 때문에 자연스럽게 웃는 얼굴을 만들 수 있고, 얼굴이 작아지는 효과도 덤으로 얻을 수 있다.

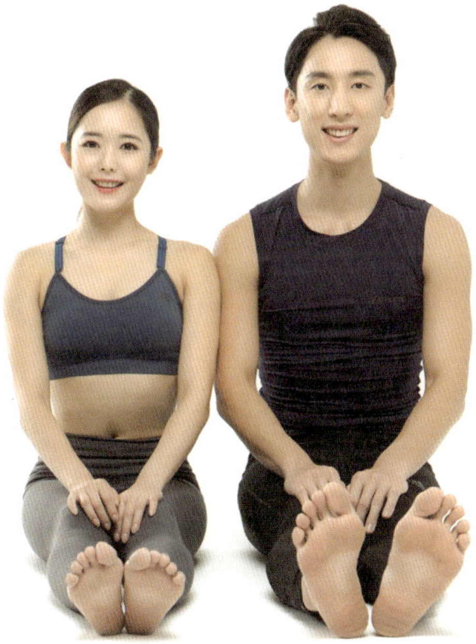

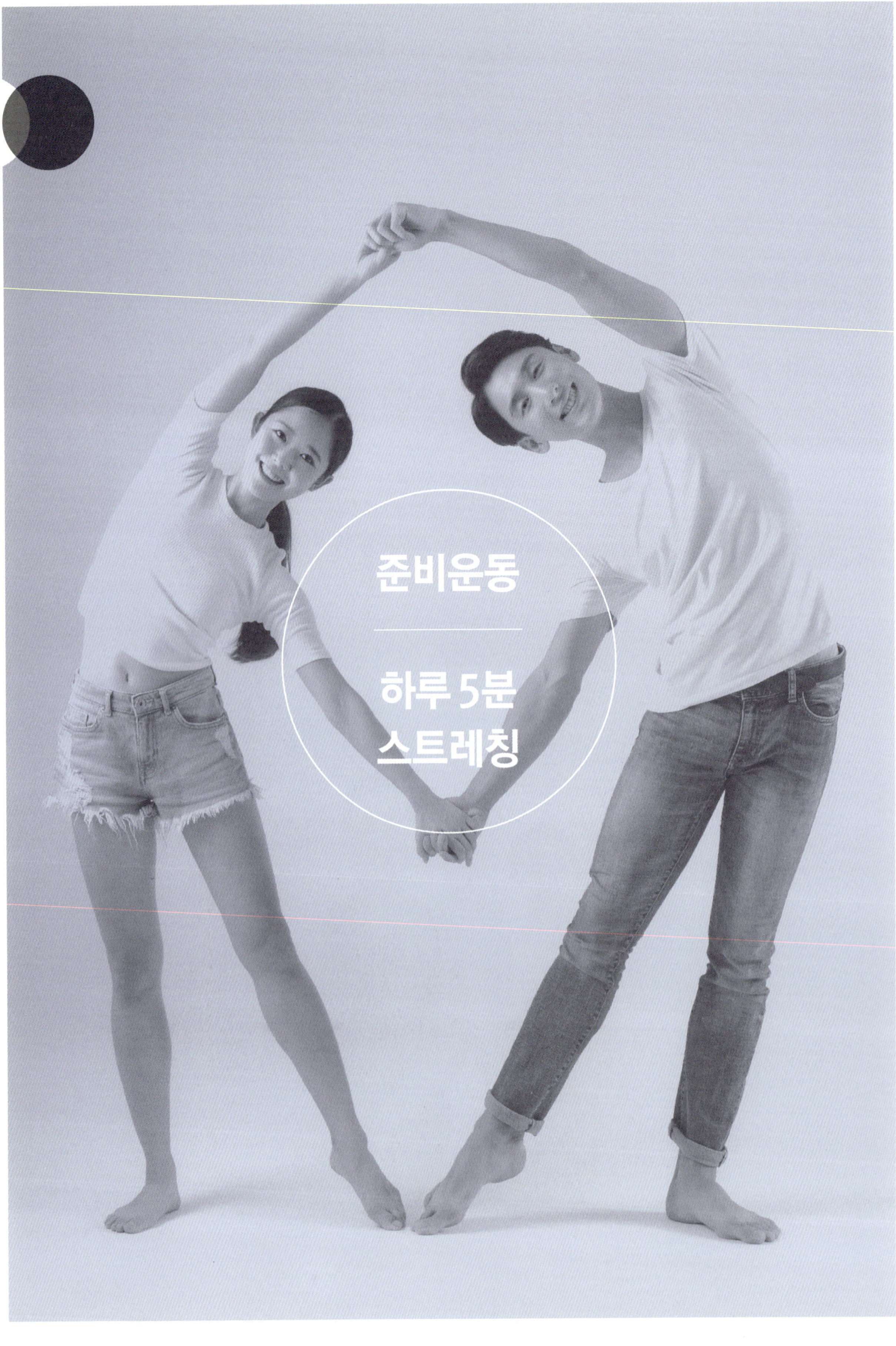

준비운동

하루 5분 스트레칭

목 뒷부분 스트레칭

목 뒤쪽 상부 승모근을 스트레칭시켜주며 어깨 뭉침과 스트레스를 해소시키는 동작이다.

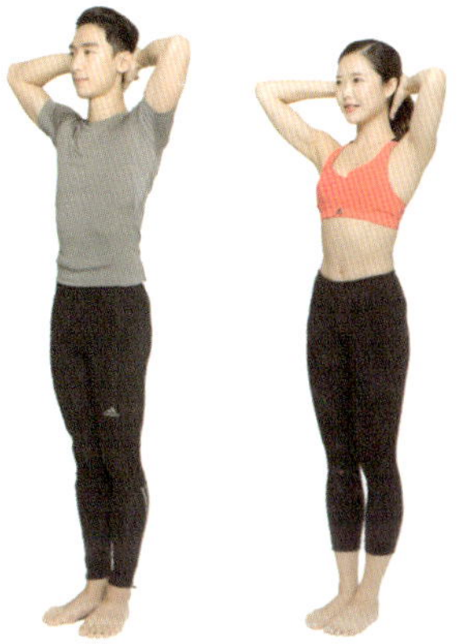

1

정면을 바라보고 다리를 붙인 상태에서 편안한 자세로 선다. 양손을 머리 뒤로 받쳐 준비한다.

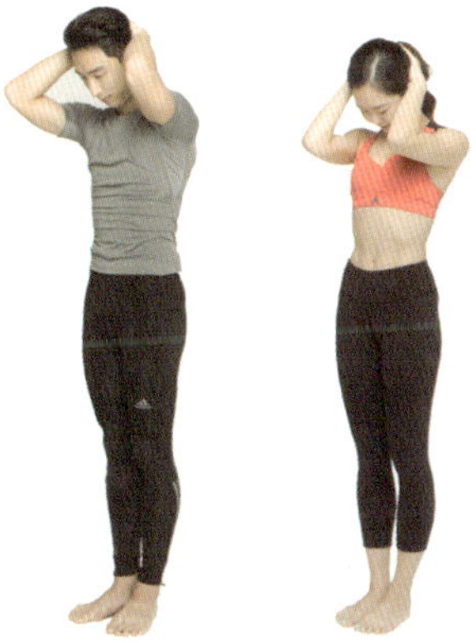

2

숨을 내쉬면서 양손으로 머리를 잡고 천천히 아래로 내려 눌러준다.
10초 동안 자세를 유지한다.

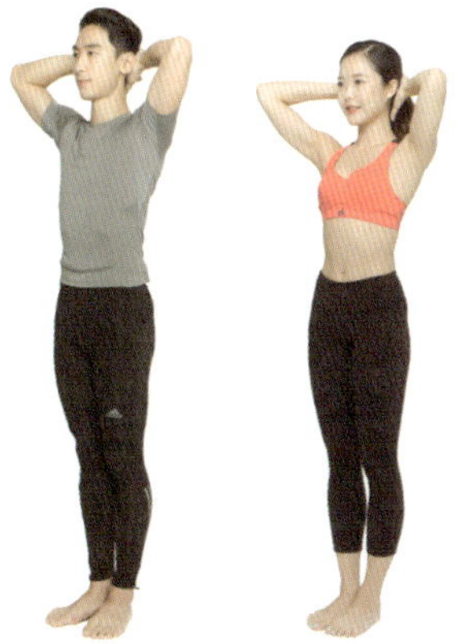

3

천천히 처음 자세로 돌아간다.
같은 동작을 5회 반복한다.

목 옆부분 스트레칭

목 옆부분을 늘여 뭉친 승모근과 흉쇄유돌근을 스트레칭시켜주는 동작이다.

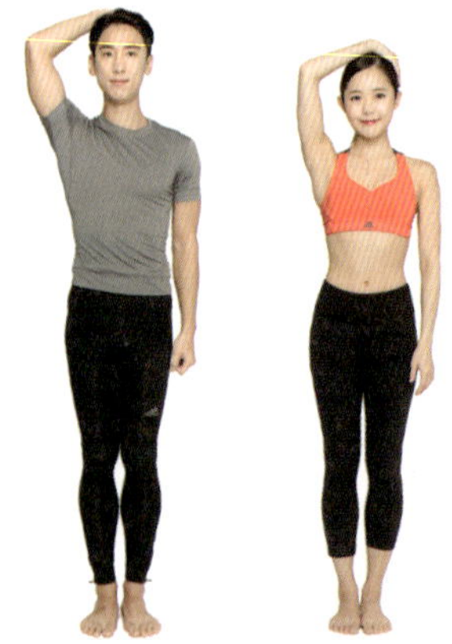

1

정면을 바라보고 다리를 붙인 상태에서 편안한 자세로 선다. 오른손을 위로 올려 머리 왼쪽을 잡는다.

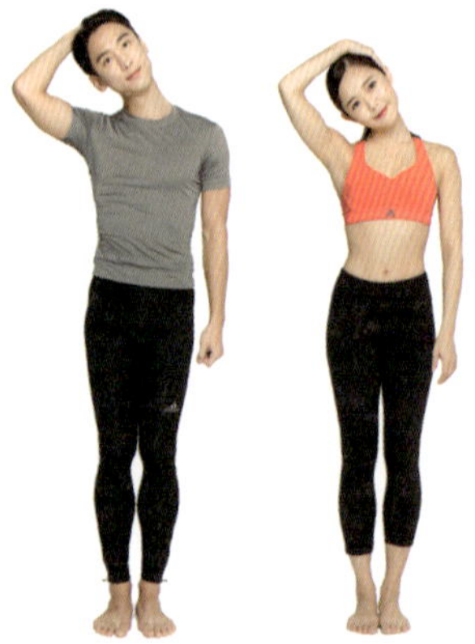

2

숨을 내쉬면서 머리를 오른쪽 아래로 천천히 내려 왼쪽 목을 늘여준다.
10초 동안 자세를 유지한 후
처음 자세로 돌아간다.

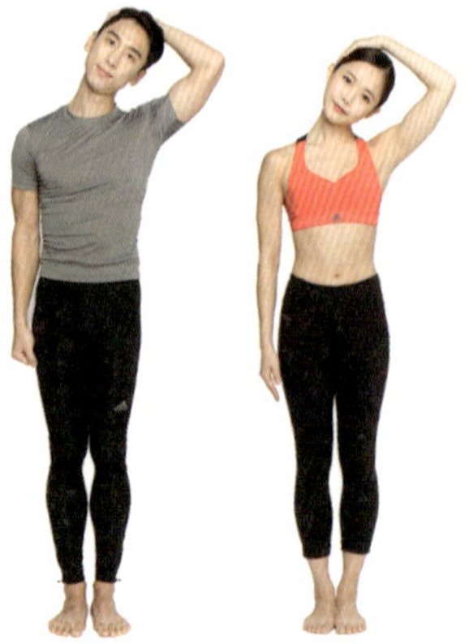

3

동일한 방법으로 오른쪽 목을 늘여준다.
좌우 번갈아 가며 2회 반복한다.

목 앞부분 스트레칭

목 앞부분인 굴곡근을 스트레칭시켜주며 피로를 풀어주는 동작이다.

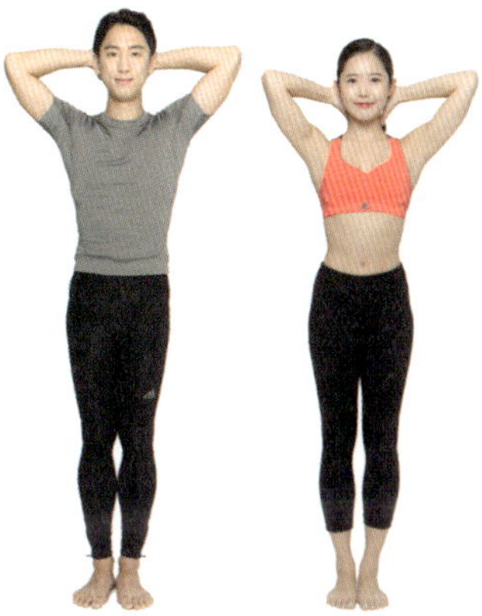

1

정면을 바라보고 다리를 붙인 상태에서 편안한 자세로 선다. 양손을 머리 뒤로 받쳐 준비한다.

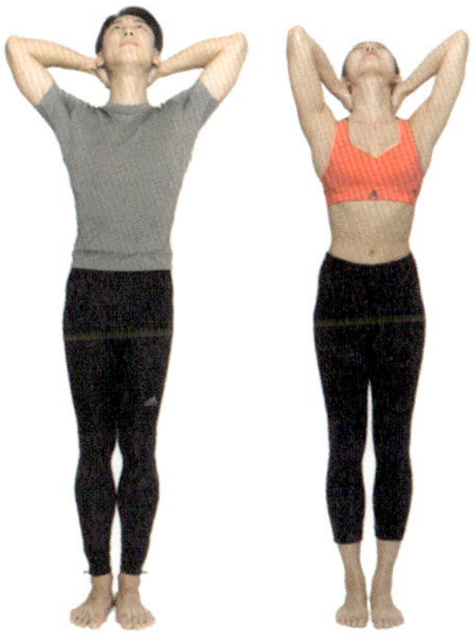

2

숨을 내쉬면서 머리를 뒤로 천천히 넘기며 목 앞부분을 늘여준다. 10초 동안 자세를 유지한다.

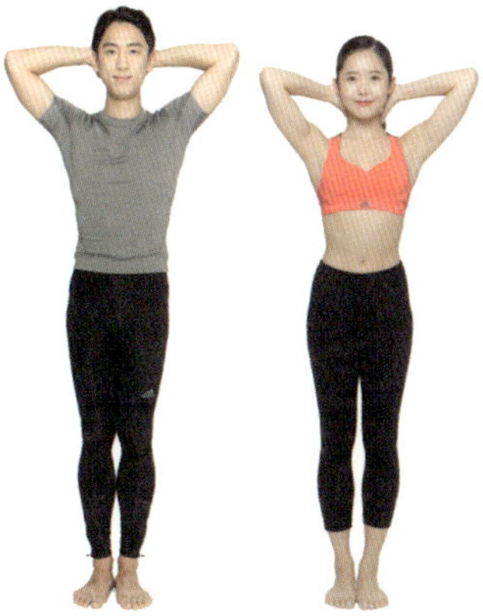

3

천천히 처음 자세로 돌아간다.
같은 동작을 5회 반복한다.

옆구리 스트레칭

상체를 늘여 굳은 옆구리와 등 뒤의 근육을 풀어주는 동작이다.

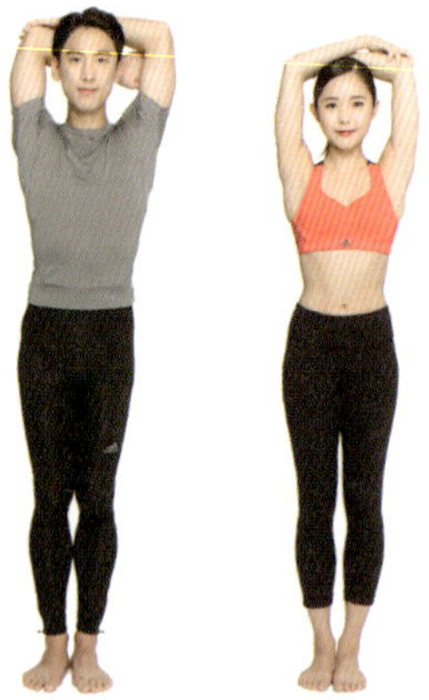

1

정면을 바라보고 다리를 붙인 상태에서 편안한 자세로 선다. 두 팔을 머리 위로 올려 팔꿈치를 잡는다.

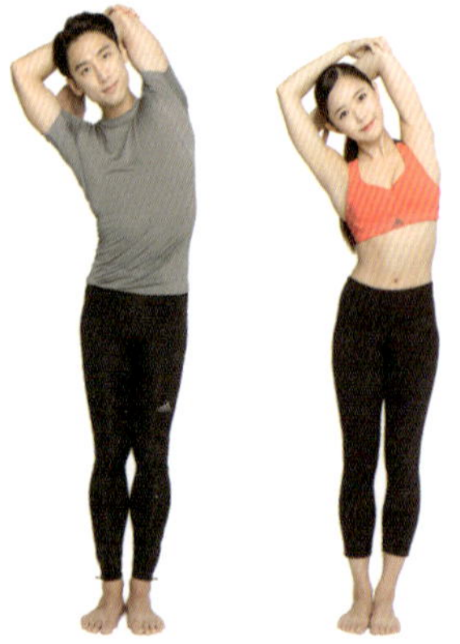

2

숨을 내쉬면서 상체를 오른쪽으로 구부리며 왼쪽 옆구리를 늘여준다. 10초 동안 자세를 유지한 후 처음 자세로 돌아간다.

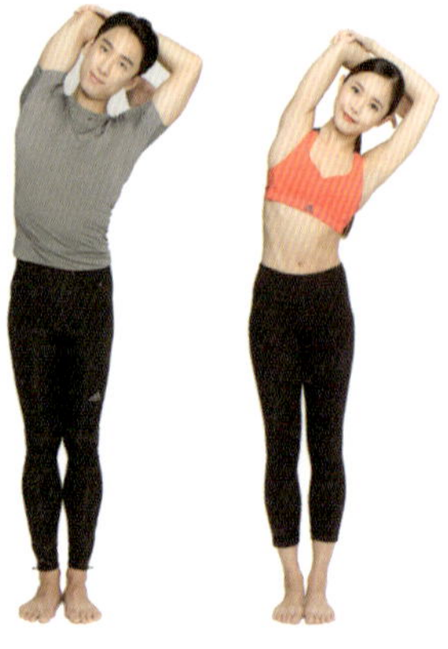

3

동일한 방법으로 상체를 왼쪽으로 구부리며 오른쪽 옆구리를 늘여준다. 좌우 번갈아 가며 3회 반복한다.

손목 당겨 팔 스트레칭

팔을 길게 늘여 뭉쳐 있는 팔 근육을 이완시켜주는 동작이다.

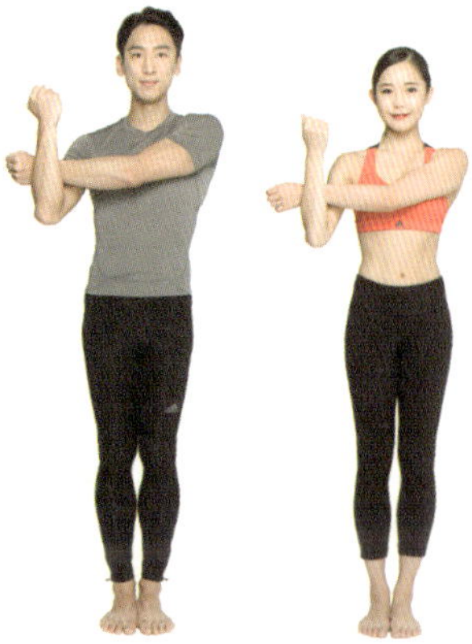

1

정면을 바라보고 다리를 붙인 상태에서 편안한 자세로 선다. 오른쪽 팔에 왼쪽 팔을 걸어 준비한다.

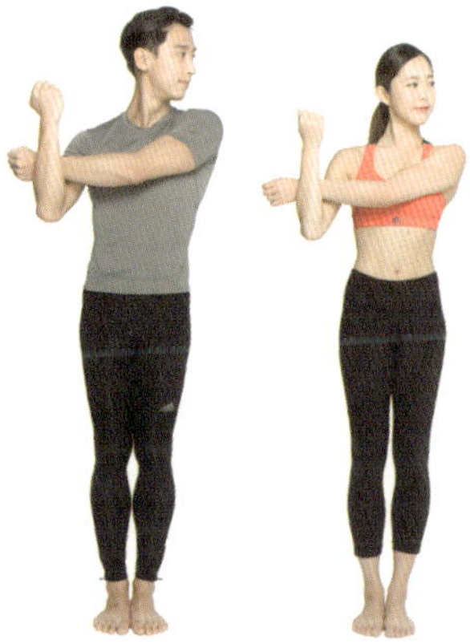

2

숨을 내쉬면서 왼쪽 팔을 오른쪽으로 당긴다. 이때 시선은 반대쪽을 향하게 한다. 10초 동안 자세를 유지한 후 처음 자세로 돌아간다.

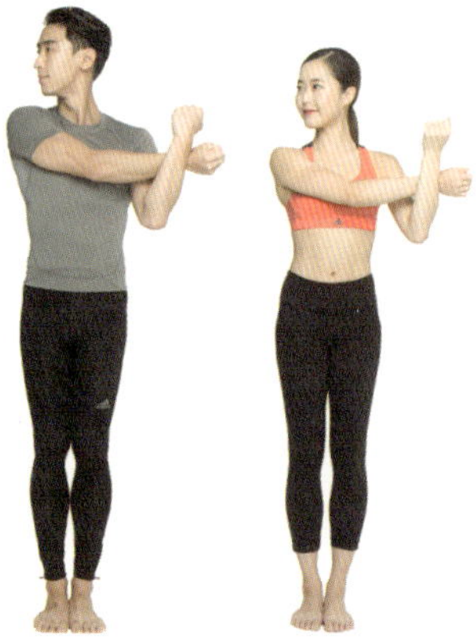

3

동일한 방법으로 오른쪽 팔을 당긴다. 좌우 번갈아 가며 2회 반복한다.

손 잡고 옆구리 스트레칭

둘이 함께 손을 잡고 옆구리를 늘여주는 동작이다.

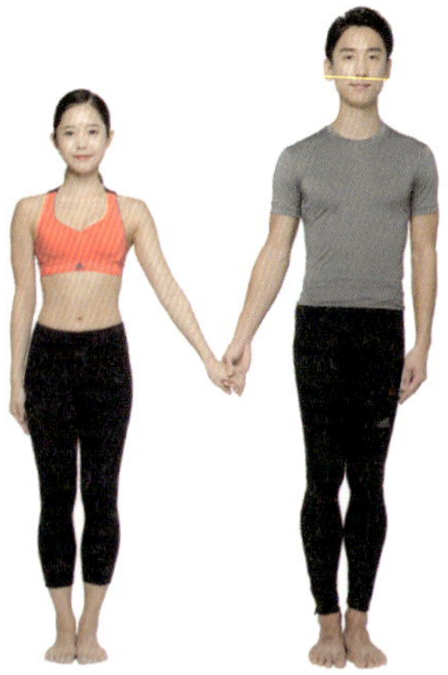

1

정면을 바라보며 손을 잡고 나란히 선다.

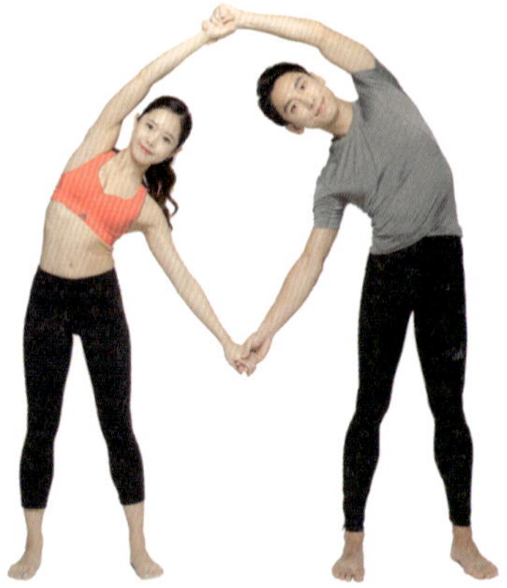

2

두 다리를 어깨 너비만큼 벌린 후 숨을 들이마시며 양손을 위아래로 맞잡는다.

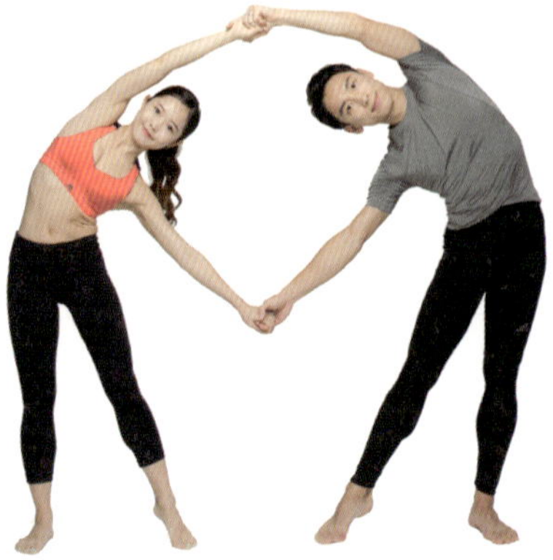

3

무게 중심을 바깥쪽 다리에 두고 엉덩이를 바깥쪽으로 빼면서 천천히 서로를 당겨 옆구리를 늘여준다. 이때 숨은 내쉬고 5~10초 동안 자세를 유지한다. 뒤로 돌아 반대쪽도 시행한다. 두 동작을 번갈아 가며 2회 반복한다.

손 잡고 가슴 근육 스트레칭

둘이 함께 상체를 늘여서 펼쳐 가슴 근육을 스트레칭시켜주는 동작이다.

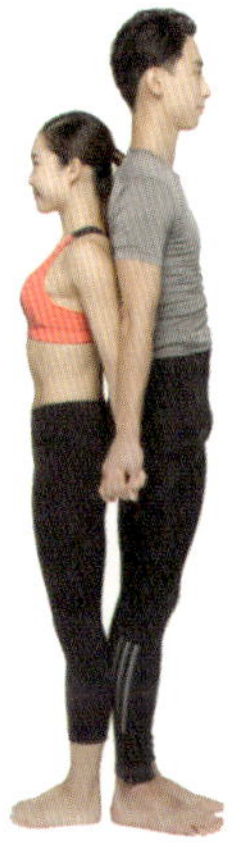

1

서로 등을 지고 서서 양손을 맞잡는다.

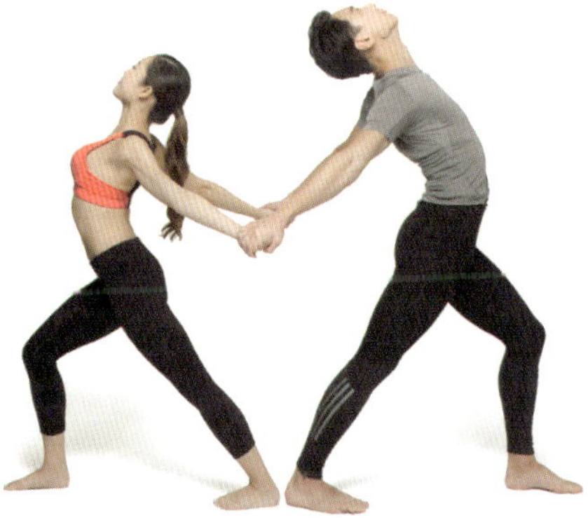

2

여자는 오른발, 남자는 왼발을 한 발 앞으로 내밀고 시선은 사선 위로 두며 상체를 늘여서 가슴을 열어준다. 이때 숨은 내쉰다. 5~10초 동안 자세를 유지한다.

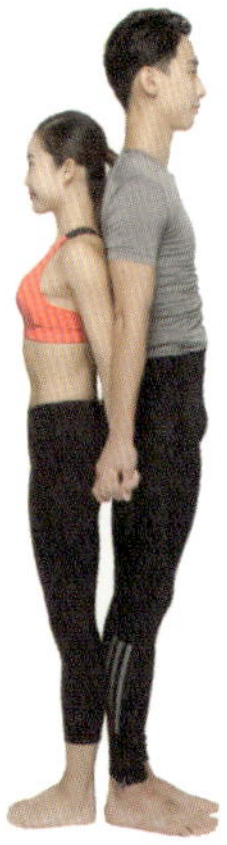

3

처음 자세로 돌아간다.
같은 동작을 8~10회 반복한다.

상체 숙여 하체 스트레칭

둘이 함께 허벅지 뒤쪽(햄스트링) 근육과 종아리 근육을 스트레칭시켜주는 동작이다.

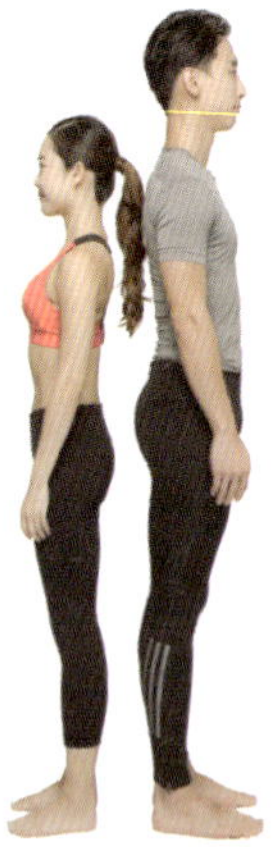

1

약간의 간격을 두고 서로 등을 지고 선다.
숨을 들이마시며 등 뒤를 길게 늘이는 느낌으로 준비한다.

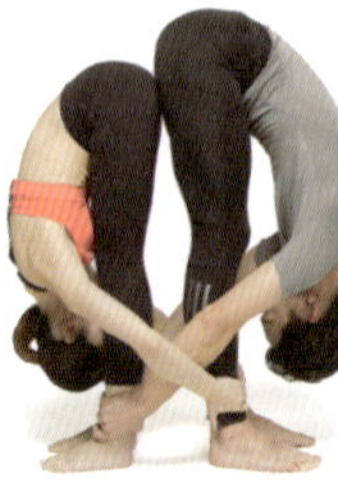

2

숨을 내쉬며 상체를 천천히 끝까지 숙여서 서로의 발목을 잡는다. 5~10초 동안 자세를 유지한다.

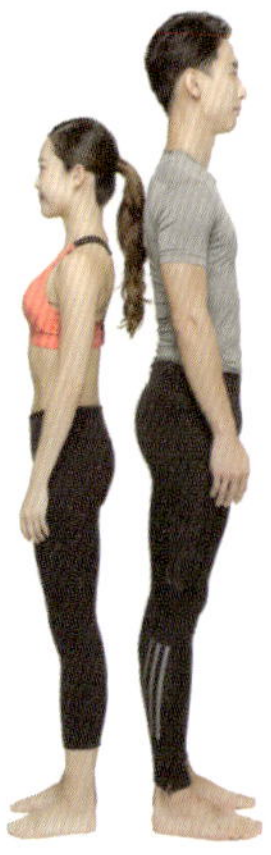

3

상체를 일으켜 처음 자세로 돌아간다.
같은 동작을 5회 반복한다.

앉아서 다리 스트레칭

둘이 함께 안쪽 허벅지 근육(내전근)을 스트레칭시켜주는 동작이다.

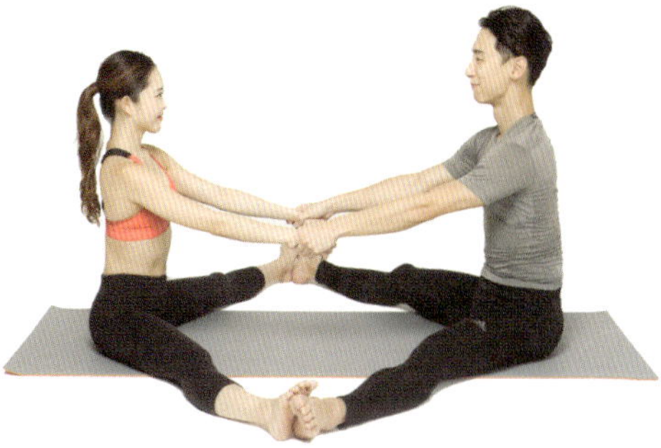

1

서로 마주 보고 앉는다. 숨을 들이마시며 양손을 잡고 다리를 양옆으로 벌려 서로 발을 붙인다.

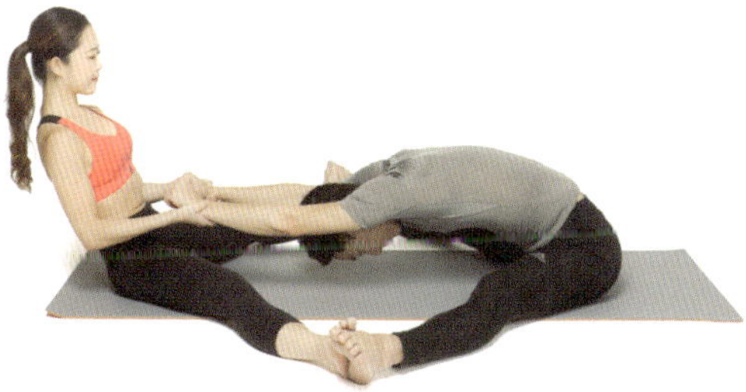

2

여자가 숨을 내쉬며 남자의 손을 잡아당긴다. 이때 남자는 상체가 최대한 바닥에 닿도록 하며, 10초 동안 자세를 유지한다.

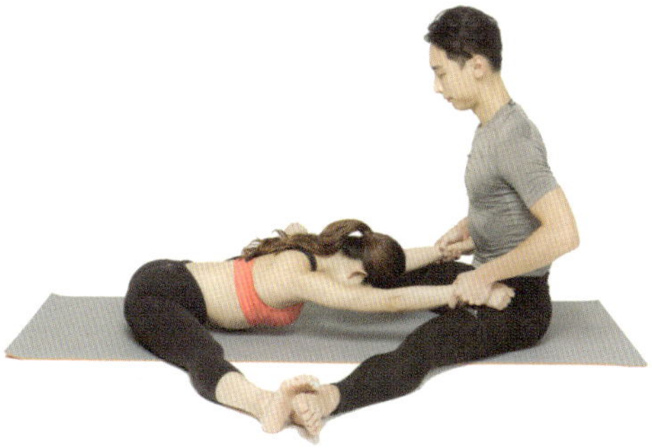

3

숨을 들이마시며 처음 자세로 돌아간다. 동일한 방법으로 남자가 여자의 손을 잡아당겨 실시한다. 두 동작을 번갈아 가며 5회 반복한다.

뒤 허벅지 스트레칭

상대의 도움을 받아 허벅지 뒤쪽 근육과 종아리 근육을 스트레칭시켜주는 동작이다.

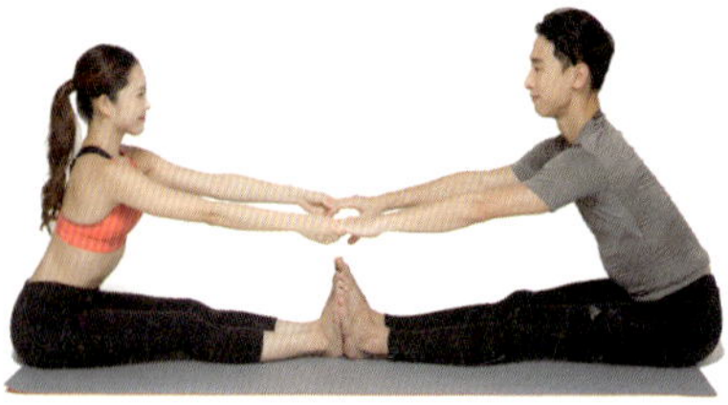

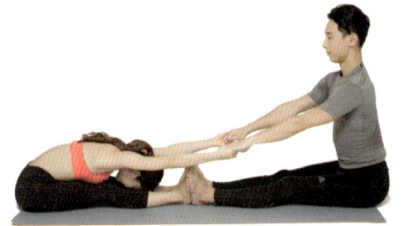

1

서로 마주 보고 앉아 양손을 잡고 두 다리를 뻗어 발을 맞댄다. 이때 한 사람이 무릎을 약간 굽히는 것은 허용한다.

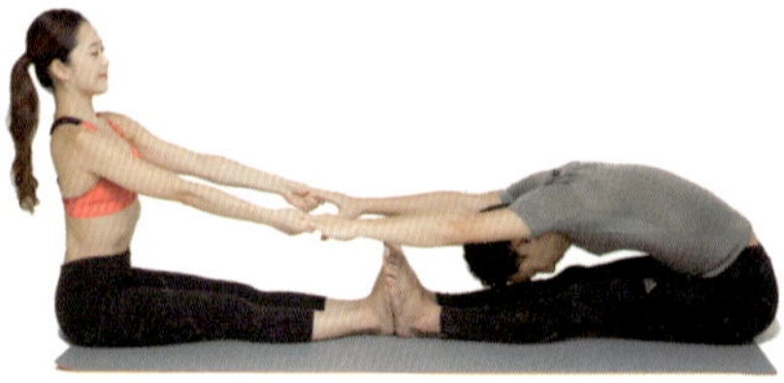

2

숨을 내쉬며 여자가 남자의 손을 잡아당기고 남자는 상체를 앞으로 구부린다. 10초 동안 자세를 유지한다.

3

숨을 들이마시며 처음 자세로 돌아간다. 동일한 방법으로 남자가 여자의 손을 잡아당긴다. 두 동작을 번갈아 가며 5회 반복한다.

척추 스트레칭

척추를 비트는 동작으로, 척추의 유연성을 키우는 데 도움이 된다.

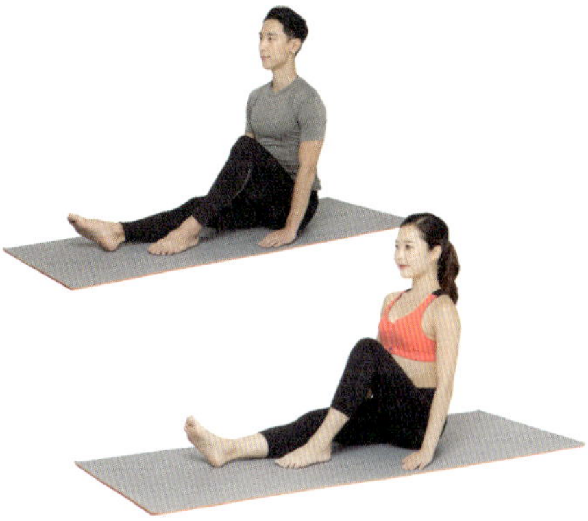

1

왼쪽 무릎을 세워 정면을 바라보고 앉는다. 양손은 바닥에 편안하게 내려놓는다.

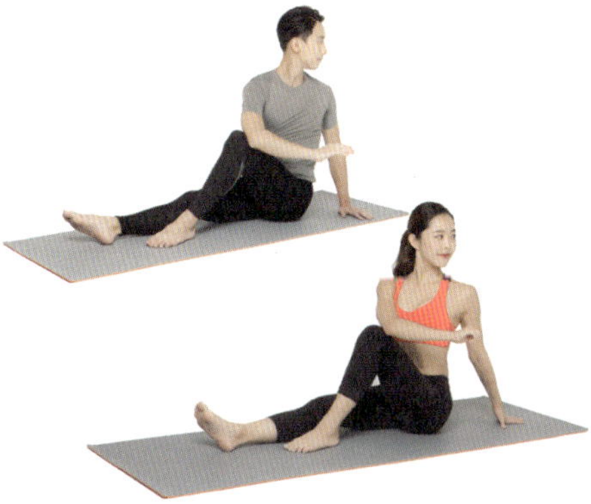

2

오른쪽 팔꿈치를 왼쪽 무릎 바깥쪽에 올리고 몸통을 왼쪽으로 비틀어 5초 동안 자세를 유지한다. 팔꿈치를 무릎 바깥쪽까지 돌리는 게 힘들면 팔로 무릎을 감싸는 동작도 가능하다. 이때 시선은 몸통이 향하는 쪽에 둔다.

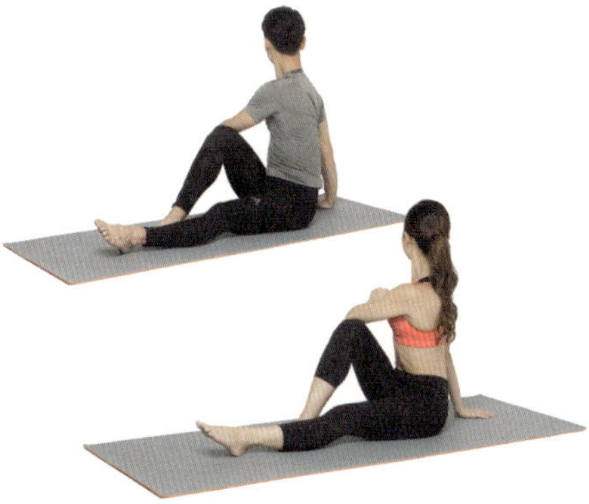

3

천천히 회전을 풀어 처음 자세로 돌아간다. 동일한 방법으로 반대쪽도 실시한다.

다리 근육 스트레칭

한쪽 무릎을 당겨주면서 펴 있는 다리의 고관절 굴곡근을 늘여주는 동작이다.

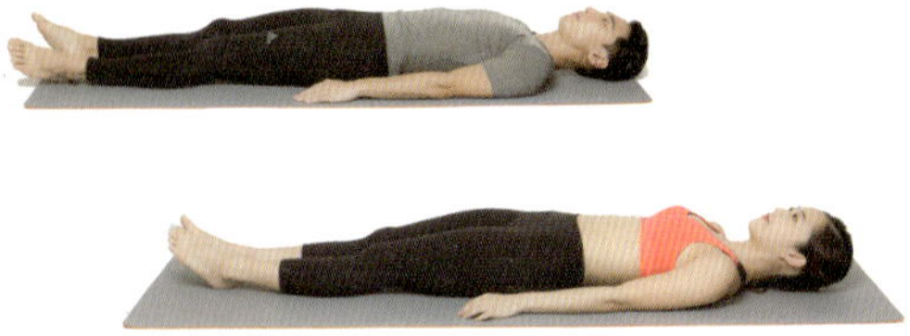

1

하늘을 바라보고 편안하게 눕는다.

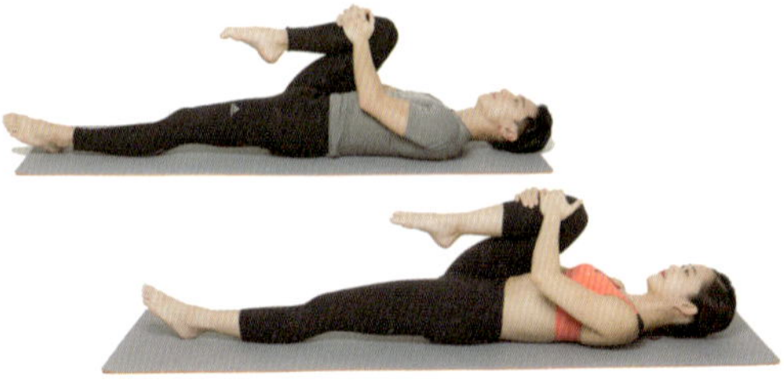

2

숨을 들이마시며 오른쪽 무릎을 가슴 쪽으로 당겨 안는다. 10~20초 동안 자세를 유지한다.

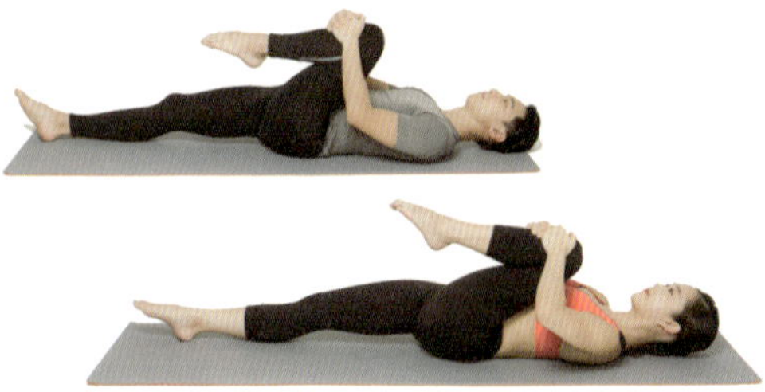

3

다리를 풀며 처음 자세로 돌아간다. 동일한 방법으로 반대쪽 다리도 당겨 안아준다.

엉덩이 근육 스트레칭

뭉쳐 있는 엉덩이의 바깥쪽 근육을 스트레칭시켜주는 동작이다.

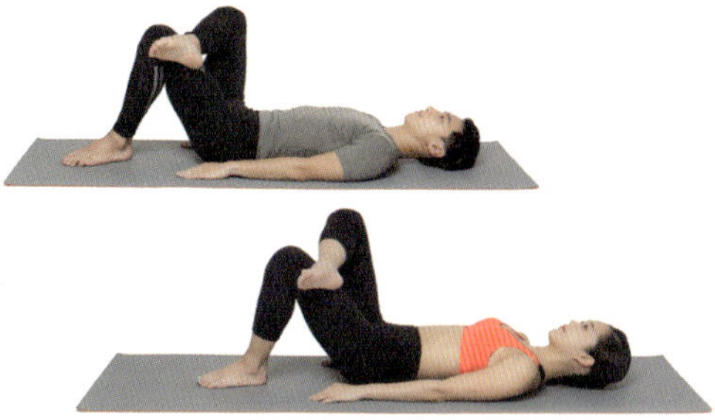

1

왼쪽 무릎을 세우고 편안하게 눕는다. 오른쪽 다리를 왼쪽 무릎 위로 턴아웃해 올린다.

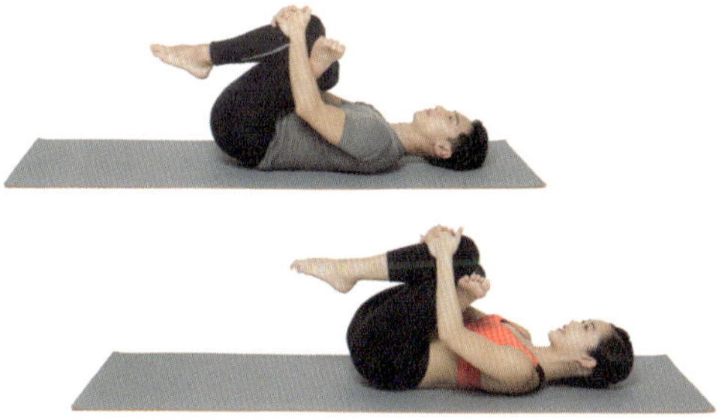

2

양손으로 왼쪽 허벅지 또는 무릎을 잡아 가슴 쪽으로 당긴다. 이때 숨을 내쉬며, 10~20초 동안 자세를 유지한다.

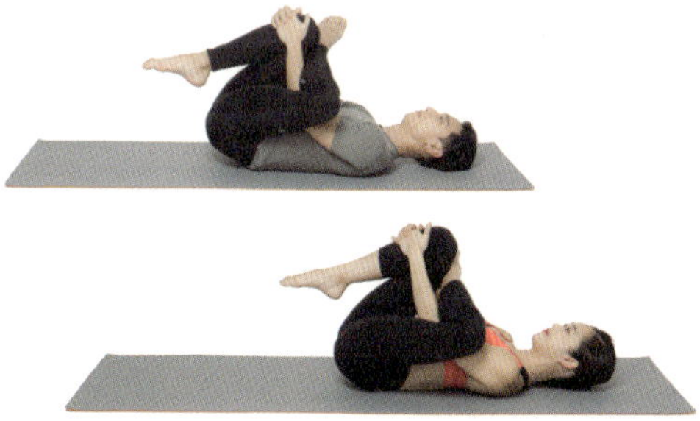

3

다리를 풀며 처음 자세로 돌아간다. 동일한 방법으로 반대쪽 다리도 가슴 쪽으로 당긴다.

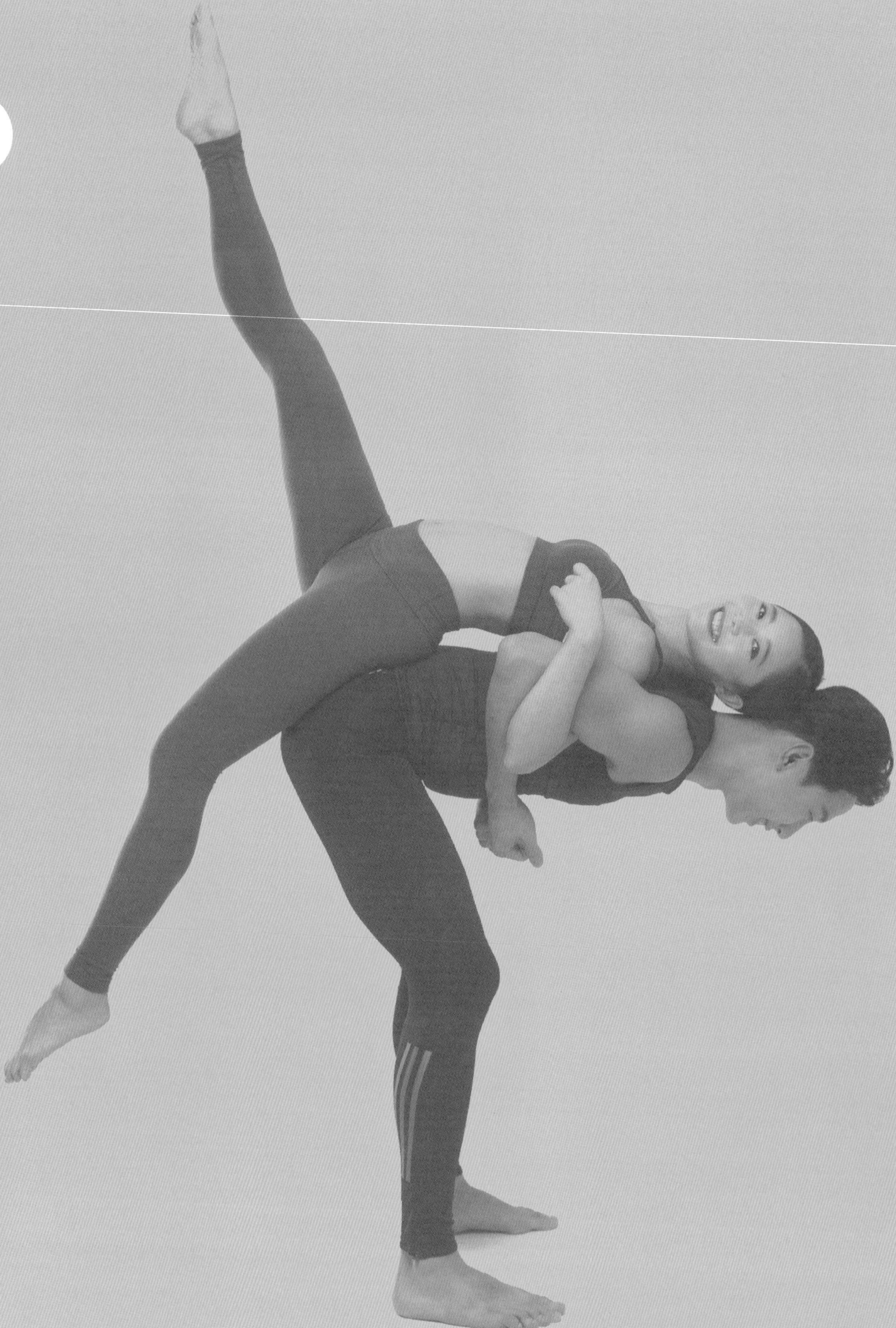

Part
1

여자는 핏이 살고 남자는 몸이 탄탄해지는 커플 홈트

사랑하는 사람과 함께 해서 즐겁고
운동효과도 배가 되는 핵심 커플 홈트 동작들만 모았다.
짧은 시간에 하는 간단한 운동이지만,
목적별로 남자와 여자가 서로 다른 동작을 진행하기도 하기 때문에
여자는 핏이 살고 남자는 탄탄한 몸매로 거듭나게 될 것이다.

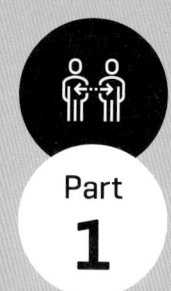

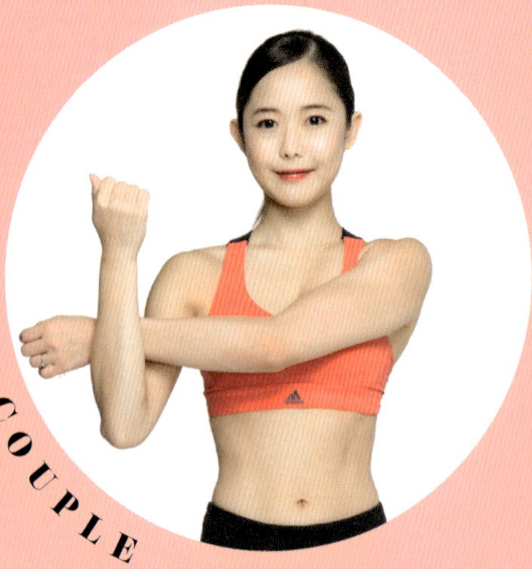

COUPLE

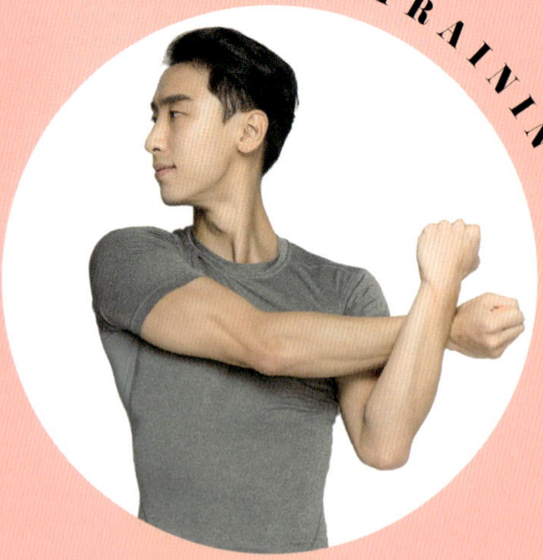

HOME TRAINING

탄탄한
복근을
만들어주는
복부운동

복부 근력 키우기

배에 힘을 주는 동작으로 복부의 근력을 키워주고, 엉덩이 근육과 허벅지 안쪽 근육을 강화시키는 운동이다.

1

여자는 하늘을 바라보며 눕고
남자는 여자의 머리 쪽에 가서 선다.
여자가 다리를 90도로 들어 올린
상태에서 서로의 발을 잡고 준비한다.

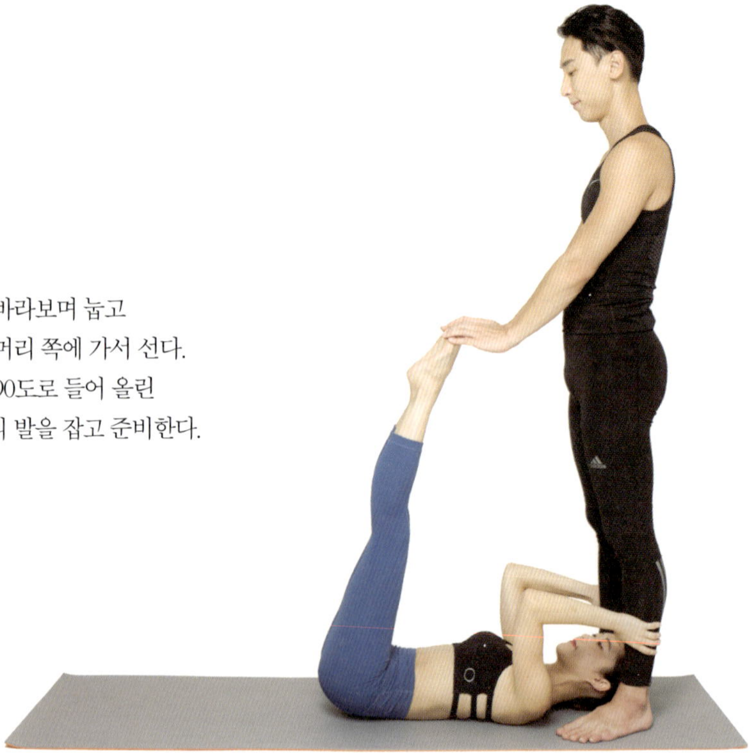

2

남자가 여자의 발을 앞으로 밀어준다.
이때 여자는 숨을 내쉬면서 최대한
복부의 힘으로 버티며 두 다리를
바닥에 닿지 않을 정도까지 내린다.
다리를 올리며 처음 자세로 돌아간다.
10회씩 3세트 진행한다.

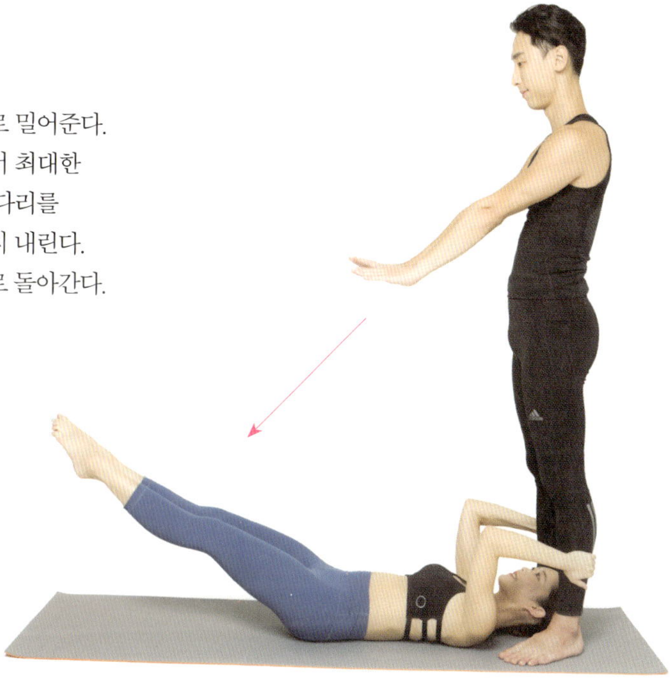

POINT

다리를 내릴 때 목이나 어깨에 힘이 들어가지 않도록 하며, 허리가 최대한 뜨지 않도록 주의한다. 세트 사이 휴식시간은 기본 2분으로 하되, 자신의 운동능력에 따라 조절하면 된다(이하 동일).

3

남자와 여자의 위치를 바꿔 동일한
방법으로 10회씩 3세트 진행한다.

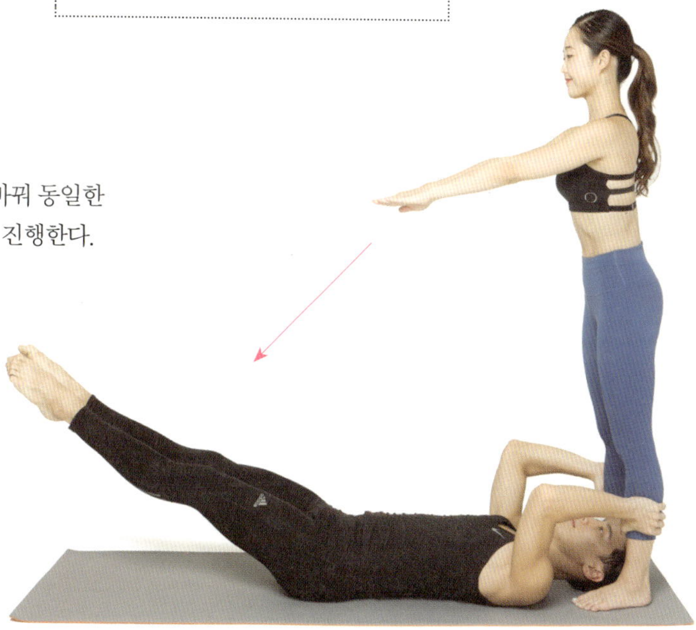

아랫배 군살 정리하기

배에 힘을 주고 다리를 돌리는 동작으로 하복부와 하체의 힘을 길러주며,
아랫배의 군살도 정리해주는 운동이다.

1

마주 보고 앉아 양손을 엉덩이 뒤쪽에 내려놓고, 몸통을 뒤로 기울여 팔로 지지한다. 여자는 두 다리를 일직선으로 뻗어 위로 올리고, 남자는 아래로 내려 준비한다.

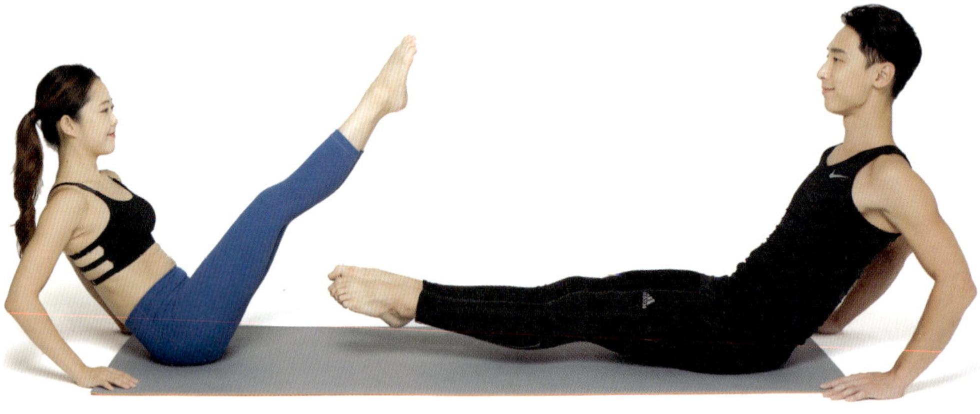

2

여자는 시계 방향으로 다리를 360도 돌려주고, 남자는 서로 엇갈리도록 시계 반대 방향으로 다리를 360도 돌려준다. 같은 동작을 10회 반복한다.

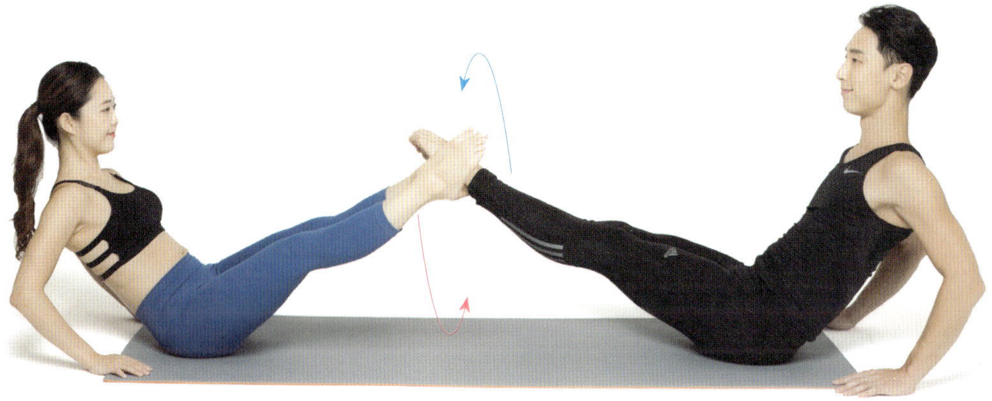

POINT

다리를 돌릴 때 바닥에 닿지 않도록 복부의 힘을 견고하게 유지해야 한다. 원의 크기를 점차 크게 늘려가도록 한다.

3

남자와 여자의 다리 위치를 바꿔 준비한다. 여자는 시계 반대 방향, 남자는 시계 방향으로 서로 엇갈리도록 다리를 360도 돌려준다. 10회 반복하고, 방향을 번갈아 가며 3세트 진행한다.

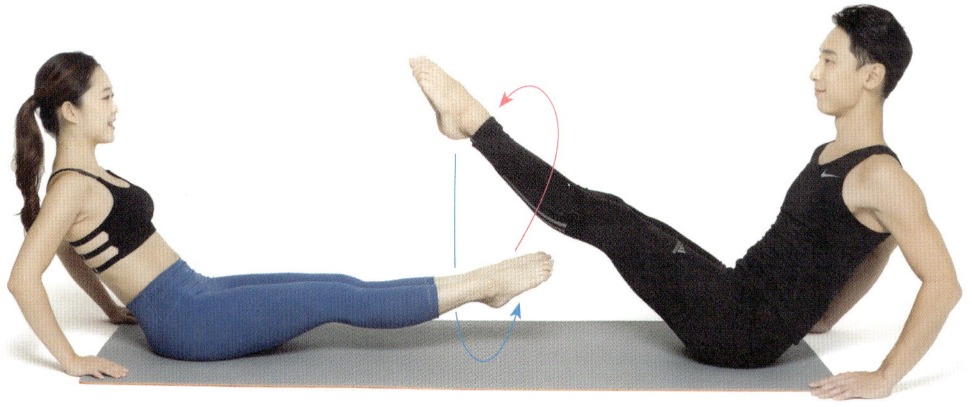

아랫배 탄력 키우기

하복부와 복사근을 강화시키며, 하체에 탄력을 길러주는 운동이다.

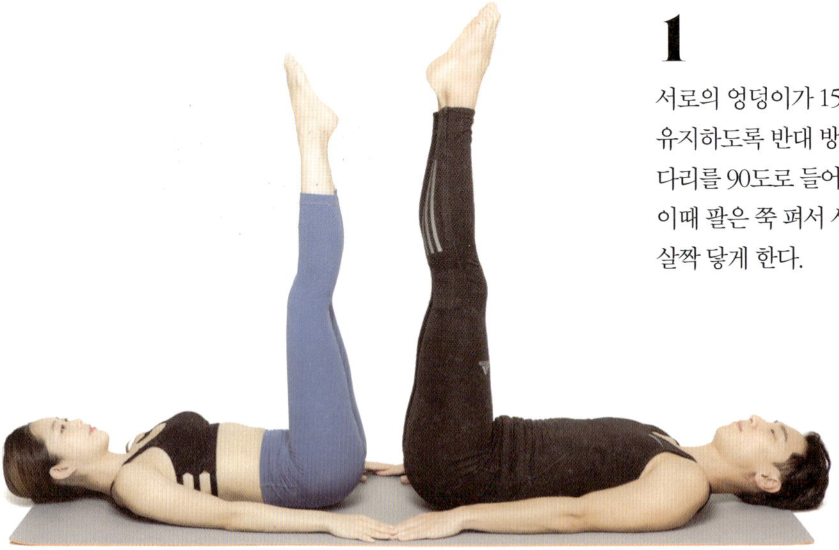

1

서로의 엉덩이가 15cm 정도 거리를 유지하도록 반대 방향으로 눕고, 두 다리를 90도로 들어 올려 준비한다. 이때 팔은 쭉 펴서 서로의 손끝이 살짝 닿게 한다.

2

두 다리를 편 채 오른쪽 사선 아래 방향으로 서로 교차해서 내려준다. 이때 다리는 바닥과 45도를 이루게 한다.

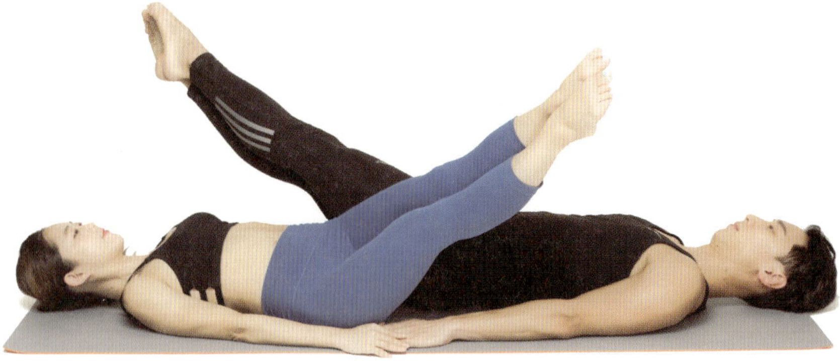

3

엉덩이를 들어 올리면서 다리를 머리 위로 올려서 넘긴다. 이때 다리는 바닥과 수평을 이루게 한다.

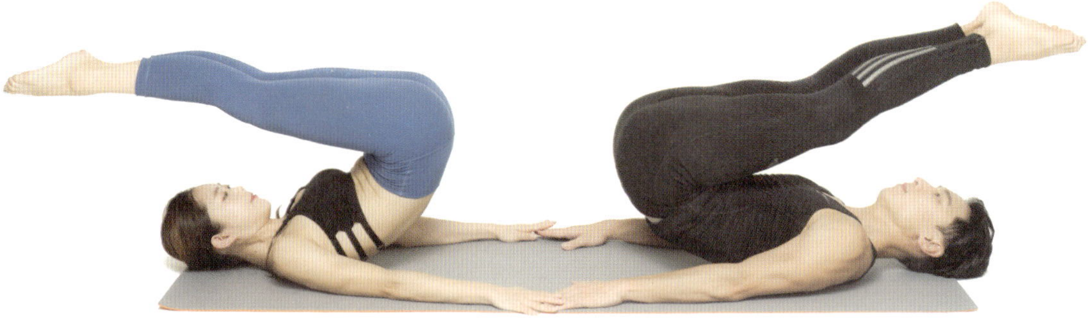

4

두 다리를 왼쪽 사선 아래 방향으로 교차해서 내려준다. 이때 복부의 힘으로 다리 높이를 유지한다. 좌우 번갈아 가며 8회씩 3세트 진행한다.

POINT

다리를 아래로 내릴 때 바닥에 발이 닿지 않게 주의한다. 목 디스크가 있는 사람은 엉덩이를 살짝만 들어 올려 경추에 무리가 가지 않도록 한다.

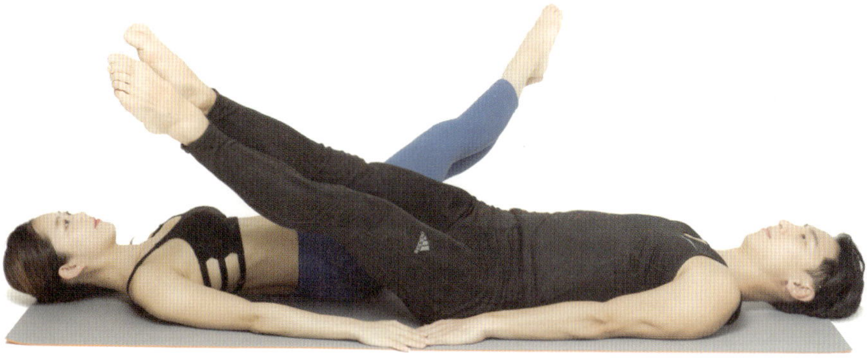

윗배 납작하게 만들기

복부 근육을 강화시켜 배를 납작하게 만들어주는 효과가 있다.
또한 상대방과의 교감으로 친밀감도 한층 높아지는 운동이다.

1

서로 마주 보고 양 무릎을 세워 앉는다(한 사람은 안쪽, 한 사람은 바깥쪽). 두 발을 상대방의 엉덩이 아래에 넣고, 양손으로 머리를 받쳐서 눕는다.

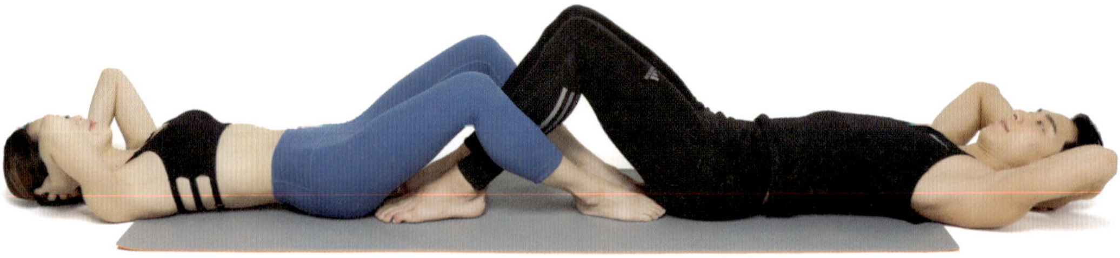

2

숨을 내쉬면서 윗몸일으키기를 하듯 복부의 힘으로 상체를 들어 올린 후, 복부를 최대한 수축시키며 상대방과 손바닥을 마주친다.

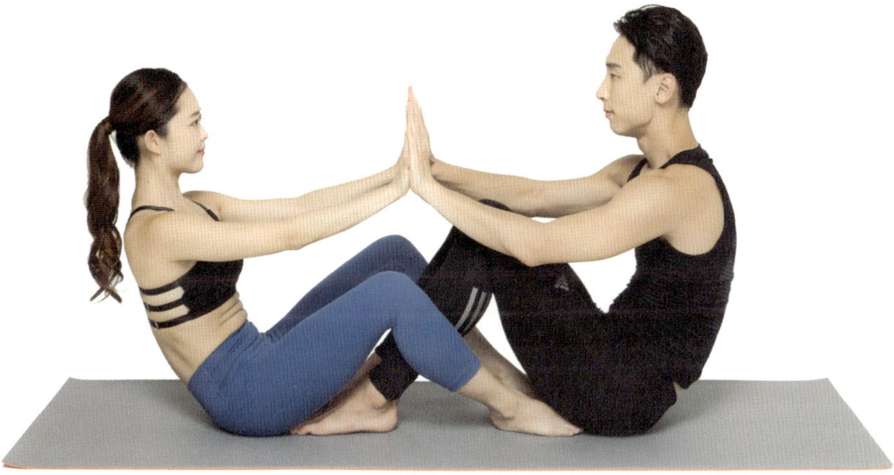

3

처음 자세로 돌아간다. 같은 동작을 10회씩 3세트 진행한다.

POINT

상체를 들어 올릴 때 목의 힘과 반동을 이용하지 않도록 주의한다. 반대로 상체를 내릴 때는 한 번에 툭 떨어뜨리지 않고 천천히 내린다.

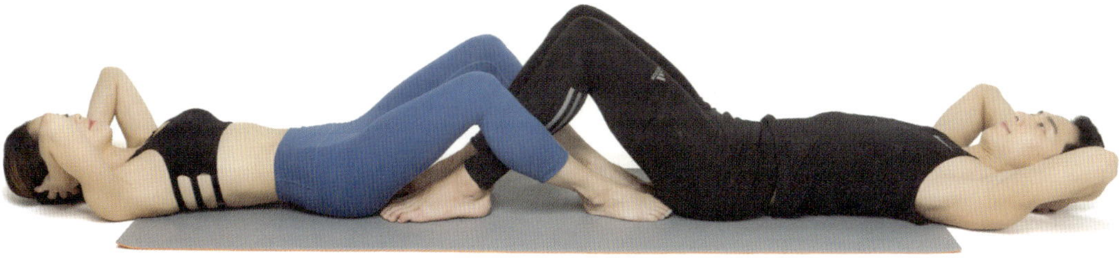

위 뱃살 빼기

상체를 숙여 긴장된 등 근육을 늘여주고, 복부를 수축시키며 뱃살을 빼주는 운동이다.

1

약간의 간격을 두고 서로 등을 지고 선다. 이때 여자가 공을 든다.

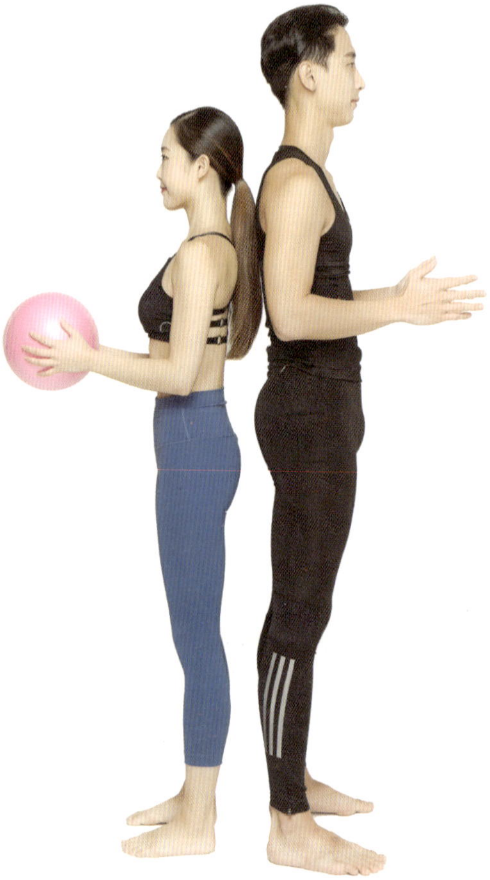

2

머리 위로 손을 들어 여자가 남자에게 공을 건네준다.

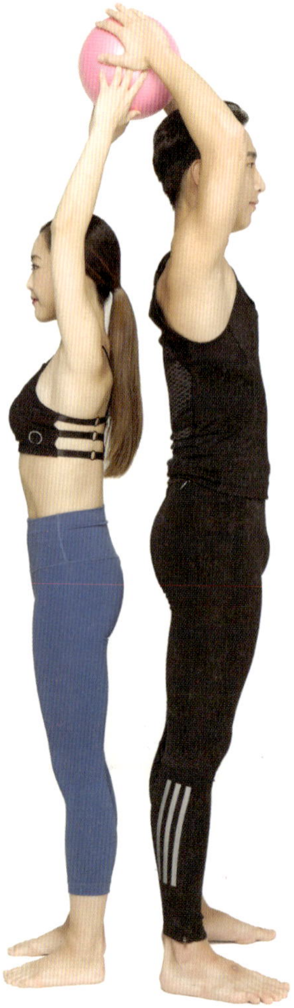

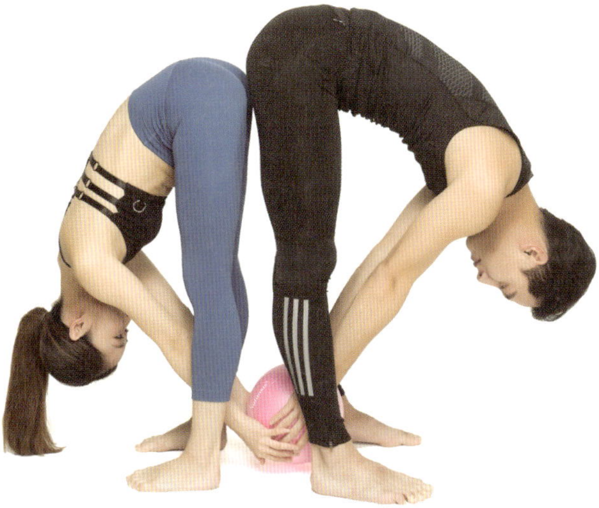

3

상체를 완전히 숙여 다리
사이로 남자가 여자에게
공을 건네준다.

POINT

복부를 최대한 수축시키며 상체를
숙이고, 리듬감을 살려 동작을 진행한다.
시작 자세에서 상대와 너무 가깝게 등을
지고 서면 상체를 숙일 때 넘어질 수 있다.

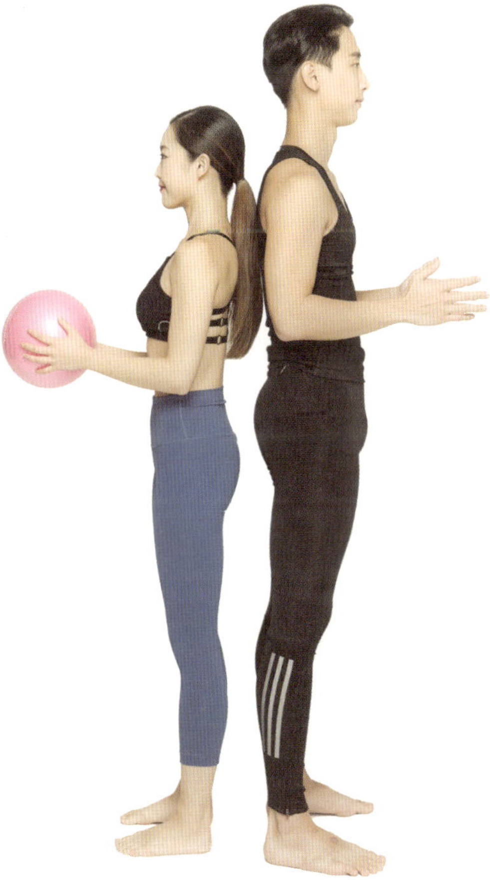

4

처음 자세로 돌아간다.
같은 동작을 10회씩 3세트
진행한다.

예쁜 옆구리 라인 만들기

복사근과 어깨 근력을 길러주며 지탱하는 하체의 힘 또한 키워줘, 전체적인 보디 라인을 잡아준다.

1

오른쪽 팔꿈치가 어깨 밑에서 90도를 유지하도록 몸통을 오른쪽으로 눕혀 준비한다. 이때 왼손은 허리에 올린다.

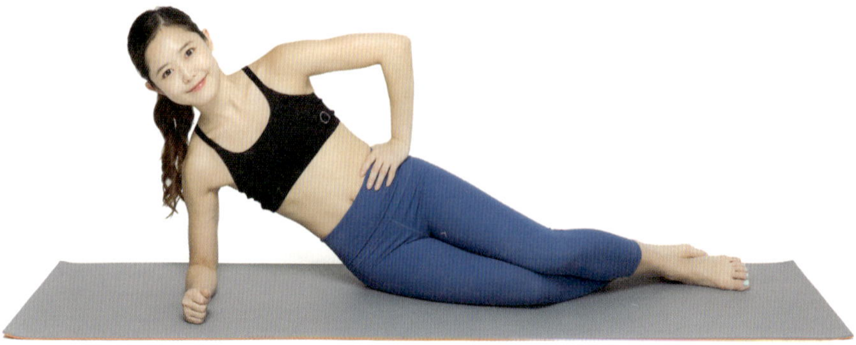

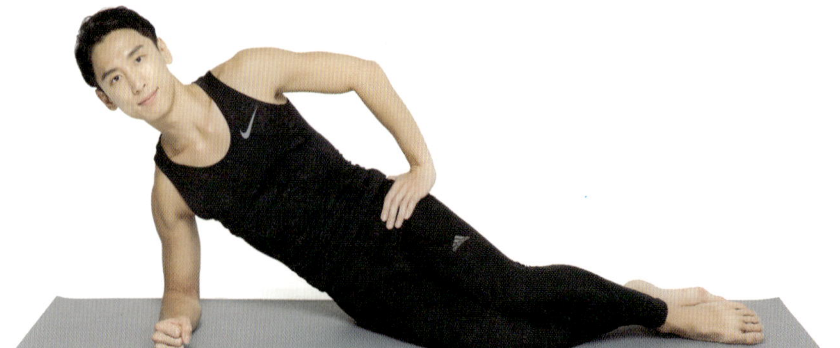

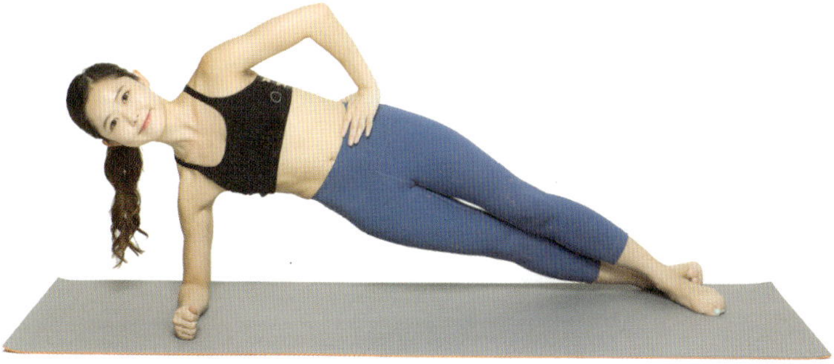

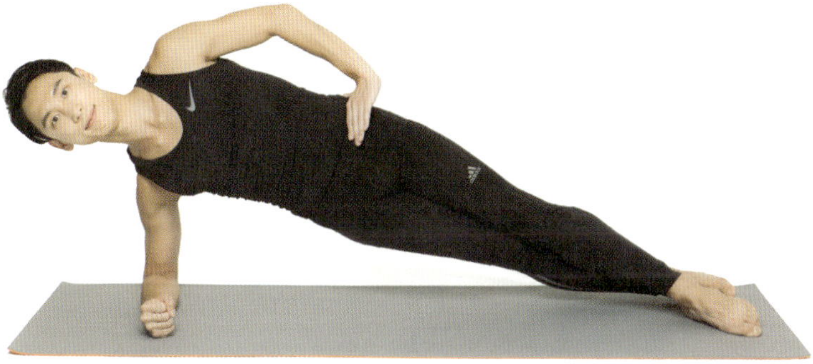

2

오른쪽 팔꿈치의 위치를
고정하고 엉덩이를 들어 올려
사이드 플랭크(Side plank)
자세를 만든 후 8초 동안
유지한다.

POINT

엉덩이를 들어 올렸을 때 팔꿈치와 몸통이 직각을 유지해 승모근에 과하게 힘이 들어가지 않도록 한다. 또한 동작을 할 때 상체가 앞뒤로 회전하지 않게 주의한다.

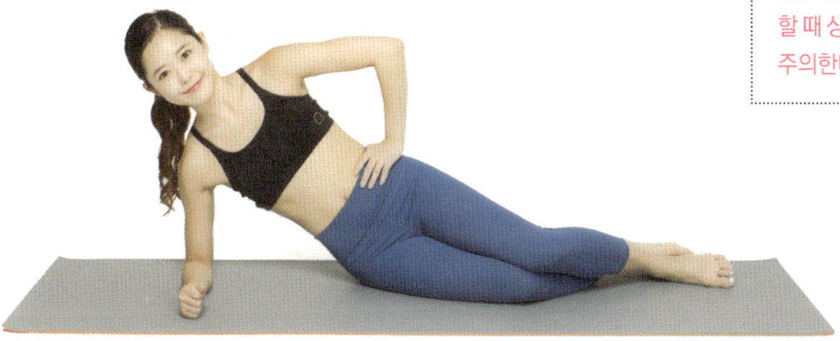

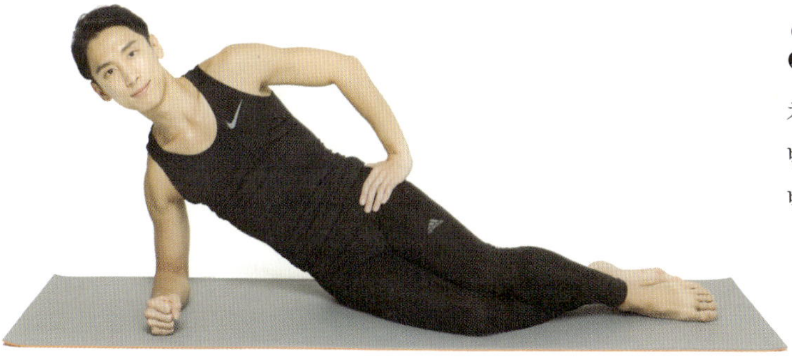

3

처음 자세로 돌아가 8회
반복한다. 동일한 방법으로
반대쪽도 8회 진행한다.

11자 복근 만들기

몸통을 회전시켜 복사근의 힘을 길러주며, 이 운동을 통해 11자 복근을 만들 수 있다.

1

서로 마주 보고 양 무릎을 세워 앉는다. 두 발을 상대방의 엉덩이 아래에 넣고, 양손으로 머리를 받쳐서 눕는다.

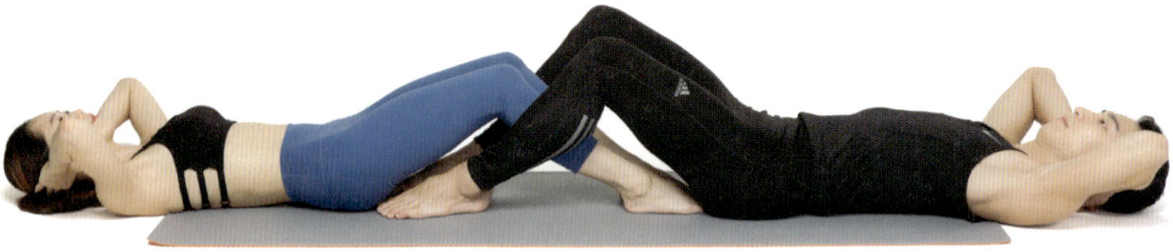

2

숨을 내쉬며 복부의 힘을 이용해 상체를 45도 들어 올린다.

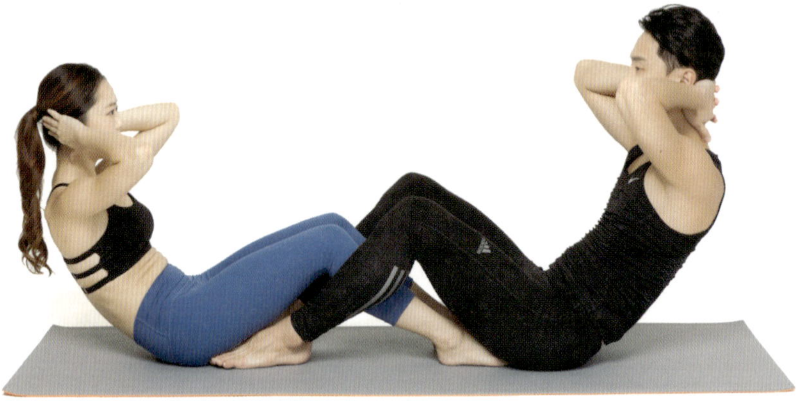

3

복사근의 힘을 이용해 상체를
왼쪽으로 회전시킨다.

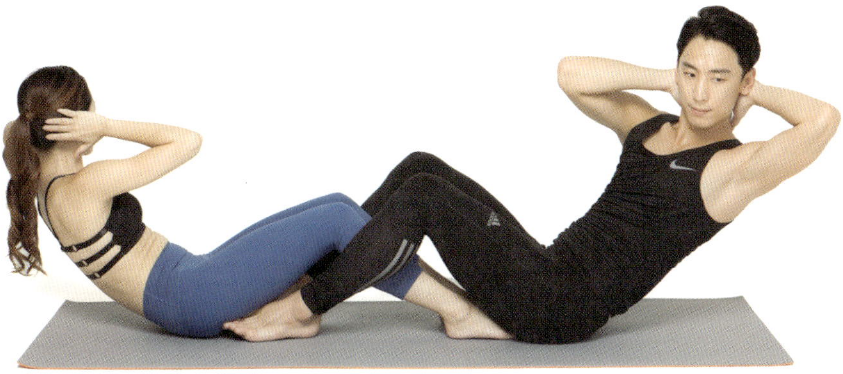

POINT

상체를 회전시킬 때 엉덩이가 바닥에서 떨어지지 않도록 하고, 목과 어깨에 힘이 들어가지 않게 주의한다.

4

다시 상체를 반대 방향으로 회전시킨다.
2번 동작을 거쳐 처음 자세로 돌아간다.
같은 동작을 10회씩 3세트 진행한다.

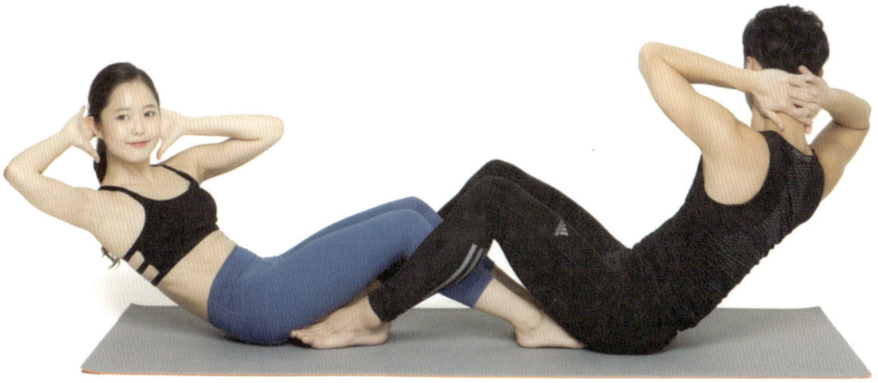

복부 속근육 만들기

크런치(Crunch) 동작은 복부의 수축을 유지해 복부 근력과 지구력을 향상시키고, 클라임(Climb) 동작은 복부의 힘과 몸 전체의 근력을 향상시킨다.

1

남자는 양 무릎을 세우고 눕는다. 여자는 남자의 무릎에 양손을 얹고 두 다리를 뒤로 길게 뻗어 몸통이 사선이 되도록 해 준비한다.

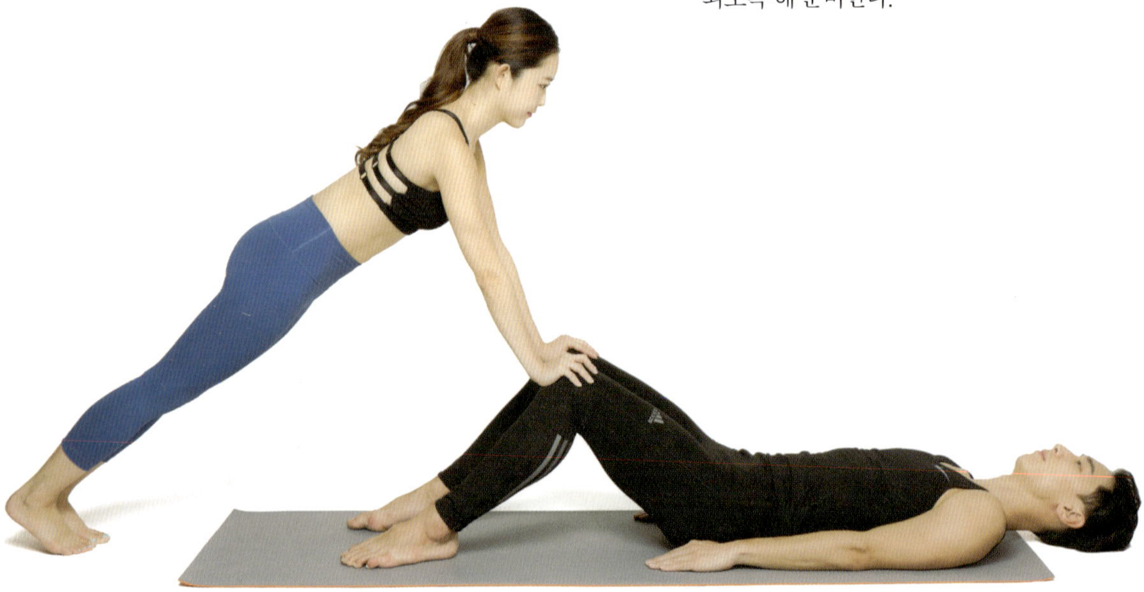

2

여자가 복부의 힘을 이용해 오른발과 왼발을 차례로 교차해 들어 올리며 20회 뛴다. 이때 남자는 숨을 내쉬면서 두 팔을 어깨 높이로 쭉 뻗어 올리고 상체를 들어 올려 복부의 힘으로 자세를 유지한다. 남자와 여자의 위치를 바꿔 동일한 방법으로 실시한다. 남녀 번갈아 가며 3세트 진행한다.

POINT

앉아서 자세를 지탱하는 사람은 복부에 힘이 풀려 허리가 꺾이지 않도록 하며, 크런치 동작을 할 때 어깨에 힘이 들어가지 않게 한다. 뛰는 사람은 손목이 약한 경우 주의한다.

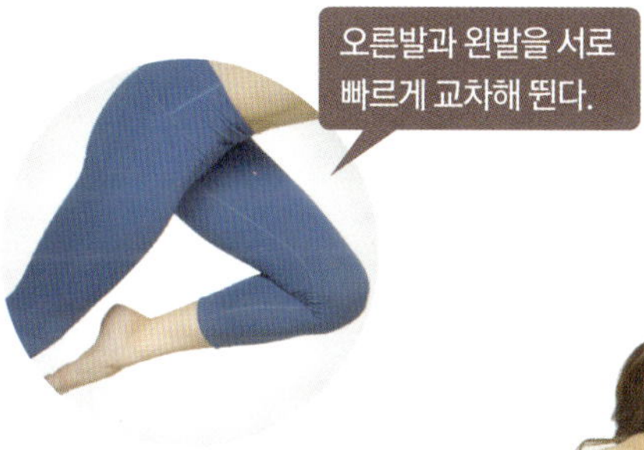

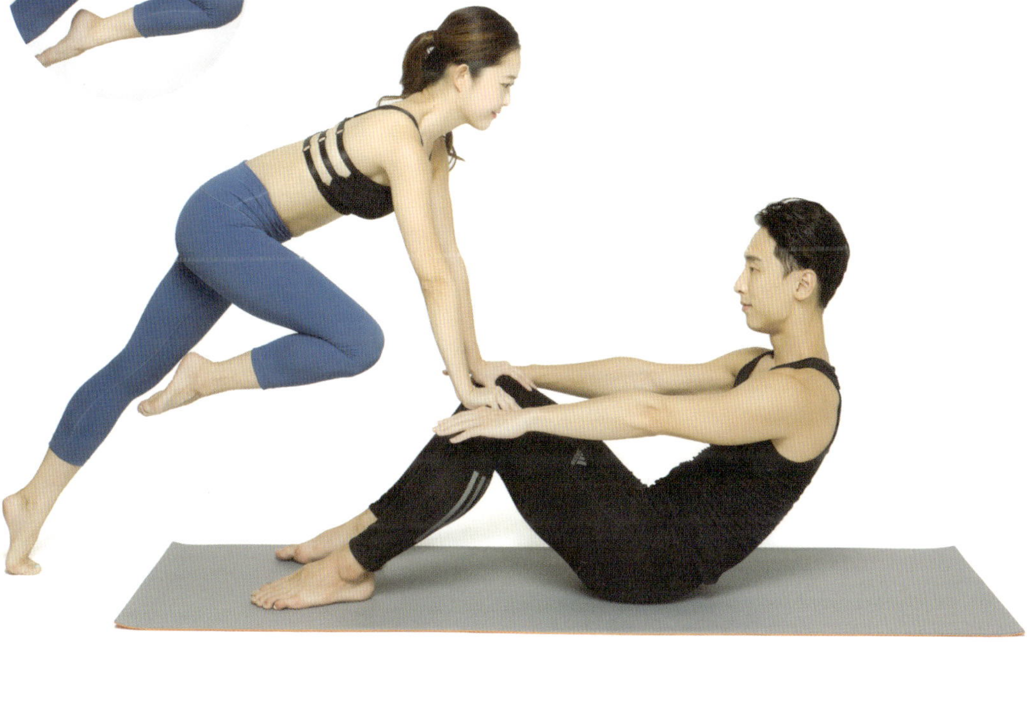

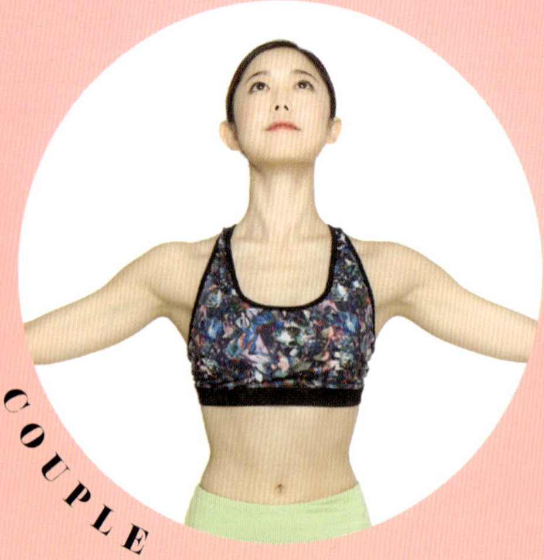

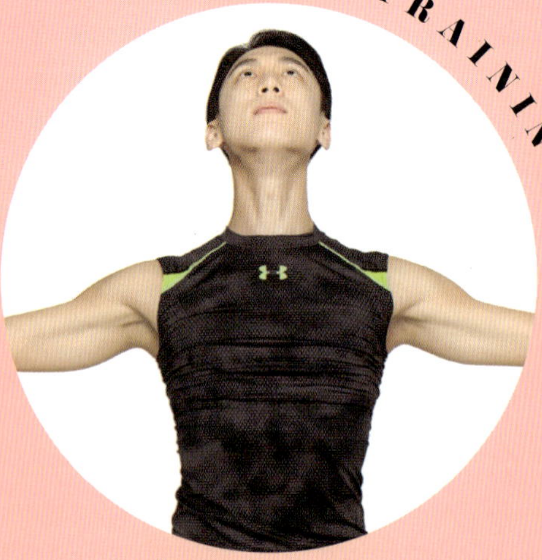

COUPLE

HOME TRAINING

구석구석
군살을 빼주는
상체운동

러브 핸들 없애기

복부 근육들을 사용해 뱃살을 빼는 운동으로, 일명 '뒷구리 살'을 빼주고 소화 기능을 향상시키는 효과도 있다.

1

30cm 정도의 거리를 두고 서로 등을 지고 선다. 이때 여자가 공을 든다.

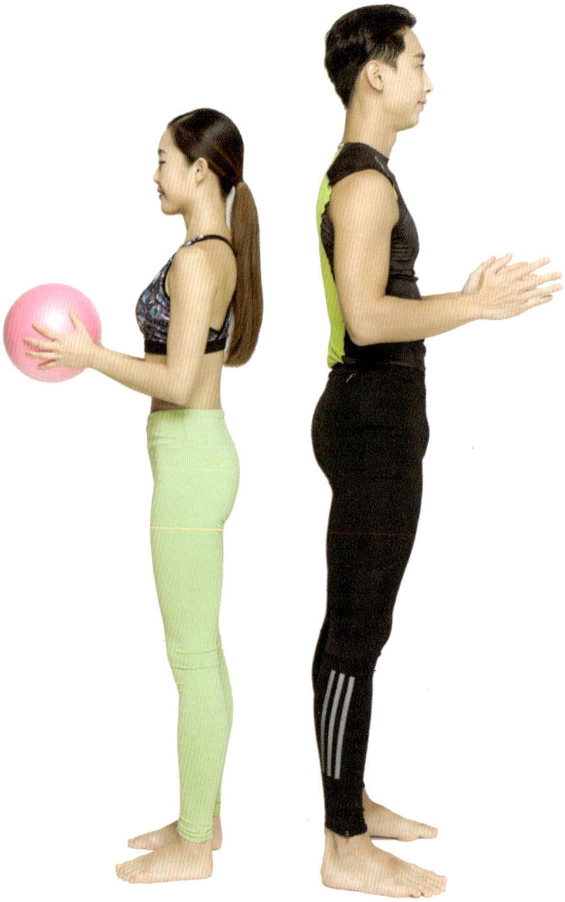

POINT
몸통을 돌릴 때 골반이 정면을 벗어나 과도하게 회전되지 않게 해 복부에 자극을 준다.

2

몸통을 같은 방향으로 회전시켜(여자는 왼쪽, 남자는 오른쪽) 남자에게 공을 건네준다.

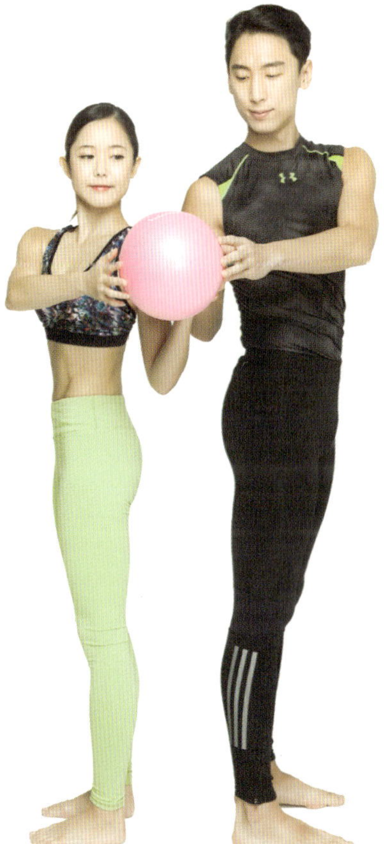

3

다시 반대 방향으로 회전시켜 여자에게 공을 건네준다. 같은 동작을 20회씩 3세트 진행한다.

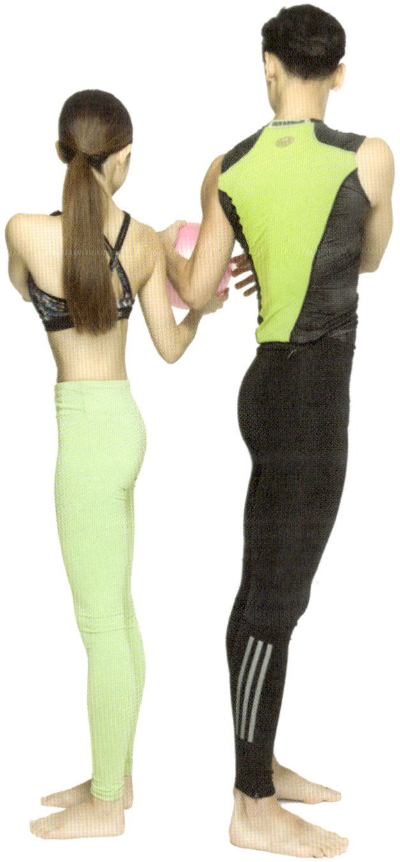

가슴 근육 만들기(♂) & 탄탄한 몸 만들기(♀)

남자는 전신 근력은 물론 팔 근력과 가슴 근육이 강화되고 여자는 팔, 가슴, 하체 등 전체적인 코어 근육을 잡아주어 탄탄한 몸을 만들 수 있다.

1

남자는 두 팔을 쭉 뻗어 푸시 업(Push up) 자세로 준비한다. 여자는 플랭크(Plank) 자세를 취하며 남자의 엉덩이, 혹은 허리 위에 두 다리를 올려 준비한다.

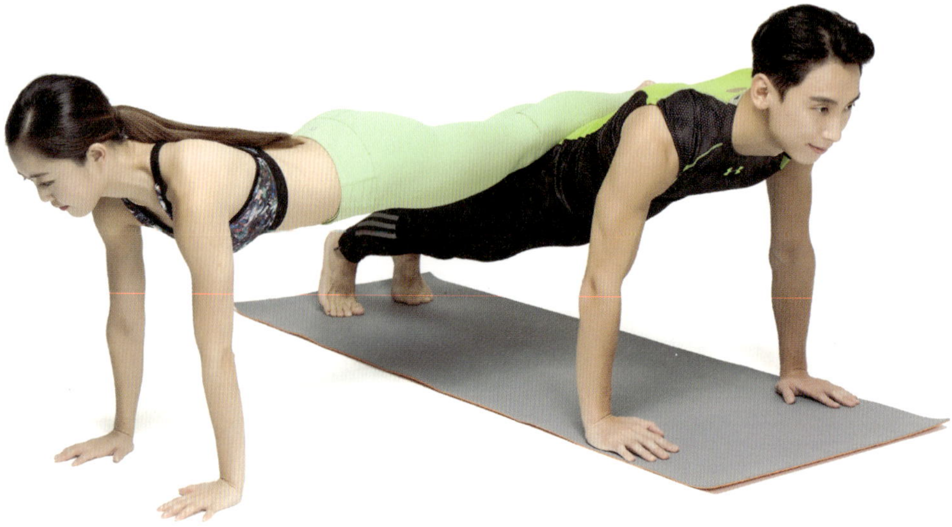

2

남자는 팔을 굽혀 몸통을 내리고,
여자는 플랭크 자세를 계속 유지한다.

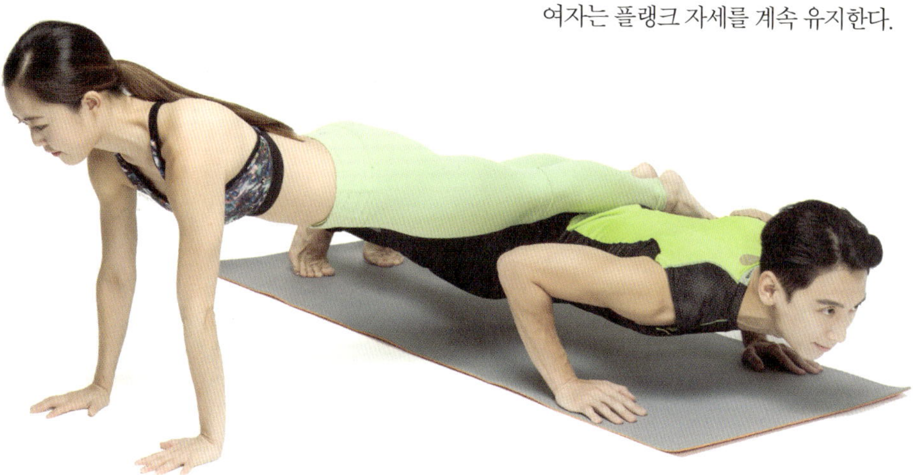

3

처음 자세로 돌아간다. 같은 동작을
10회씩 3세트 진행한다.

POINT

여자가 플랭크 자세를 유지할 때 허리가
꺾이지 않도록 주의한다.

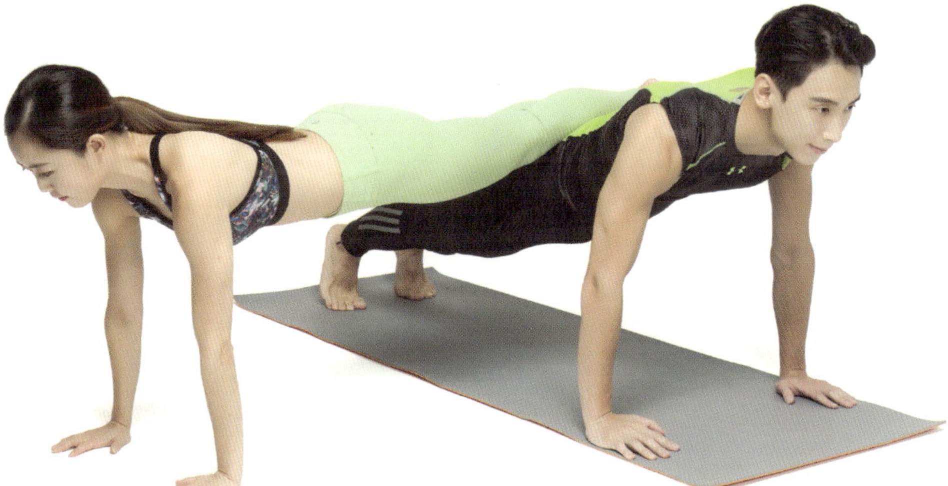

탄력 있는 가슴 만들기

전신 근력을 강화시키는 운동으로, 남녀 모두에게 가슴 근육을 잡아주는 효과가 있다.

1

서로 마주 보고 엎드려 플랭크
자세를 만든다.

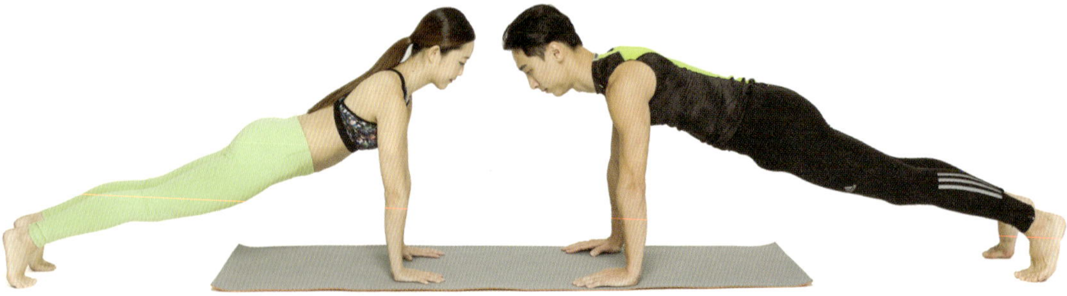

2

자세를 유지하면서 오른손을
상대방과 터치한다.

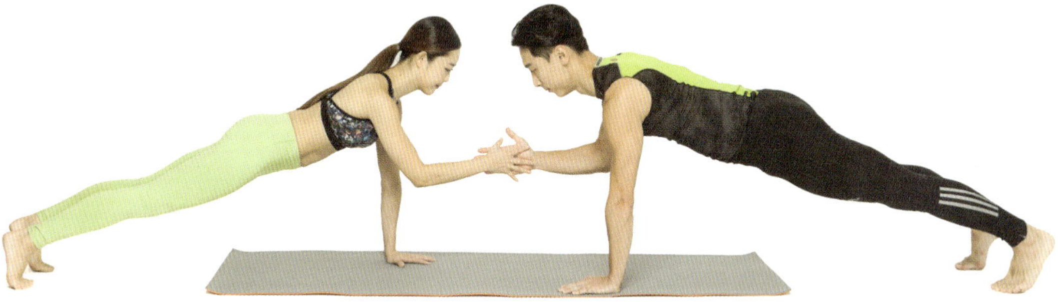

3

처음 자세로 돌아간다. 동일한
방법으로 반대쪽 손을 터치한다.
15회씩 3세트 진행한다.

POINT
손이 바닥에서 떨어질 때 자세가
무너지지 않도록 주의한다.

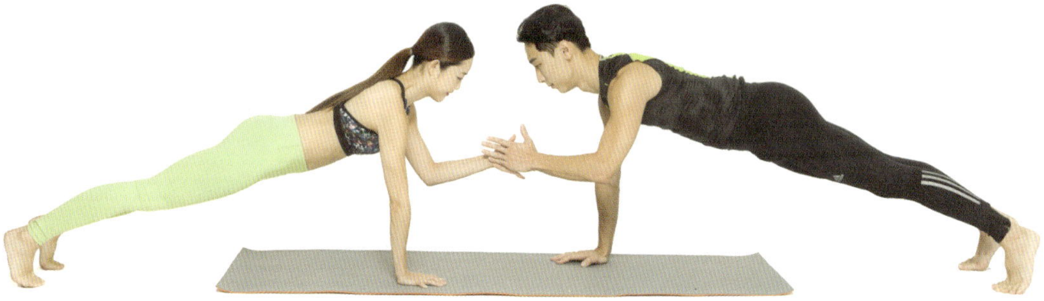

팔뚝 살 빼기

삼두근을 강화시켜 탄력 있는 팔 라인을 만들어주고, 팔뚝 살을 정리해주는 운동이다.

1

사선으로 마주 보고 선다. 한 발을 앞으로 내딛어 밴드를 밟아 고정하고, 밴드 끝을 잡은 손의 양 팔꿈치는 몸통 뒤로 보내 직각을 만든다.

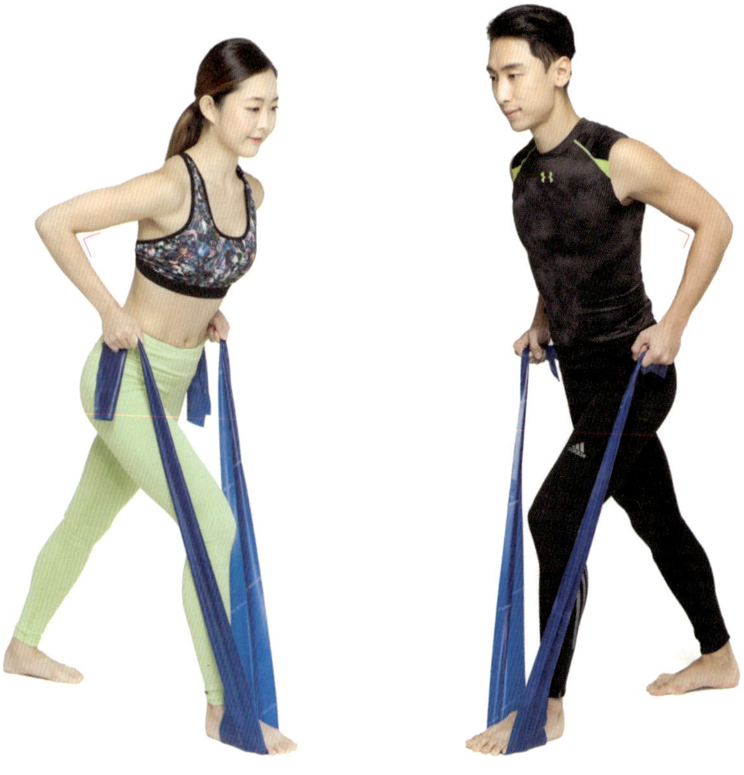

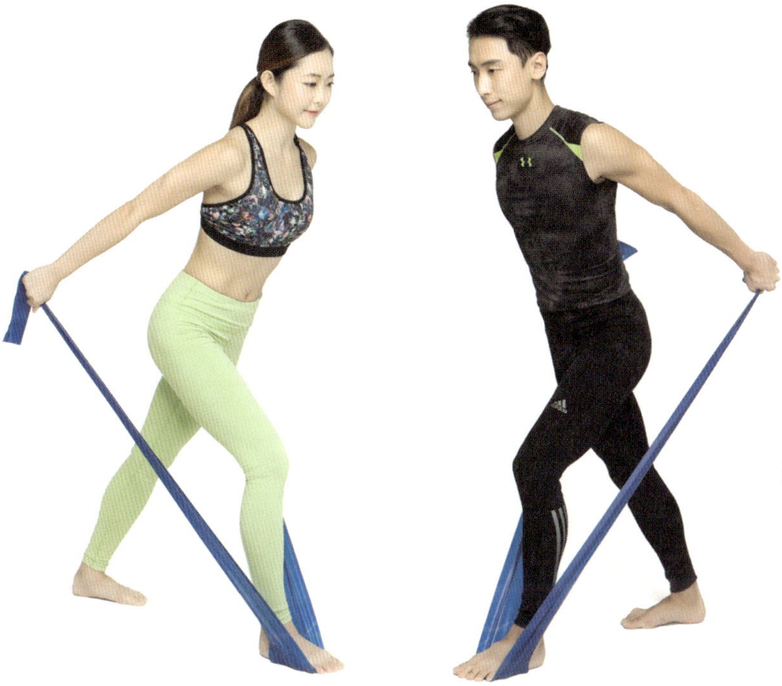

2

팔꿈치를 고정시킨 채 숨을 내쉬며 팔을 뒤로 쭉 뻗어 밴드를 늘여준다.

POINT

팔을 뒤로 뻗을 때 팔꿈치의 위치가 움직이지 않도록 주의해야 하며, 승모근에 힘이 과하게 들어가지 않게 한다.

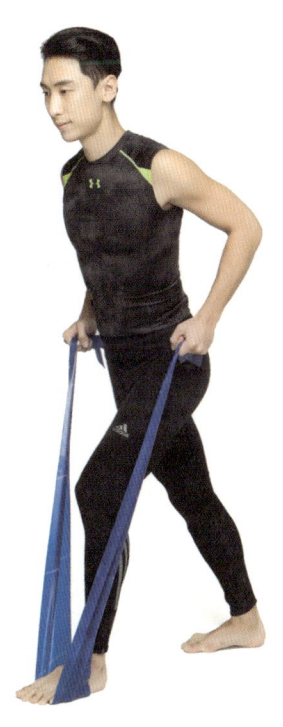

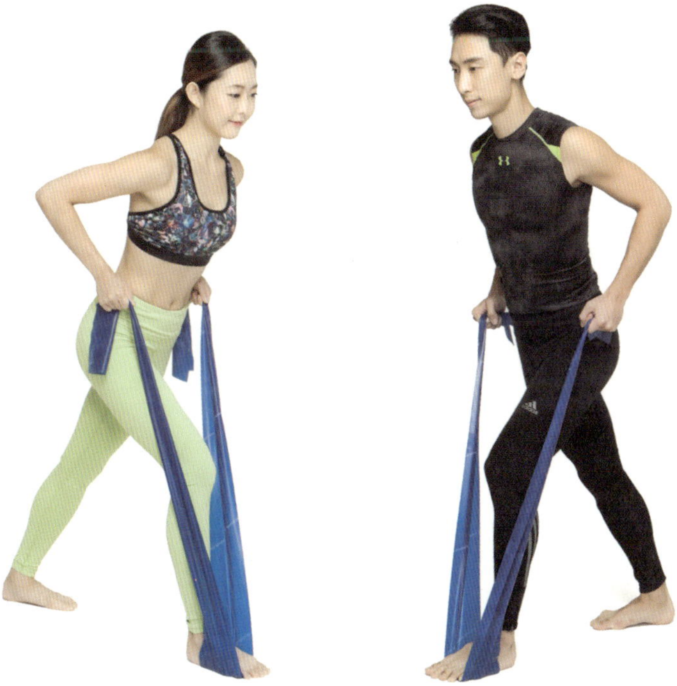

3

숨을 들이마시며 처음 자세로 돌아간다. 같은 동작을 10회씩 3세트 진행한다.

매끈한 뒤태 라인 만들기

등 근육과 엉덩이 근육, 다리 근육을 전체적으로 강화시켜 멋진 뒤태를 만들어주는 운동이다.

1

두 다리를 골반 너비로 벌리고, 두 팔을 머리 위로 뻗은 상태로 나란히 엎드려 눕는다.

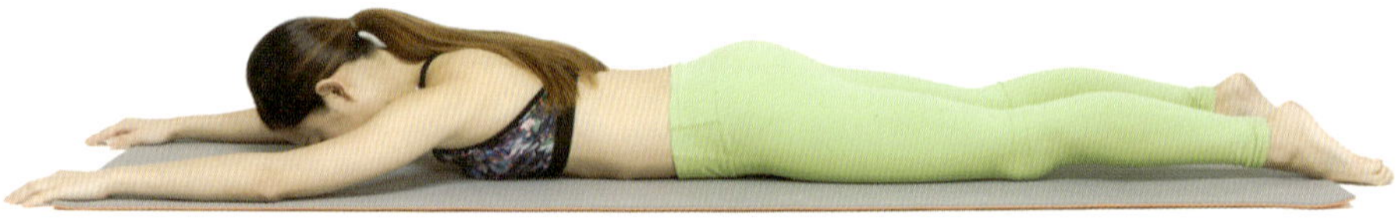

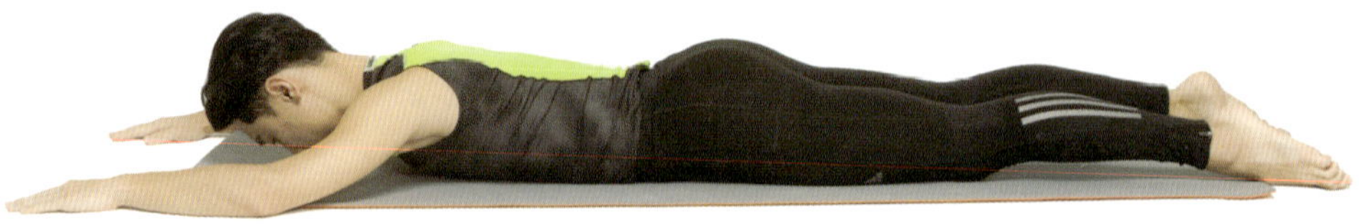

2

숨을 내쉬면서 양팔과 양다리를 바닥에서 들어 올린 상태로 3초 동안 자세를 유지한다.

POINT
팔 다리를 들어 올릴 때 어깨가 함께 들리지 않도록 주의한다. 허리에 무리가 가지 않게 하려면 엉덩이에 충분히 힘을 줘야 한다.

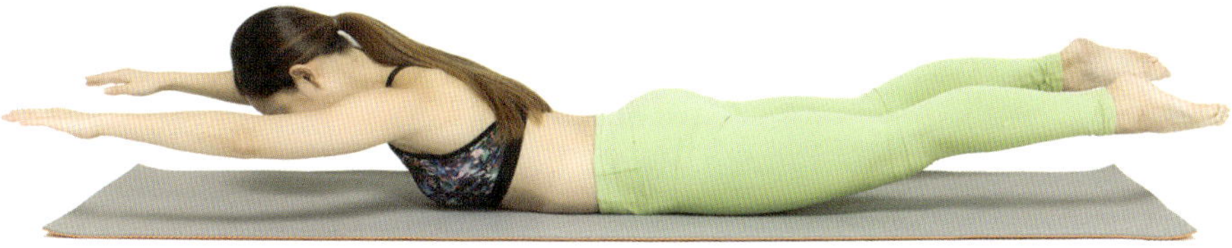

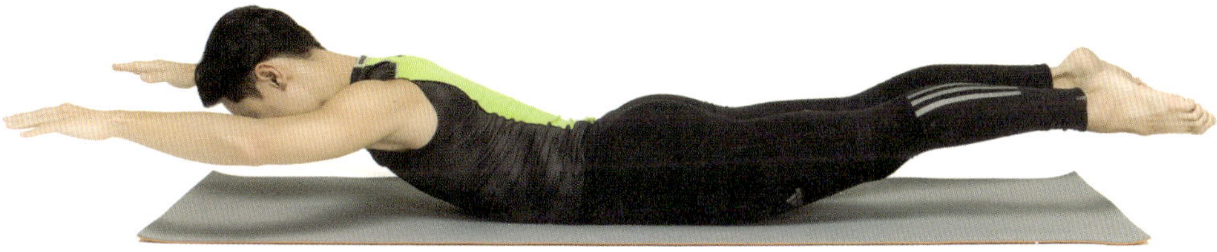

3

처음 자세로 돌아간다. 같은 동작을 10회씩 4세트 진행한다.

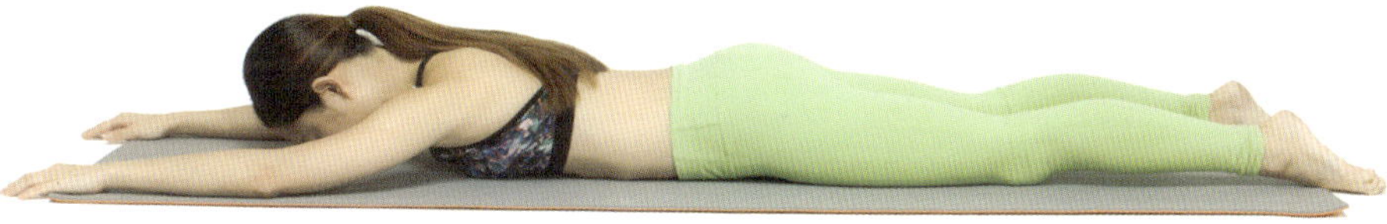

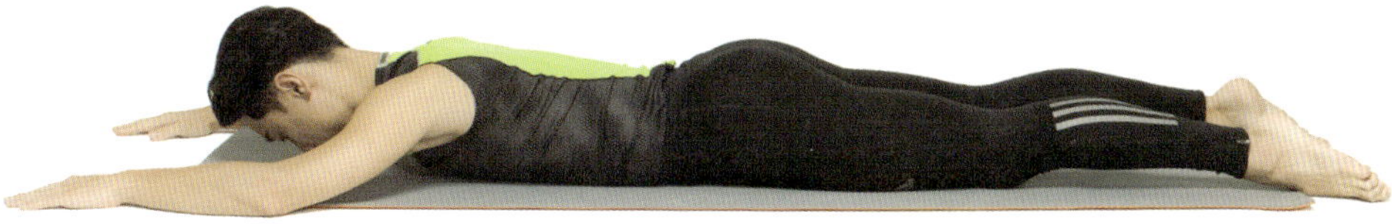

예쁜 등 라인 만들기

굽어 있는 등을 펴주어 상체에 라인을 잡아주고, 엉덩이 근육도 강화시키는 운동이다.

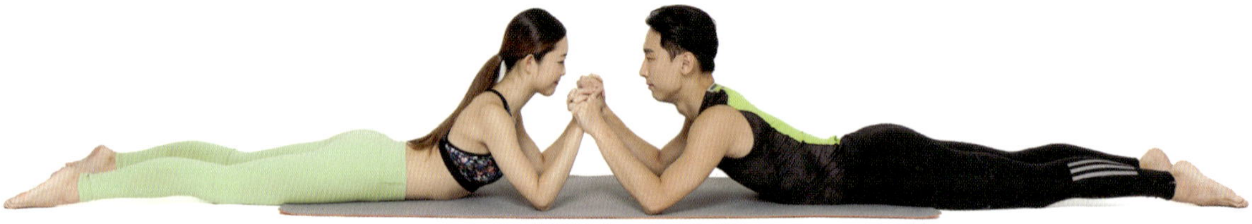

1

상체를 반 세우고 마주 보며
엎드린 상태에서 양손을 맞잡는다.

2

숨을 내쉬면서 서로의 양손을
밀어내듯 올리며 상체도 늘여서
올린다. 3초 동안 자세를 유지한다.

POINT
무리해서 몸을 들어 올려 허리가 과하게
꺾이지 않도록 주의하며 각자 자신의 몸
상태에 맞게 진행한다.

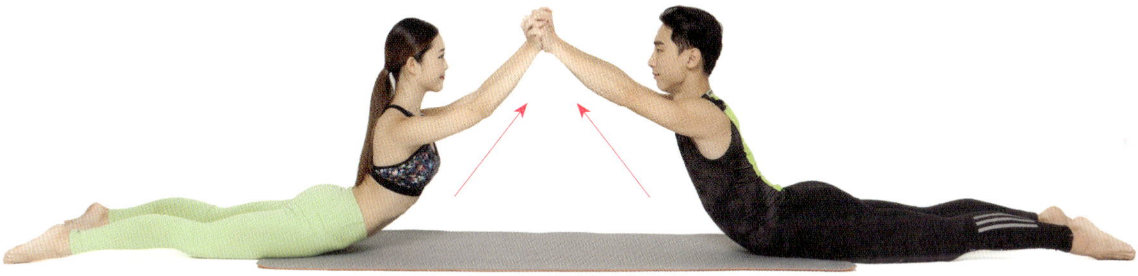

3

처음 자세로 돌아간다. 같은 동작을
10회씩 3세트 진행한다.

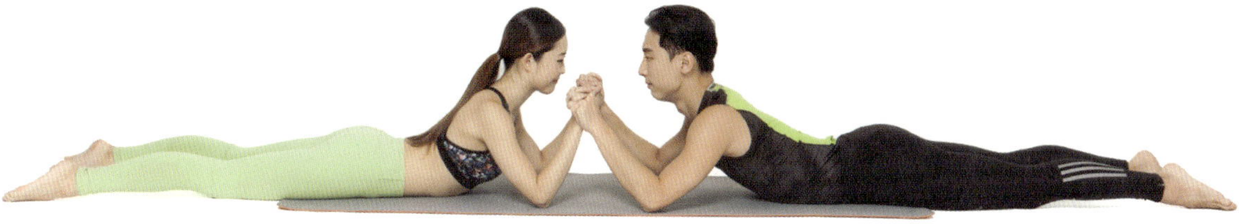

화난 등 근육 만들기(♂) & 상체 밸런스 근육 만들기(♀)

밴드를 당기는 남자는 등 근육과 팔 근육이 강화되고, 누워 있는 여자는 코어 근육이 강화되는 운동이다.

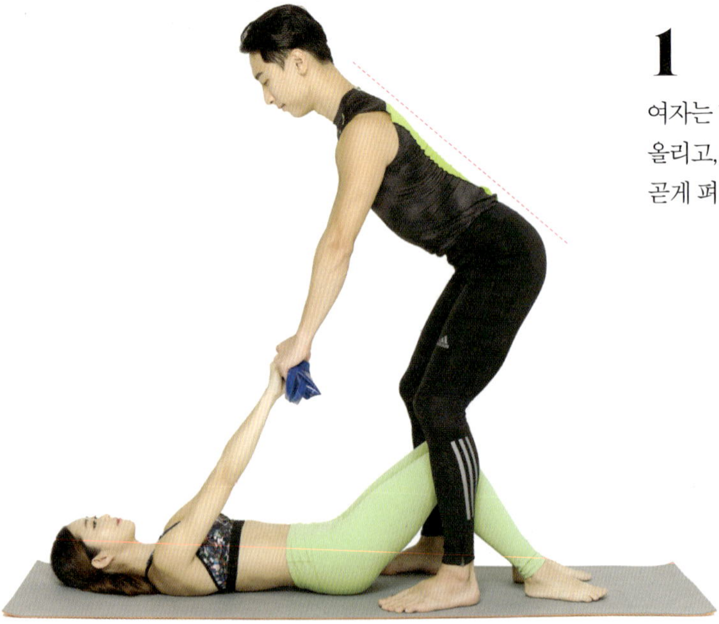

1

여자는 다리를 세우고 누워 팔을 올리고, 남자는 선 채로 허리를 곧게 펴 밴드(수건)를 맞잡는다.

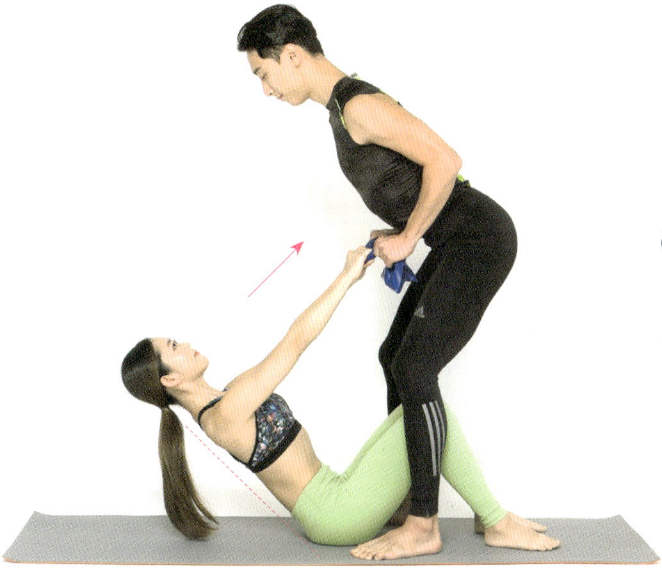

2

남자가 팔꿈치를 뒤로 당겨 올리면 여자는 그 힘을 이용해 몸통에 힘을 유지하며 상체를 들어 올린다.

POINT

여자가 상체를 들어 올릴 때 몸통의 안정이 깨지지 않도록 주의한다. 남자는 밴드를 잡아당길 때 어깨에 힘이 많이 들어가지 않아야 하며, 등에 자극을 충분히 느끼면서 당기도록 한다.

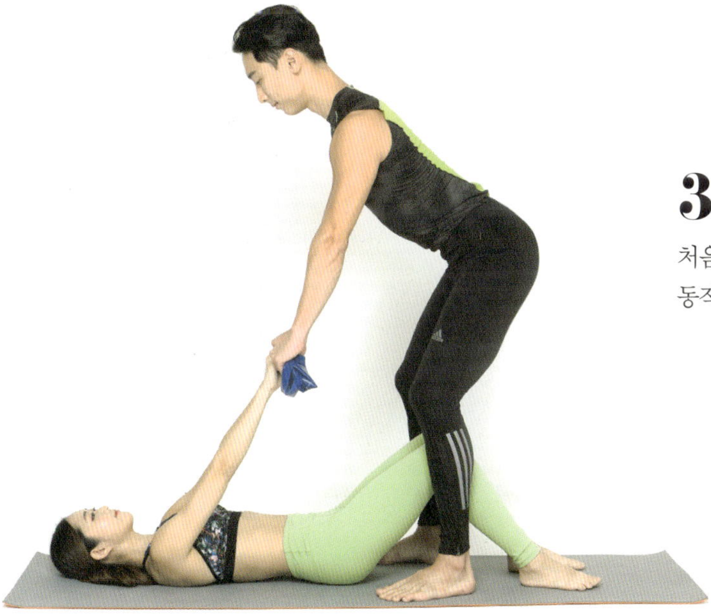

3

처음 자세로 돌아간다. 같은 동작을 10회씩 3세트 진행한다.

굽은 등 펴기

등 근육을 강화시켜 평소에 굳어 있던 등을 펴주는 효과가 있고 뒤태 라인을 잡아주는 운동이다.

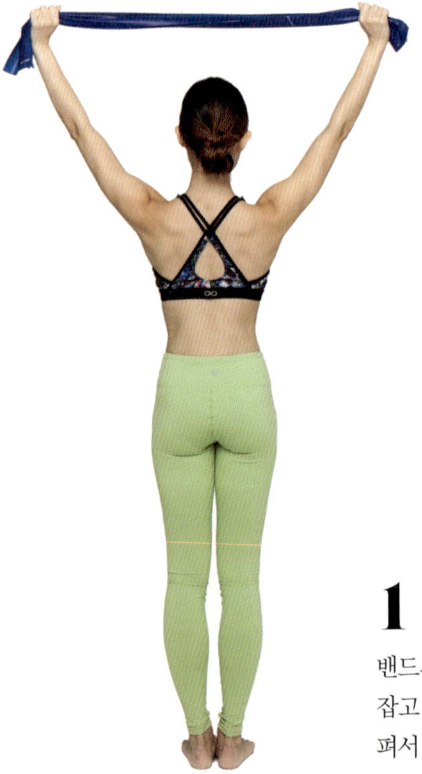

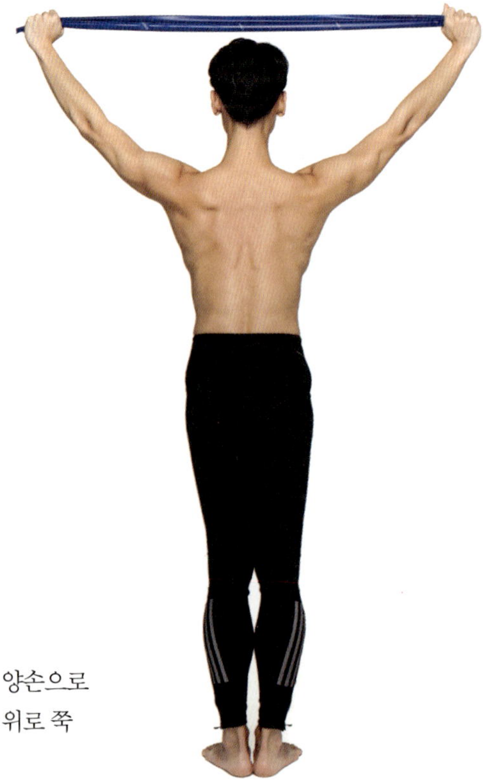

1

밴드의 양 끝을 양손으로 잡고 팔을 머리 위로 쭉 펴서 준비한다.

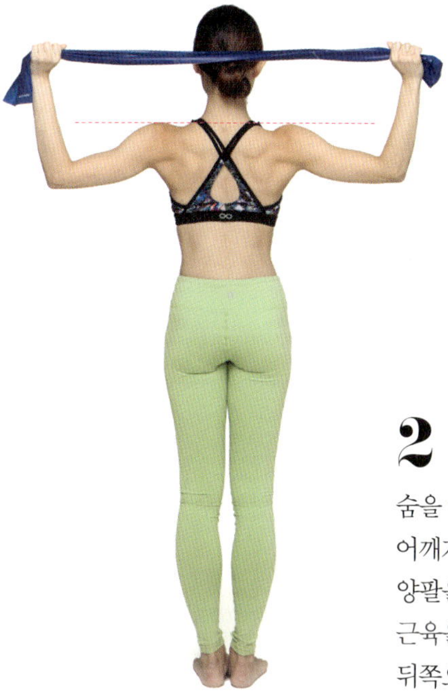

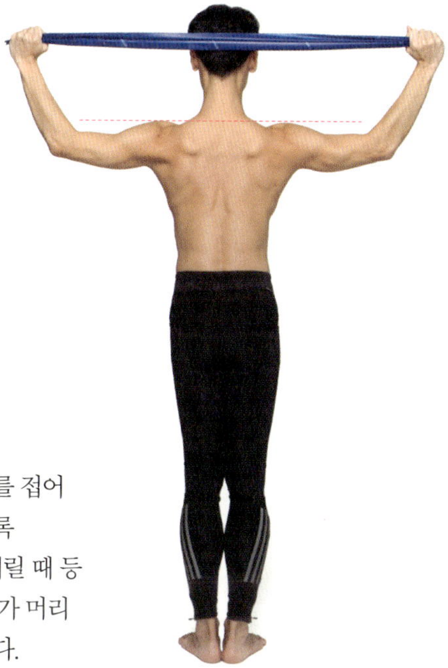

2

숨을 내쉬면서 팔꿈치를 접어
어깨가 일직선이 되도록
양팔을 내린다. 팔을 내릴 때 등
근육을 사용하며, 밴드가 머리
뒤쪽으로 내려가게 한다.

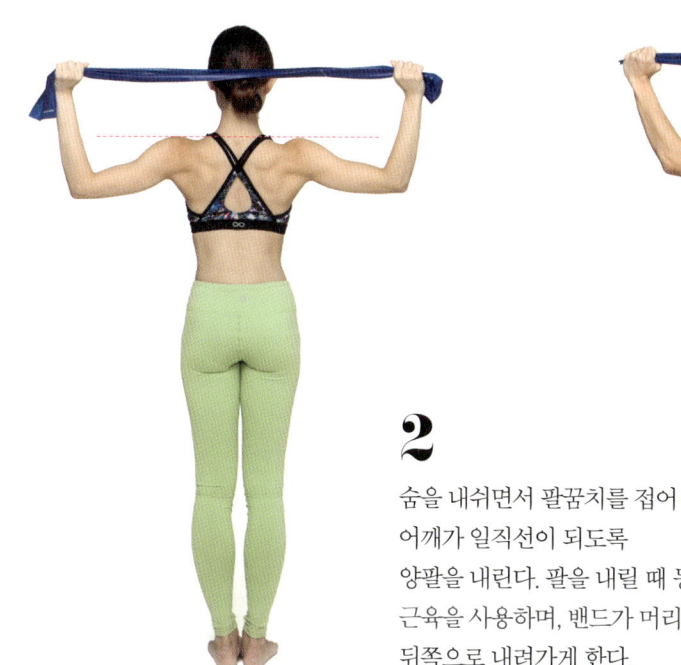

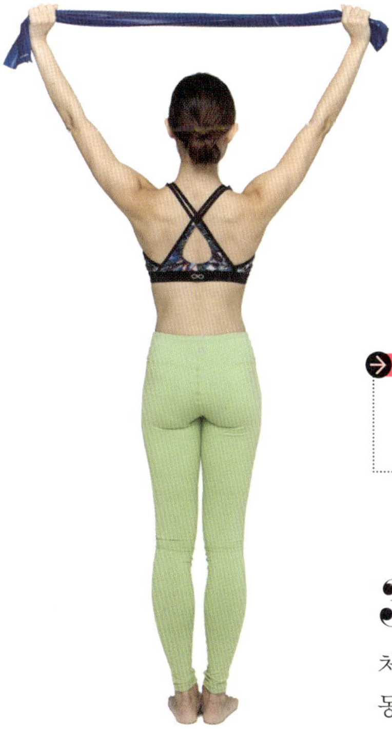

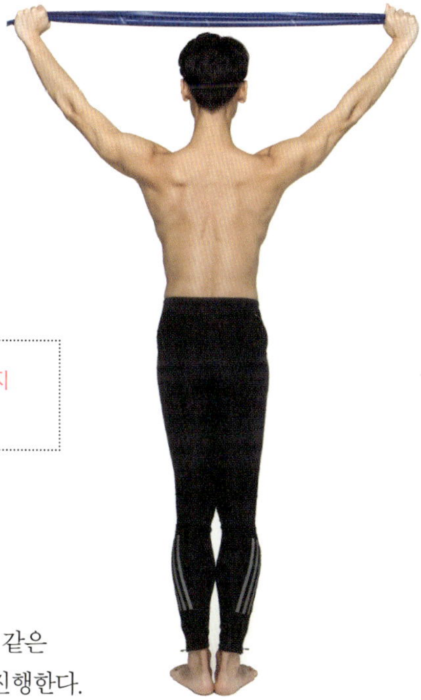

POINT

어깨에 과한 힘이 들어가지
않도록 주의한다.

3

처음 자세로 돌아간다. 같은
동작을 20회씩 3세트 진행한다.

곧은 등 라인 만들기

굳어 있는 등을 펴주고 말린 어깨를 열어주는 효과가 있어 상체에 라인을 잡아주는 운동이다.

1

서로 등을 맞대고 앉아 두 다리를 앞으로 뻗는다.

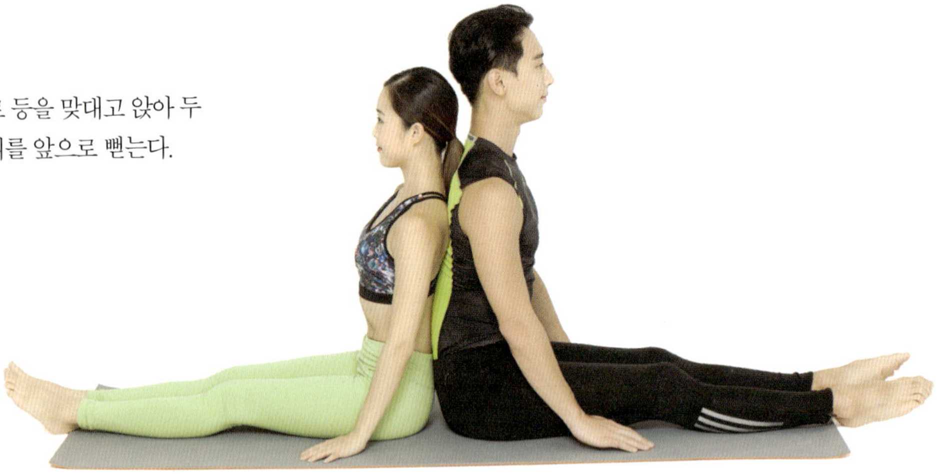

2

여자가 무릎을 세우고 발에 무게를 실어 두 팔을 머리 위로 올리면서 상체를 뒤로 젖힌다. 이때 남자는 상체를 앞으로 숙이고 양손이 발에 닿도록 뻗는다.

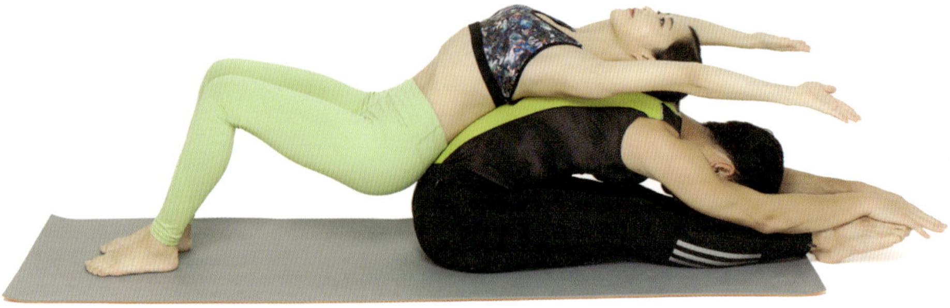

3

여자가 양팔을 바깥쪽으로 반원을
그리면서 내리고, 처음 자세로 돌아간다.

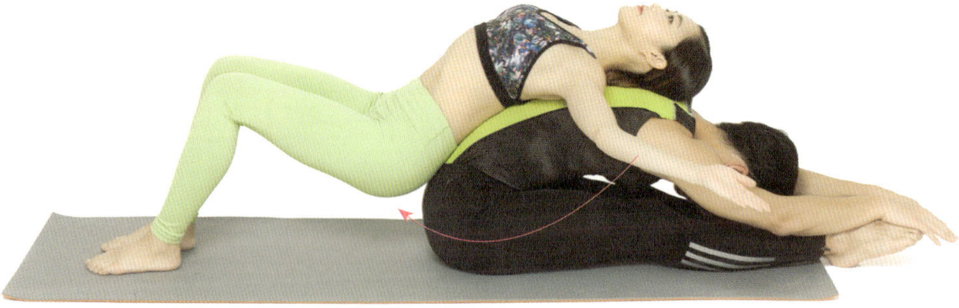

4

동일한 방법으로 남자와 여자의
동작을 바꿔 진행한다. 같은 동작을
번갈아 가며 10회 반복한다.

POINT
목과 어깨에 힘이 들어가지 않게 충분히
이완시킨다.

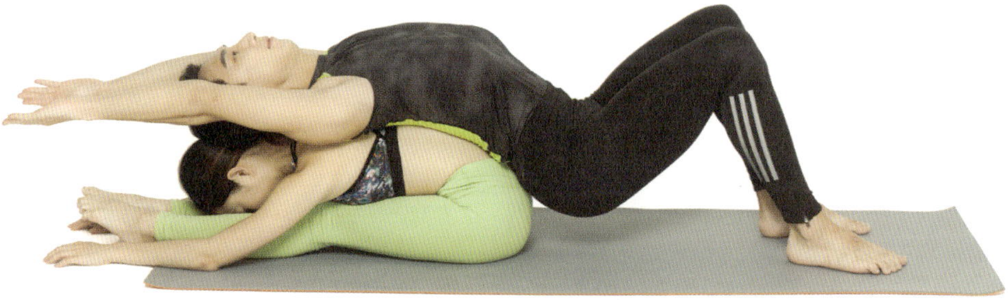

발레리나처럼
아름다운 목선 만들기

승모근을 끌어내려 어깨의 선을 다듬어주며 가늘고 긴 목선을 만들어준다. 또한 처진 팔뚝 살을 정리해 팔의 라인도 예쁘게 만들어준다.

1

양팔을 위로 올리고 손등을 맞댄다. 이때 시선은 약간 아래를 향하게 한다.

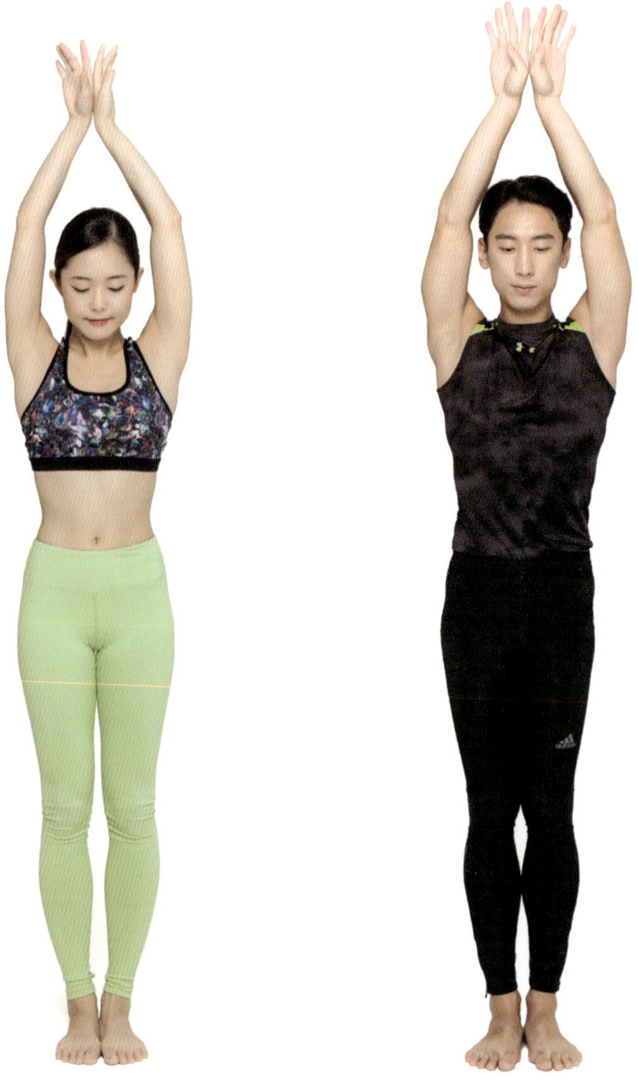

2

손바닥으로 벽을 쓸어내리듯 팔을 양옆으로 길게 뻗으며 어깨 높이까지 내린다. 이때 시선은 45도 위를 향하게 하고 목과 어깨를 최대한 멀리 떨어뜨리는 느낌으로 목을 늘여준다. 같은 동작을 20회씩 3세트 진행한다.

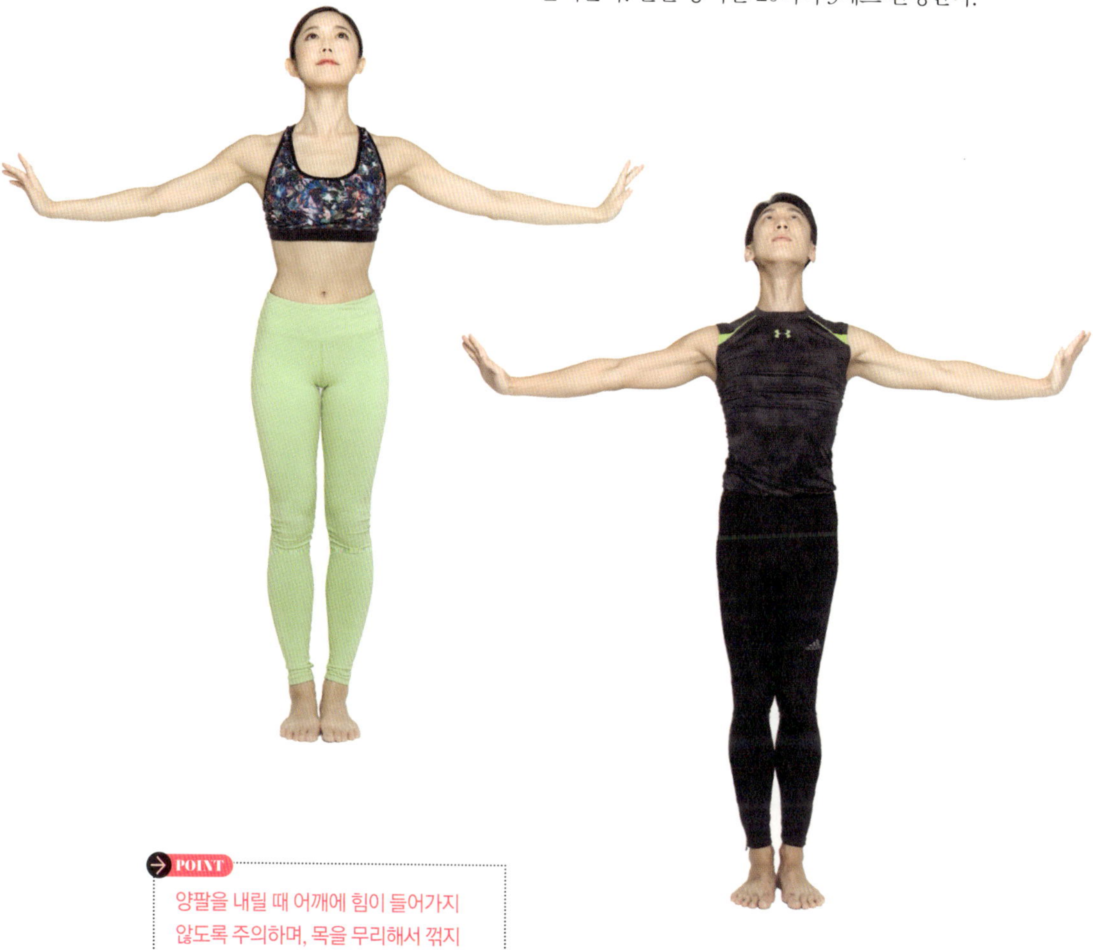

POINT

양팔을 내릴 때 어깨에 힘이 들어가지 않도록 주의하며, 목을 무리해서 꺾지 않는다.

HOME TRAINING

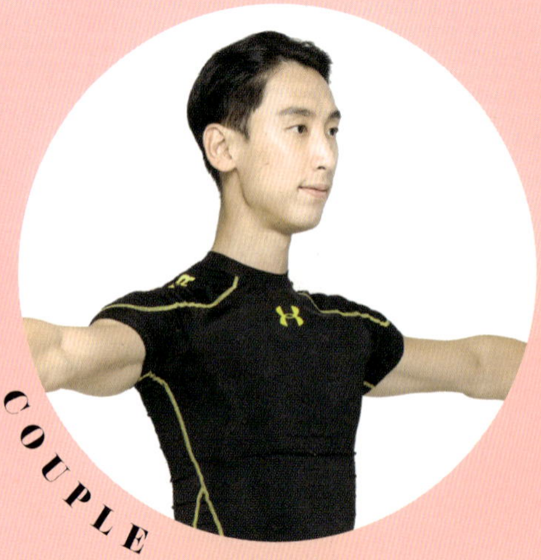

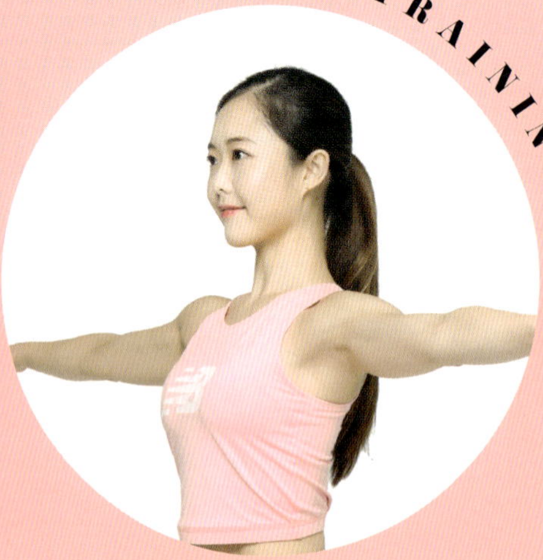

COUPLE

라인을
잡아주는
하체운동

허벅지 안쪽 살 빼기

허벅지 안쪽 내전근을 집중적으로 사용해 허벅지 안쪽의 군살을 없애고 라인을 정리해주는 운동이다.

1

오른팔을 머리에 괴고 오른쪽으로 눕는다. 오른쪽 허벅지 앞으로 왼쪽 무릎을 세워 준비한다.

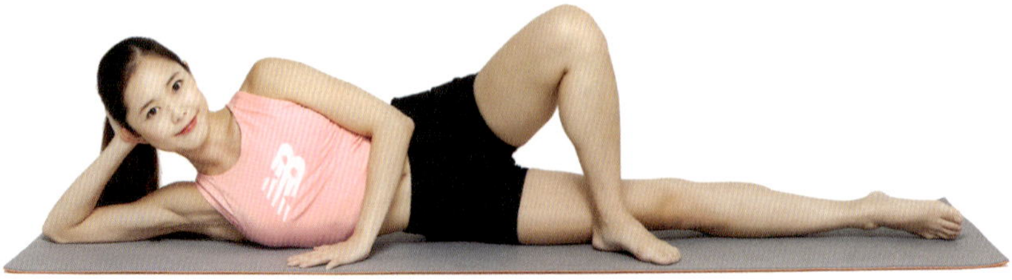

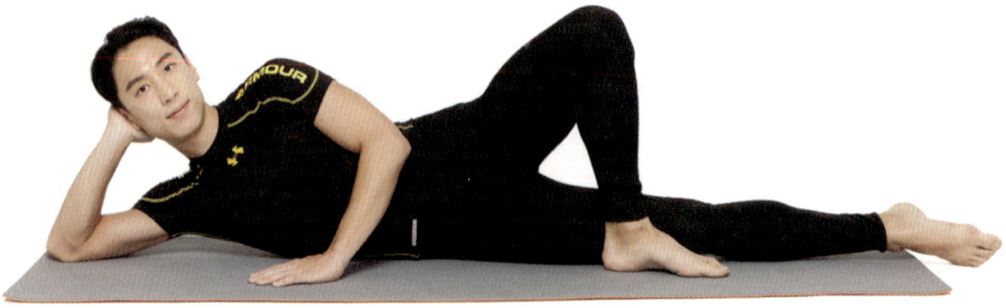

POINT

다리를 들어 올릴 때 상체의 힘이 풀리지 않게 주의하며, 발목에 과도한 힘이 들어가지 않도록 한다.

2

숨을 내쉬면서 오른쪽 다리를 위로 들어 올리고 안쪽 허벅지 힘을 이용해 3초 동안 자세를 유지한다.

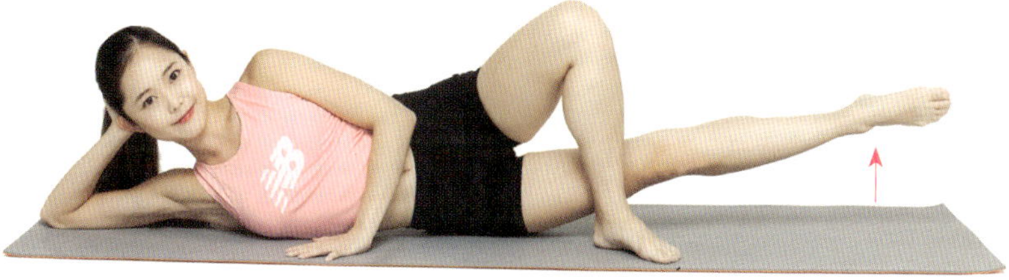

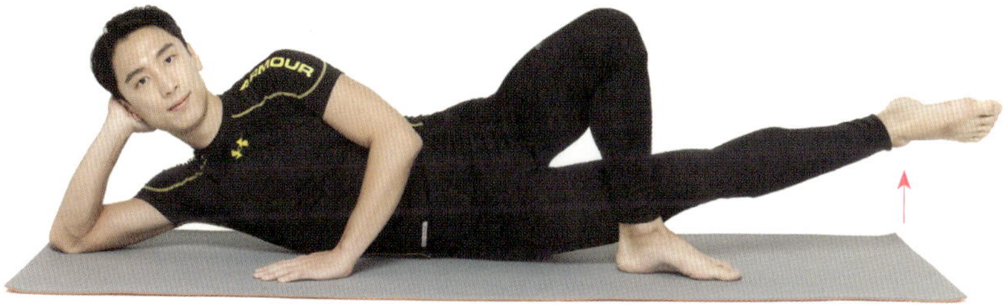

3

처음 자세로 돌아간다. 같은 동작을 15회 반복하고 왼쪽으로 누워 반대편도 15회 한다. 총 3세트 진행한다.

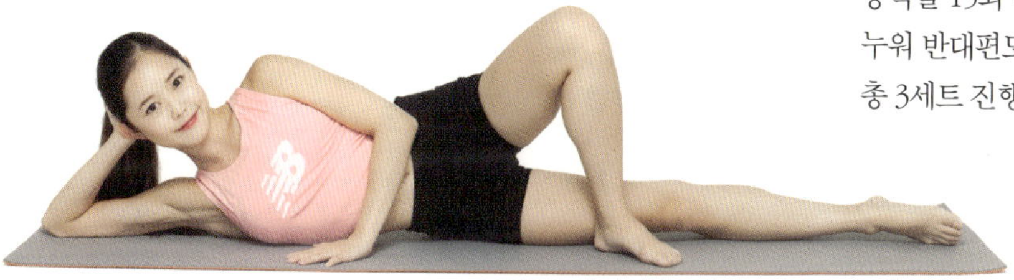

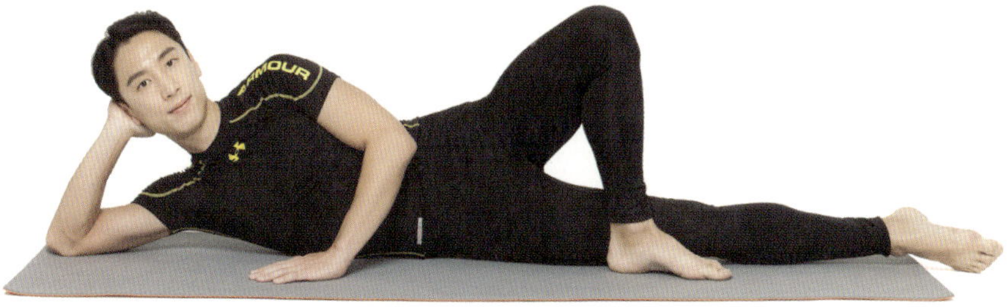

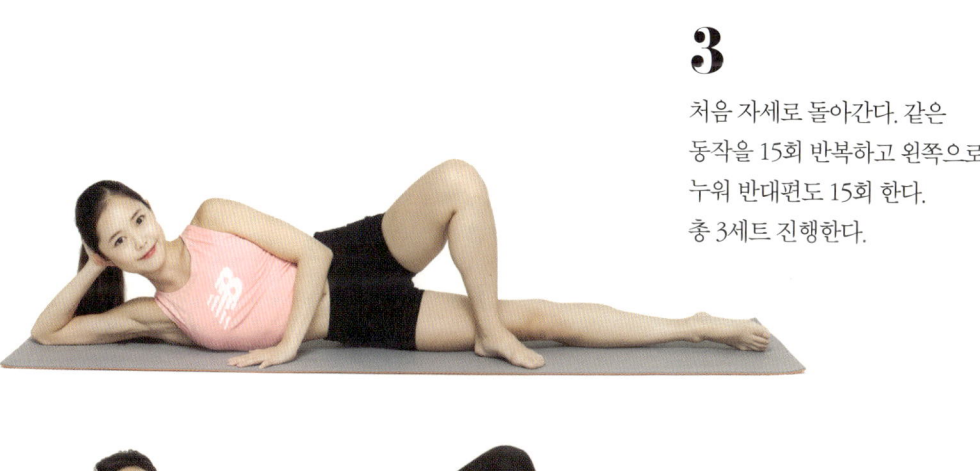

예쁜 허벅지 라인 만들기

허벅지 안쪽 내전근을 사용해 안쪽 허벅지 살을 정리해주는 운동이다. 다리 무게를 버틸 때 복부의 근력도 사용한다.

1

두 다리를 붙이고 위로 쭉 편 채 하늘을 바라보고 눕는다. 두 다리를 45도로 내려 높이를 유지한 상태에서 발끝을 쭉 편 후 양옆으로 벌린다.

POINT

다리는 허리가 뜨지 않을 정도로만 내려 각도를 유지한다. 허리에 무리가 가지 않도록 복부의 힘으로 버텨야 하며 이때 어깨에 힘이 들어가지 않게 주의한다.

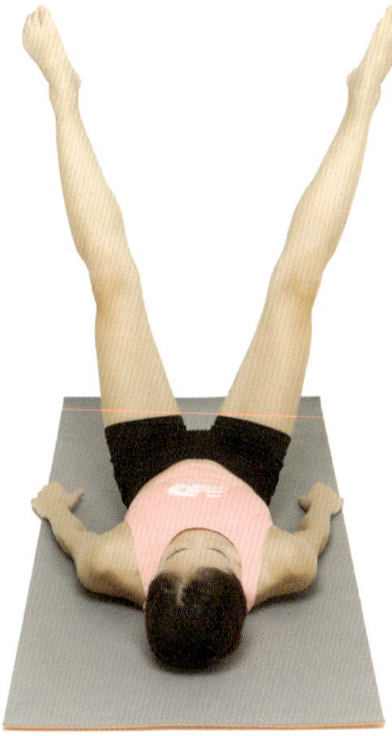

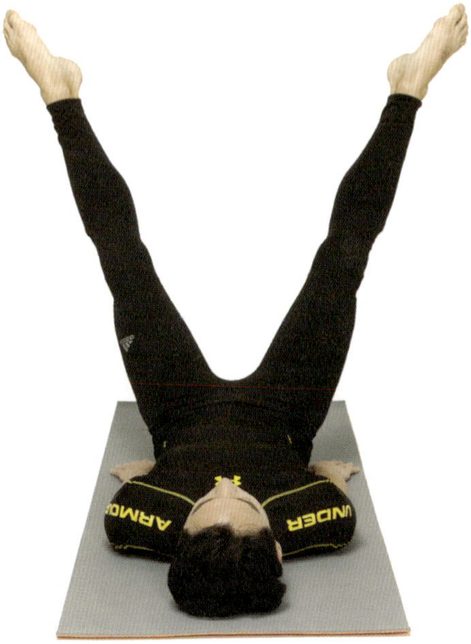

2

왼쪽 다리가 위로 올라가도록 해서 두 다리를 모아 교차한다.

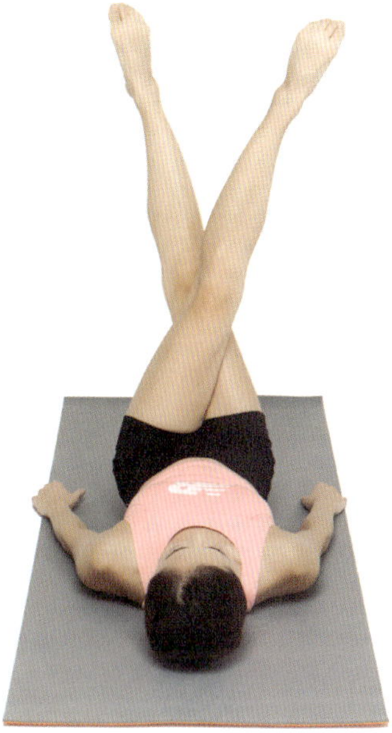

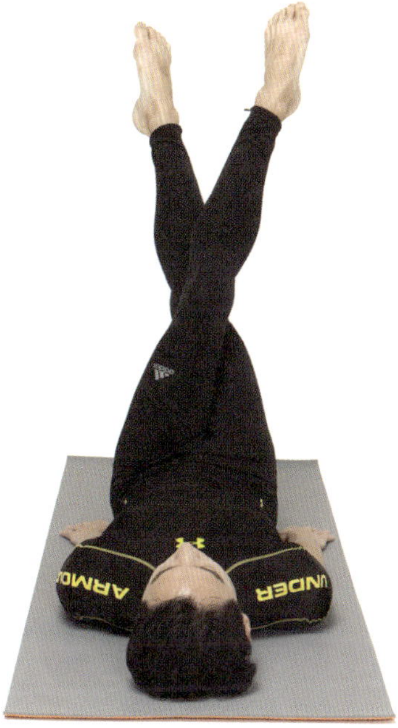

3

다시 다리를 양옆으로 벌렸다가, 오른쪽 다리가 위로 올라가도록 모아 교차한다. 두 동작을 번갈아 가며 30회씩 3세트 진행한다.

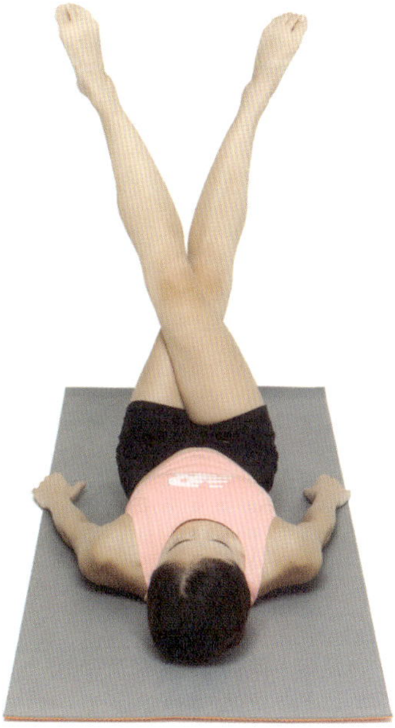

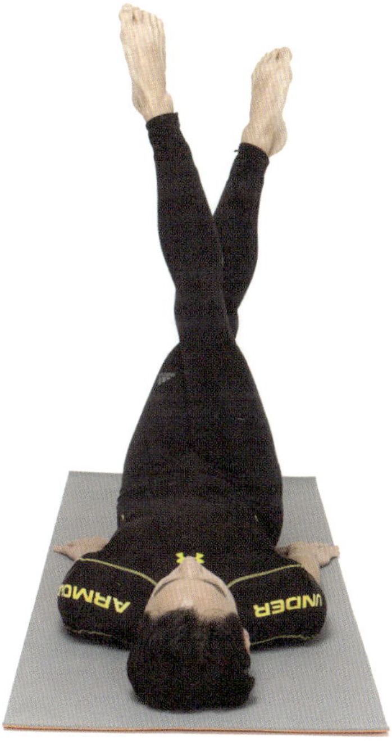

처진 엉덩이 올리기 1

발레의 '그랑 쁠리에(Grand plié) 1번 포지션'으로, 안쪽 허벅지를 사용해 탄탄한 허벅지 라인을 만들어주며 바깥쪽 엉덩이 근육을 자극시켜 처진 엉덩이를 올려주는 운동이다.

1

두 발을 모아 바깥쪽으로 45도 벌리고 선다. 양팔의 모양은 둥글게 만들어 아래로 향하게 해 준비한다.

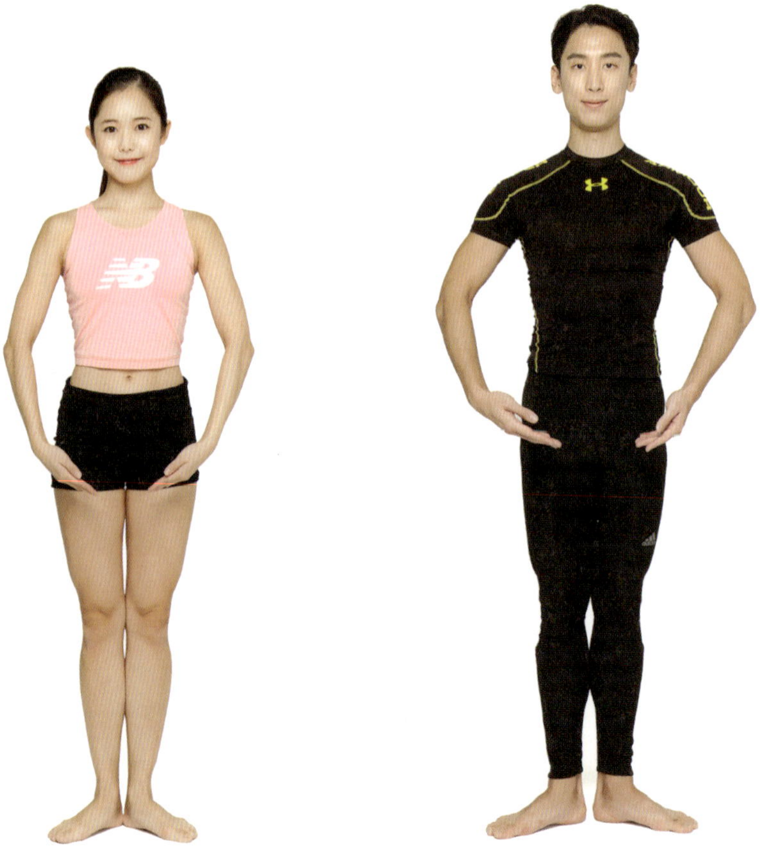

2

다리의 외회전은
유지하면서 천천히 무릎을
굽혀 뒤꿈치가 바닥에서
떨어지기 전까지 내려간다.

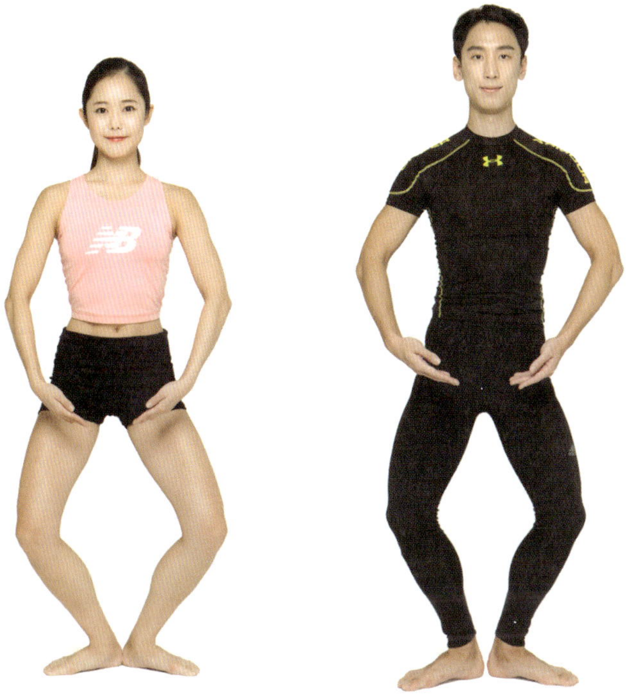

3

무릎을 계속 바깥쪽으로 밀어내면서 바닥까지 최대한 몸을 내린다. 엉덩이를 안쪽으로 조이며 처음 자세로 돌아간다. 같은 동작을 8회씩 3세트 진행한다.

POINT
몸을 내려서 앉을 때 엉덩이가 뒤로 빠지지 않아야 하며, 한 번에 빠르게 내려가지 않게 주의한다. 이때 무릎이 안으로 말리지 않도록 한다.

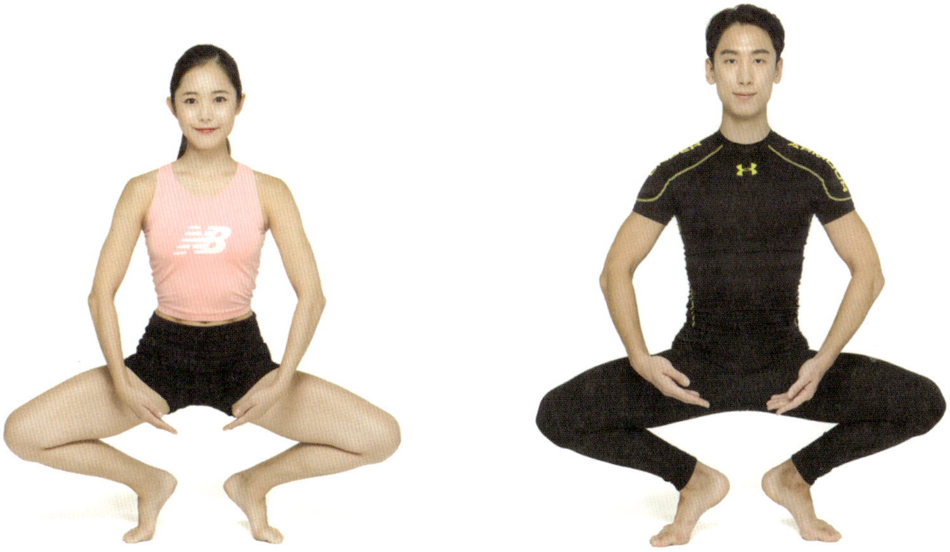

처진 엉덩이 올리기 2

발레의 '그랑 쁠리에 2번 포지션'으로, 안쪽 허벅지를 사용해 탄탄한 허벅지 라인을 만들어주며 바깥쪽 엉덩이 근육을 자극시켜 처진 엉덩이를 올려주는 운동이다.

1

어깨의 두 배 너비 정도로 다리를 벌리고 서서 양손을 골반 위에 둔다.

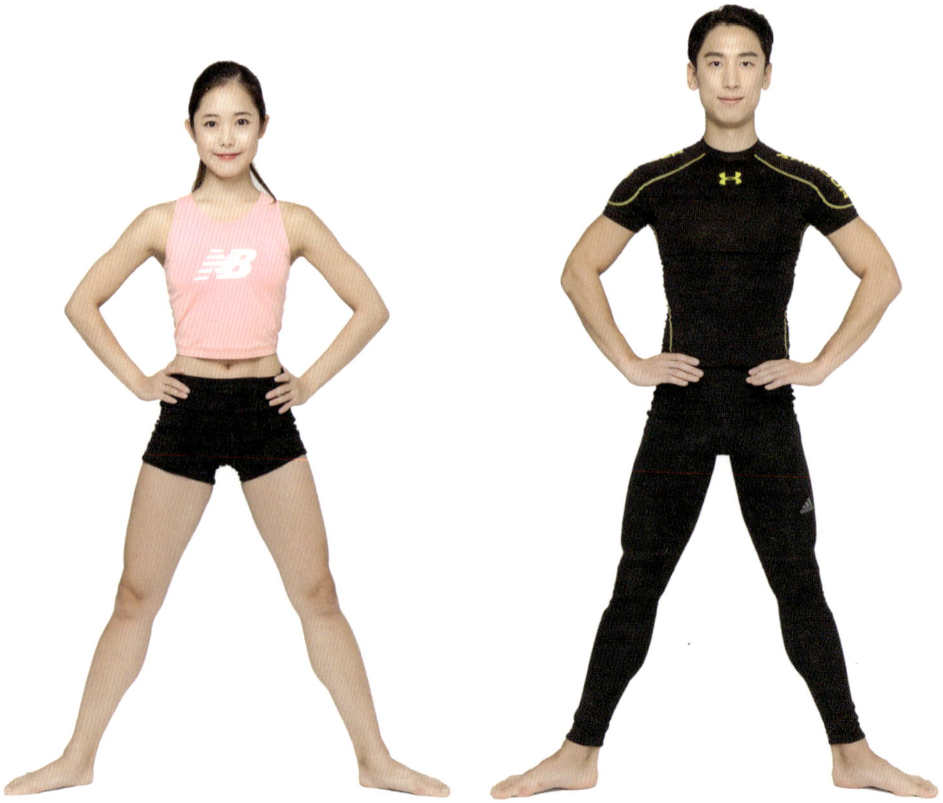

2

자세를 유지한 상태로
다리가 직각 모양이 될 때까지
무릎을 굽혀 몸을 내린다.

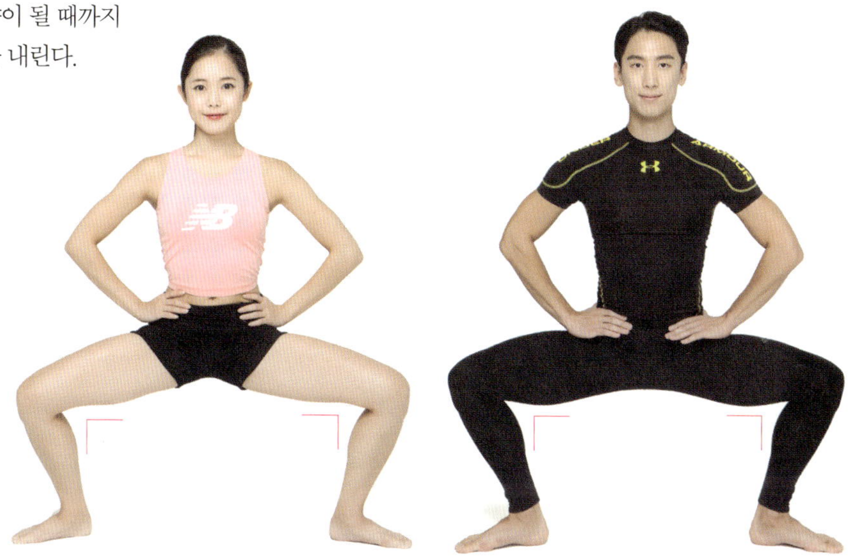

POINT

몸을 내려서 앉을 때 엉덩이가 뒤로 빠지지 않아야 하며, 한 번에 빠르게 내려가지 않게 주의한다. 이때 무릎이 안으로 말리지 않도록 한다.

3

엉덩이를 최대한 안쪽으로
조이며 처음 자세로
돌아간다. 같은 동작을
8회씩 3세트 진행한다.

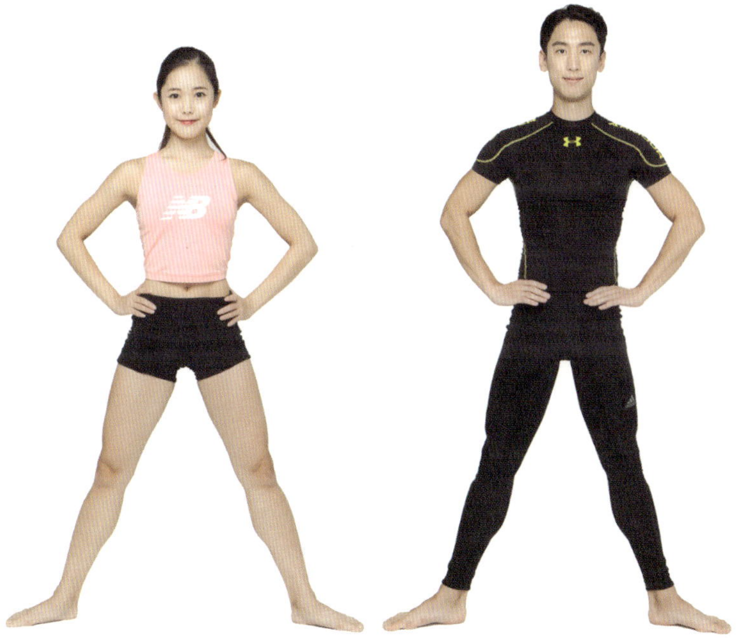

애플 힙 만들기

하체에 탄력을 길러주며, 특히 허벅지와 엉덩이에 효과적인 운동으로 꾸준히 하면 매력적인 애플 힙을 만들 수 있다.

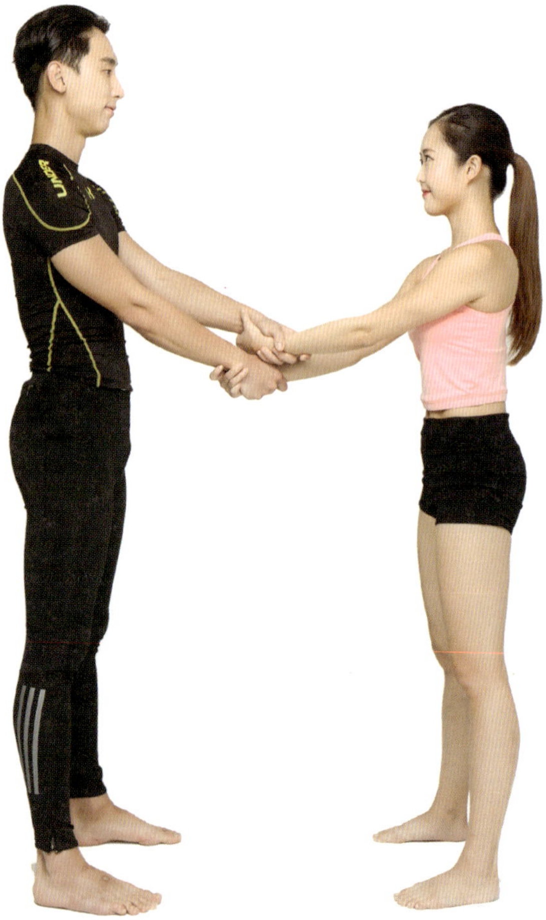

1

서로 마주 본 상태에서 두 다리를 골반 너비로 벌리고 선다. 양손을 서로 교차해 맞잡는다.

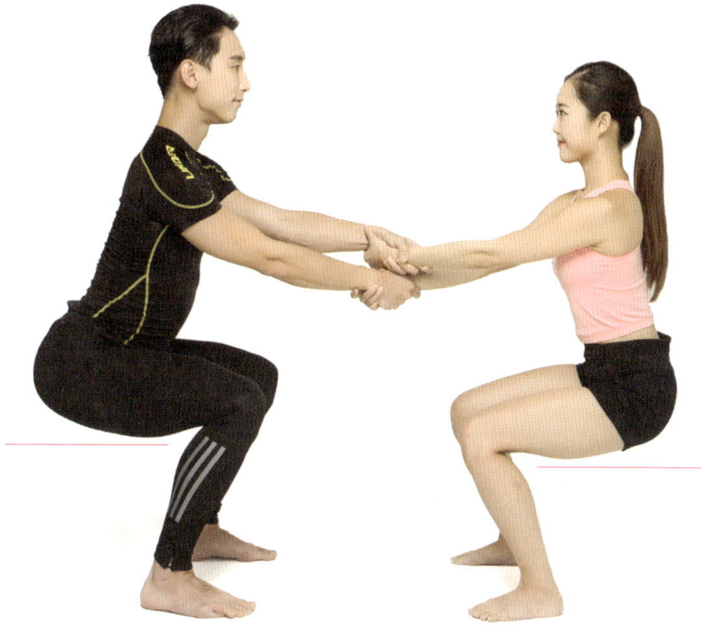

2

숨을 내쉬며 허벅지가 바닥과 수평이 될 때까지 스쿼트(Squat) 자세로 몸을 내린다.

POINT

몸을 내릴 때 허리가 과도하게 꺾이지 않게 해야 하며, 굽힌 무릎이 발끝보다 앞으로 나가지 않도록 주의한다.

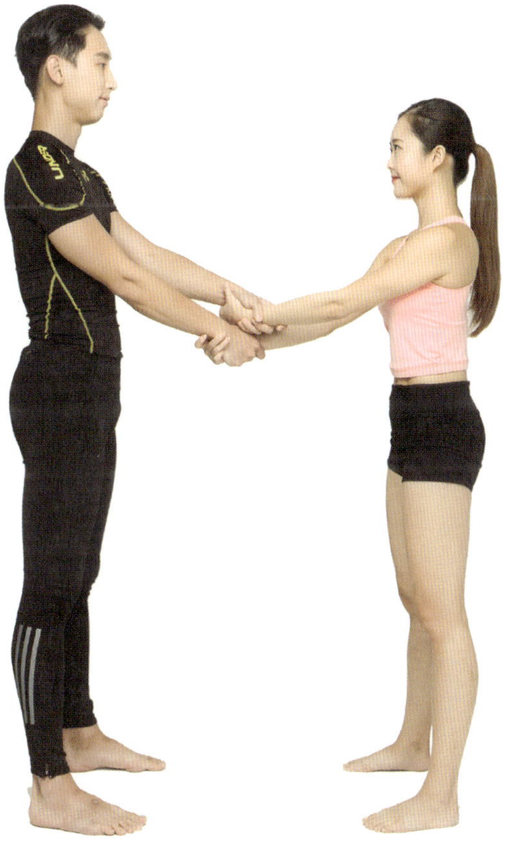

3

숨을 들이마시며 처음 자세로 돌아간다. 같은 동작을 10회씩 3세트 진행한다.

탄탄한 하체 만들기

하체의 근력을 강화시키고, 몸통을 회전시키면서 복부의 근육을 자극해 뱃살을 정리해주는 운동이다.

1

서로 마주 본 상태에서 두 다리를 골반 너비로 벌리고 선다. 양손을 서로 교차해 맞잡는다.

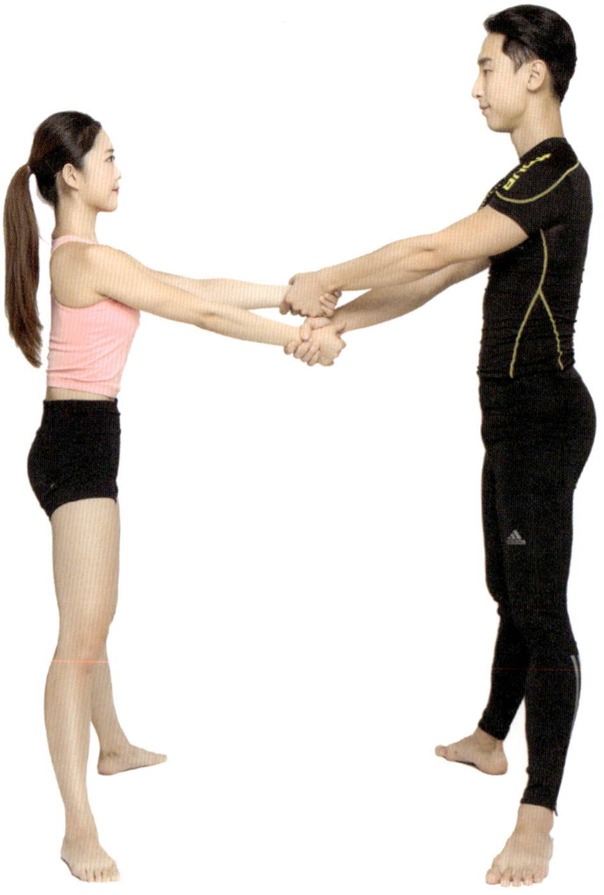

2

숨을 내쉬면서 몸통을 오른쪽으로 회전시키며
딥 스쿼트(Deep squat) 자세로 내려간다. 이때 오른쪽 팔은
오른쪽 바깥쪽으로 뻗어주고, 시선도 같은 방향을 바라본다.

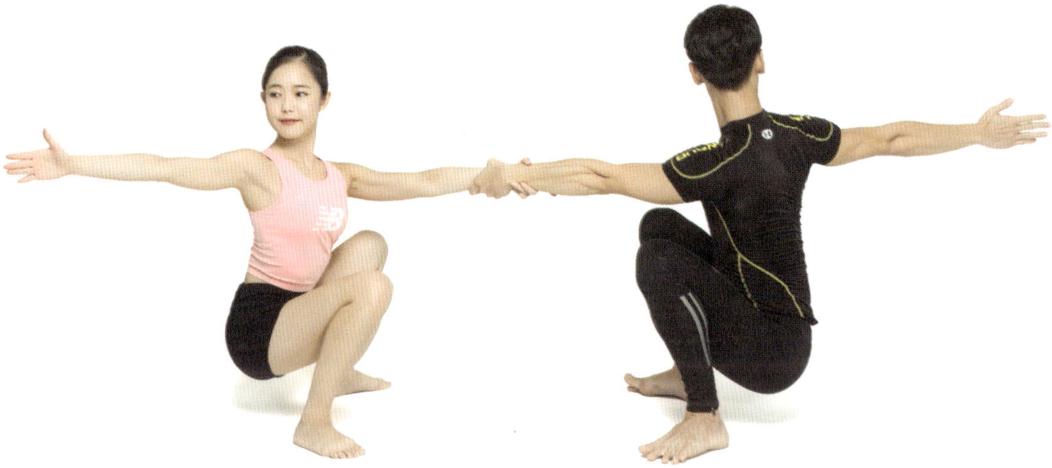

3

숨을 들이마시며 일어서 처음 자세로 돌아간다.
몸통을 반대 방향으로 회전시키며 동일한 방법으로
실시한다. 두 동작을 번갈아 가며 10회씩 3세트
진행한다.

POINT

몸통을 내릴 때 다리의 힘이 풀려 주저앉지 않도록 한다. 상대방의 손을 놓치지 않게 주의하고 뻗은 팔의 어깨에 과도하게 힘이 들어가지 않게 한다.

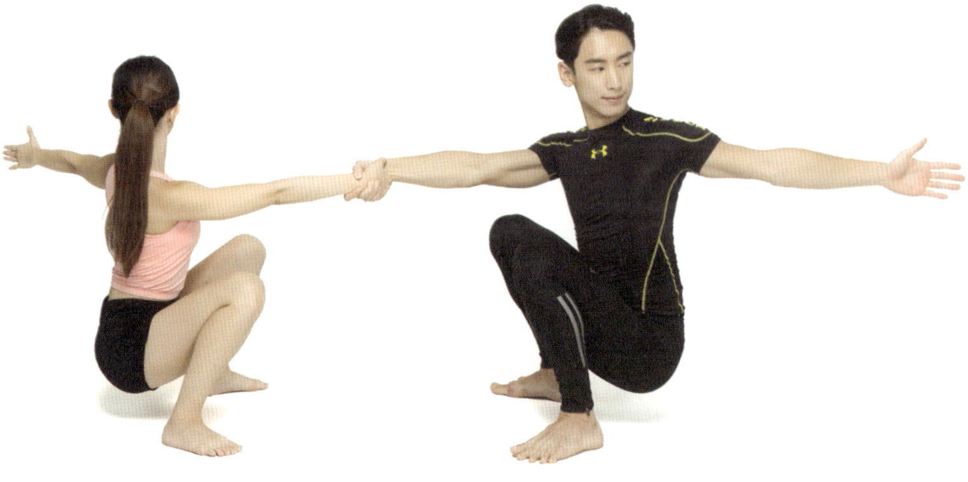

허벅지 군살 빼기

하체에 탄력을 만들어주며, 허벅지의 힘을 사용하기 때문에 군살 제거에도 효과적이다.

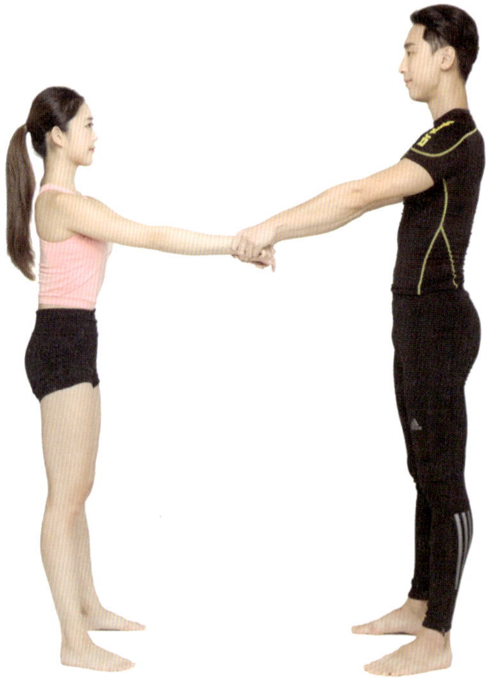

1

서로 마주 본 상태에서 두 다리를 골반 너비로 벌리고 선다. 양손을 서로 맞잡는다.

2

자세를 유지한 상태로 숨을 내쉬며 무릎을 구부려 앉는다.

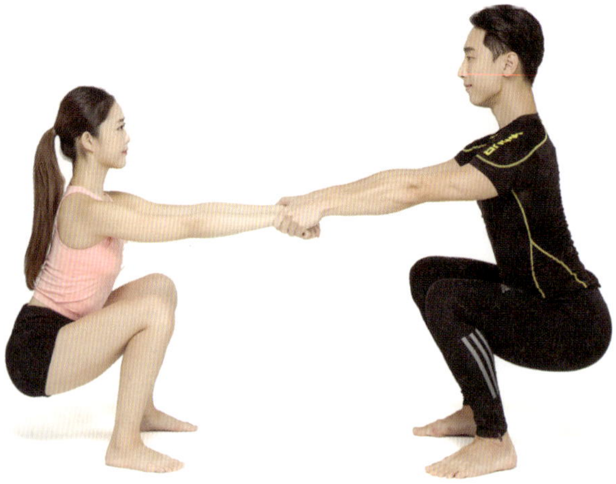

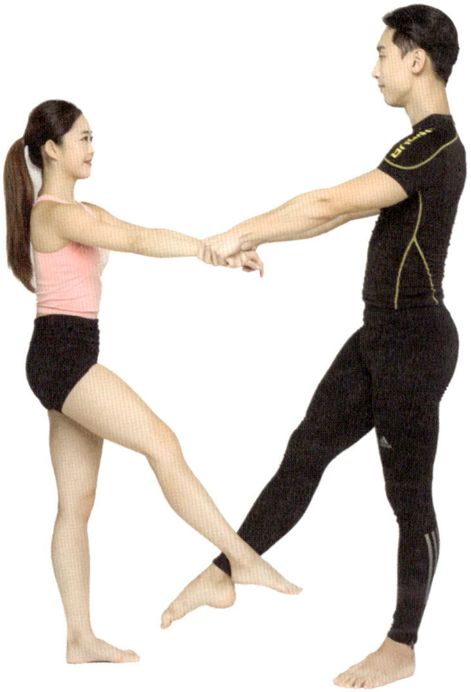

3

무릎을 펴서 일어나면서 오른쪽 발목을 들어 서로 터치한다.

POINT

몸통을 내릴 때 다리의 힘이 풀려 주저앉지 않도록 한다. 서로의 발목을 터치할 때는 발목의 꺾임이 아니라 안쪽 허벅지의 힘을 사용한다.

4

다시 무릎을 구부려 앉았다가 일어나면서 왼쪽 발목을 들어 서로 터치한다. 두 동작을 번갈아 가며 15회씩 3세트 진행한다.

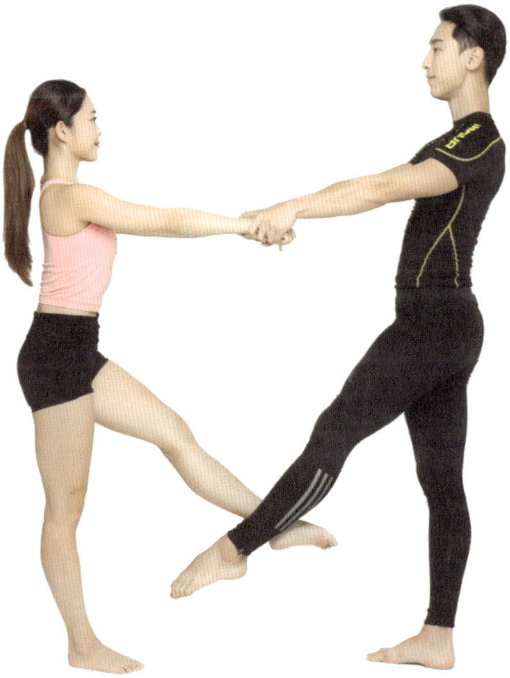

예쁜 종아리 라인 만들기

울퉁불퉁한 종아리 라인을 정리해주는 운동으로, 허벅지 뒤쪽 근육들을 스트레칭시켜주며 부종에도 효과적이다. 또한 굳은 다리를 풀어주어 혈액순환을 원활하게 해준다.

1

양손을 잡고 가까이 마주 앉는다. 발끝을 꺾어 세워 서로 발가락을 붙이고 준비한다.

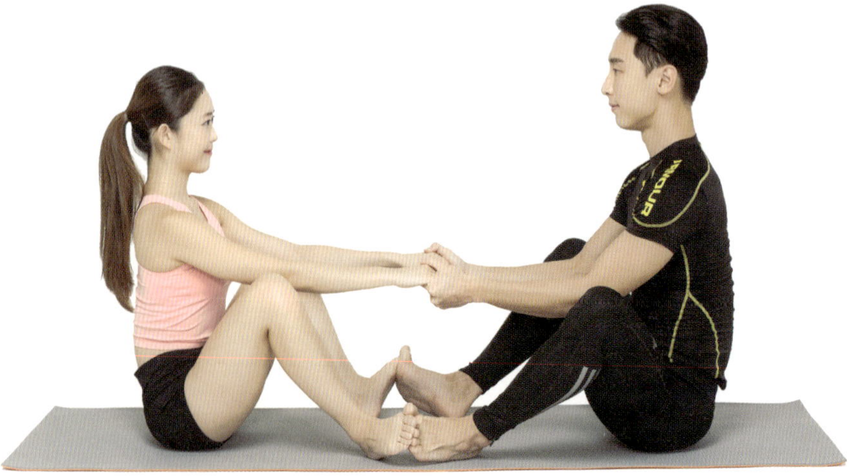

2

여자는 오른쪽 무릎, 남자는 왼쪽 무릎을 쭉 펴 다리 뒤쪽을 스트레칭시키며 3초 동안 자세를 유지한다.

POINT
햄스트링에 유연성이 부족하다면 가능한 만큼만 무릎을 펴자.

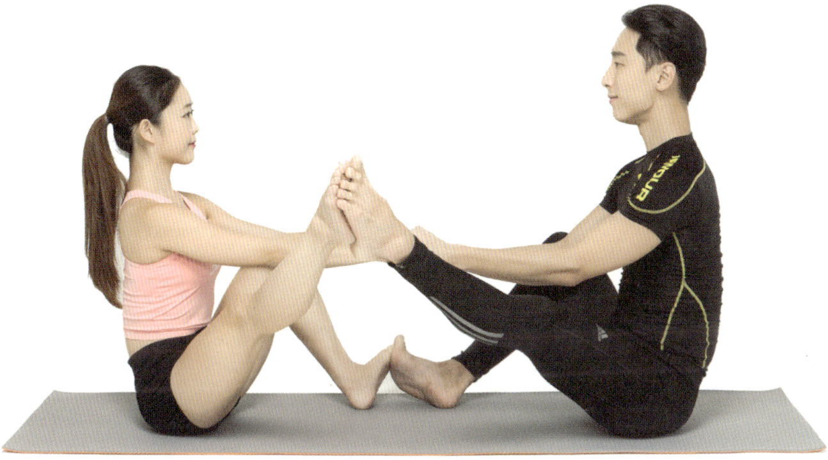

3

처음 자세로 돌아갔다가 동일한 방법으로 반대쪽도 진행한다. 같은 동작을 번갈아 가며 10회씩 3세트 진행한다.

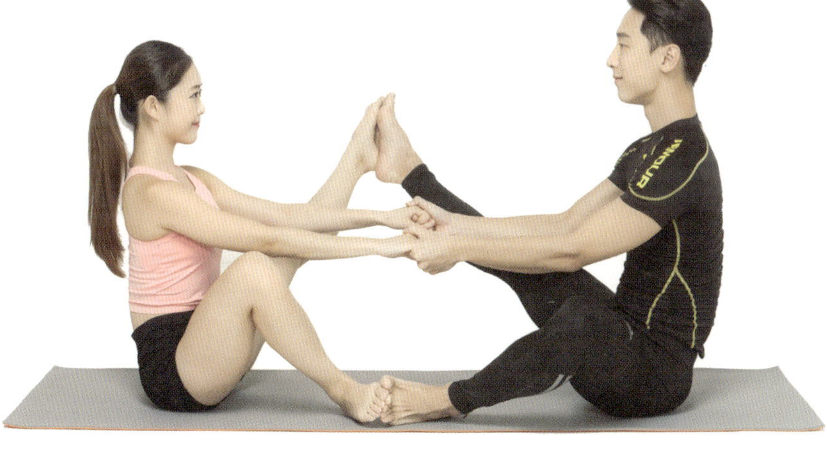

볼록한 승마살 빼기

엉덩이 옆쪽 중둔근을 강화시킨다. 허벅지 옆쪽 근육도 사용해 가늘고 긴 다리 라인을 만들어주며, 허벅지 바깥쪽의 볼록한 군살도 제거해준다.

1

오른쪽 팔을 머리에 괴고 두 다리를 쭉 뻗어 붙인 채 오른쪽으로 눕는다.

POINT

시작 자세에서 몸통이 일자 라인이 될 수 있도록 맞춘다. 다리를 들어 올릴 때 골반이 바닥과 수직이 될 수 있도록 하고, 몸통이 앞뒤로 회전되지 않게 복부의 힘을 유지한다.

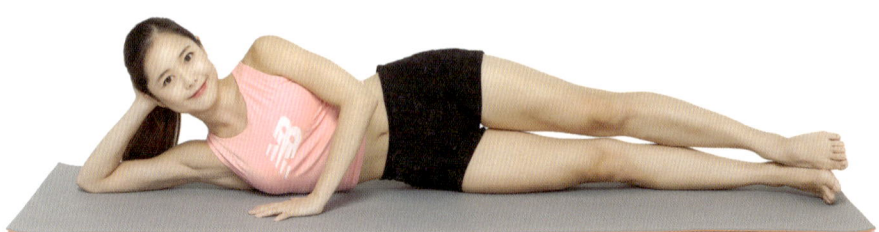

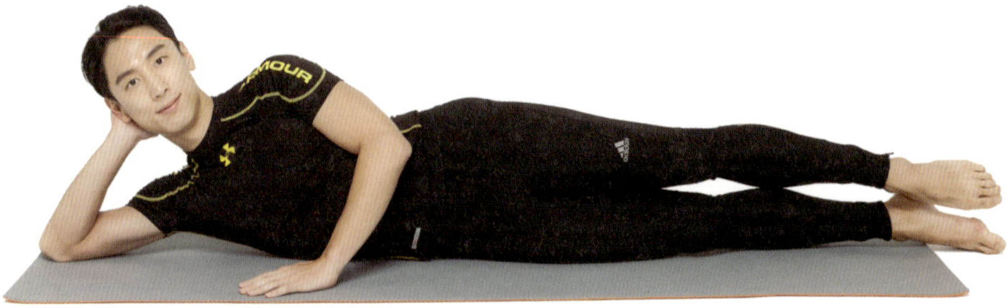

2

숨을 내쉬며 왼쪽 다리를 들어 올린 후 3초 동안 자세를 유지한다.

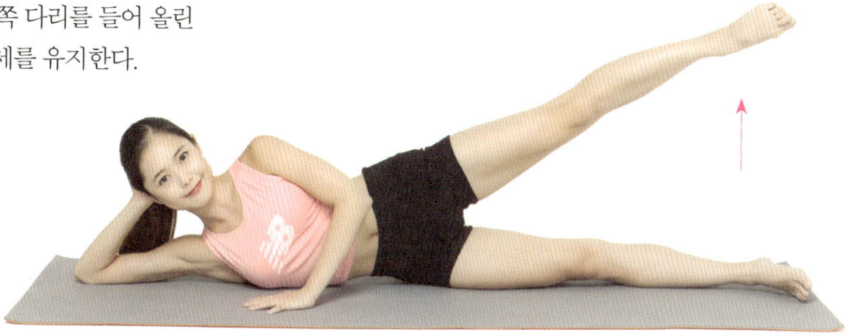

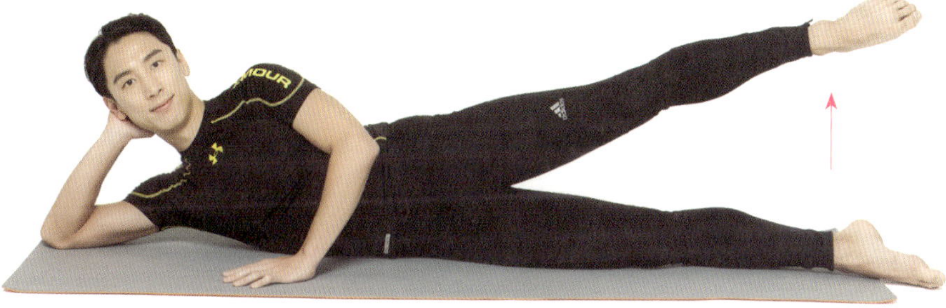

3

처음 자세로 돌아가서 같은 동작을 15회 반복한다. 왼쪽으로 누워 동일한 방법으로 실시한다. 총 3세트 진행한다.

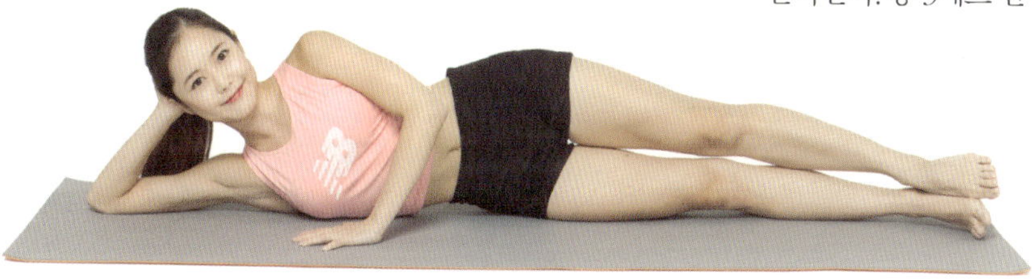

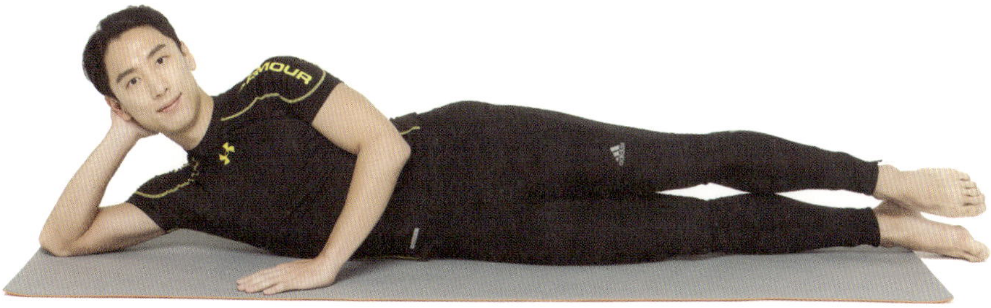

탄력 있는 꿀벅지 만들기

허벅지를 탄력 있게 만들어주고, 전체적으로 몸에 근력을 길러주는 효과가 있다. 물건을 전달할 때 상대방과 교감할 수 있으며, 리듬감도 향상된다.

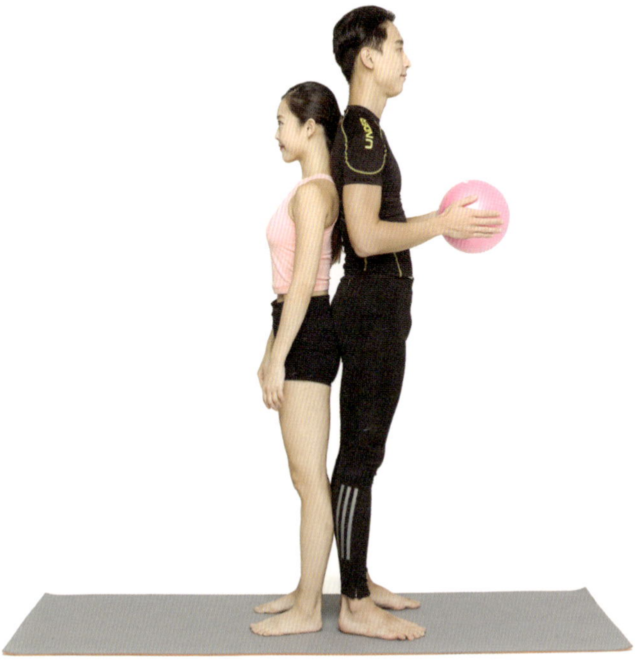

1

서로 등을 대고 선다. 이때 남자는 공(또는 비슷한 크기의 물건)을 들고 준비한다.

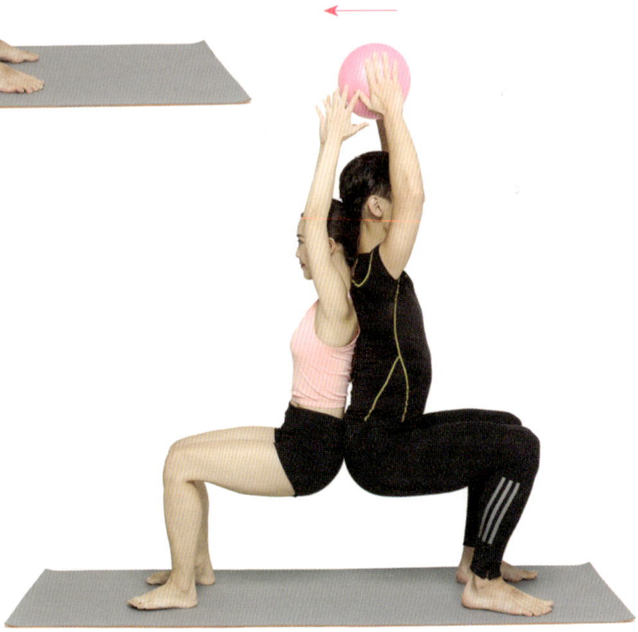

2

서로의 등에 기댄 채 한 발 앞으로 걸어 나가 스쿼트 자세를 만든다. 두 팔을 들어 올려 상대방의 머리 위로 들고 있던 공을 전달한다.

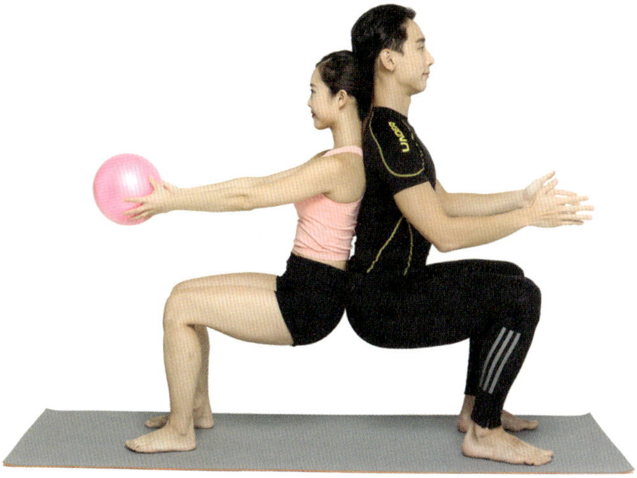

3

스쿼트 자세를 유지하며 두 팔을 어깨 높이까지 쭉 뻗어 내린다.

POINT

스쿼트 자세가 무너지지 않도록 주의하며 서로에게 대항하는 힘으로 버텨준다. 이때 무릎이 발끝보다 앞으로 나가지 않게 한다. 초보자들은 스쿼트 자세가 아닌, 무릎을 굽혔다 폈다 하는 동작으로 대신해 난이도 조절을 해도 좋다.

4

동일한 방법으로 다시 상대방에게 공을 넘겨준다. 같은 동작을 5~10회 반복한다.

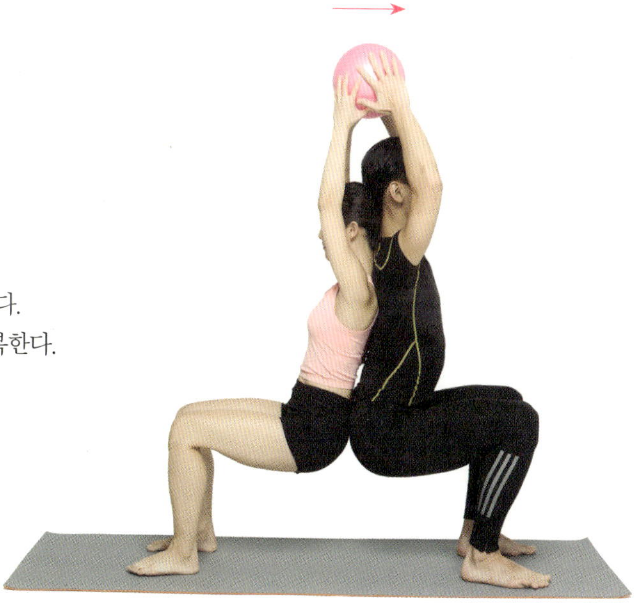

쭉 뻗은 다리 라인 만들기

발레의 '바뜨망 땅뒤 쥬떼(Battement tendu jeté)' 동작을 응용한 것으로, 다리 라인을 잡아주며 하체 군살을 정리해주는 운동이다. 힙 업에도 효과적이고, 지탱하는 다리의 둔근과 내전근도 강화시킨다.

1

한쪽 손을 잡고 나란히 선다. 무릎을 편 상태에서 중심을 잡고 왼쪽 다리를 앞으로 뻗어 준다. 이때 발끝을 쭉 펴 포인(Point) 자세를 만든다.

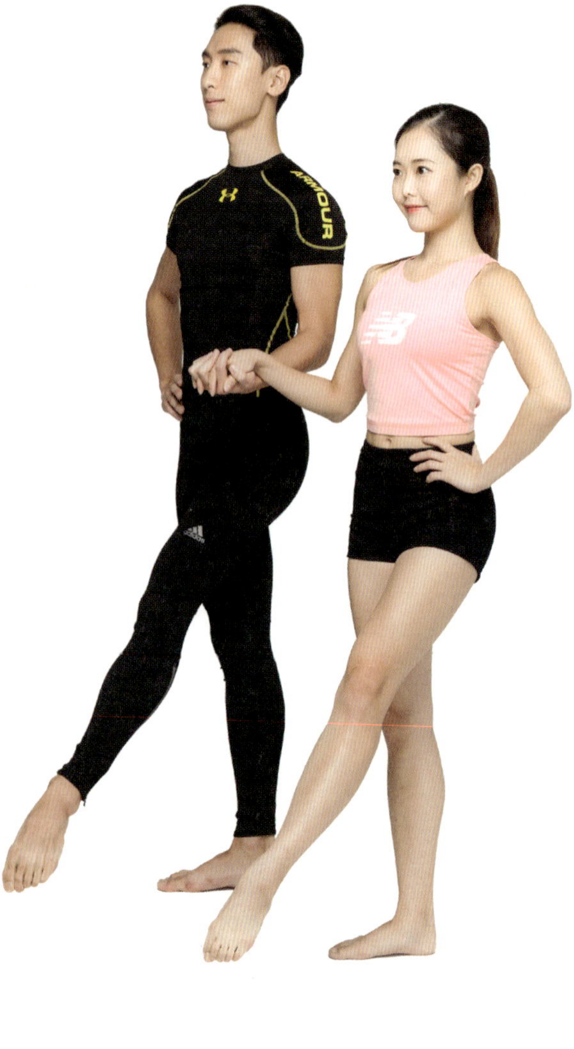

2

왼쪽 다리를 바닥에 스치면서 뒤로 뻗어준다. 다시 앞으로 뻗어준다. 같은 동작을 20회 반복하고 다리를 바꿔 동일한 방법으로 실시한다. 총 3세트 진행한다.

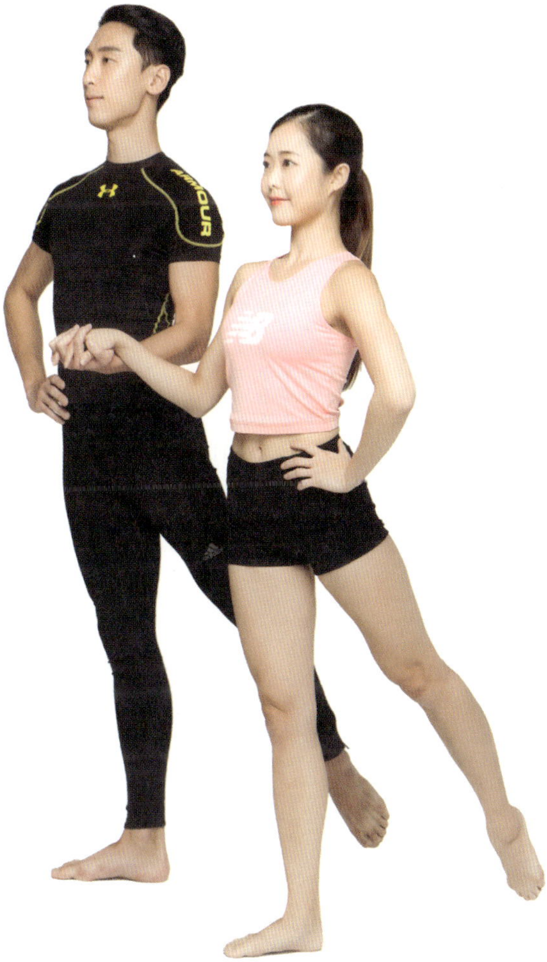

POINT

지탱하는 다리에 충분히 힘을 주어 축이 무너지지 않도록 한다. 다리를 뒤로 뻗을 때 허리가 꺾이지 않게 주의해야 하며, 무릎이 구부려지지 않게 하려면 허벅지 근육에 충분히 힘을 줘야 한다.

앞 허벅지 슬림하게 만들기

굵은 허벅지의 앞쪽을 슬림하게 만드는 운동으로, 코어 근육을 강화해준다.

1

두 다리를 골반 너비로 벌리고 무릎을 꿇고 세워서 앉는다. 이때 두 팔은 앞으로 쭉 뻗는다.

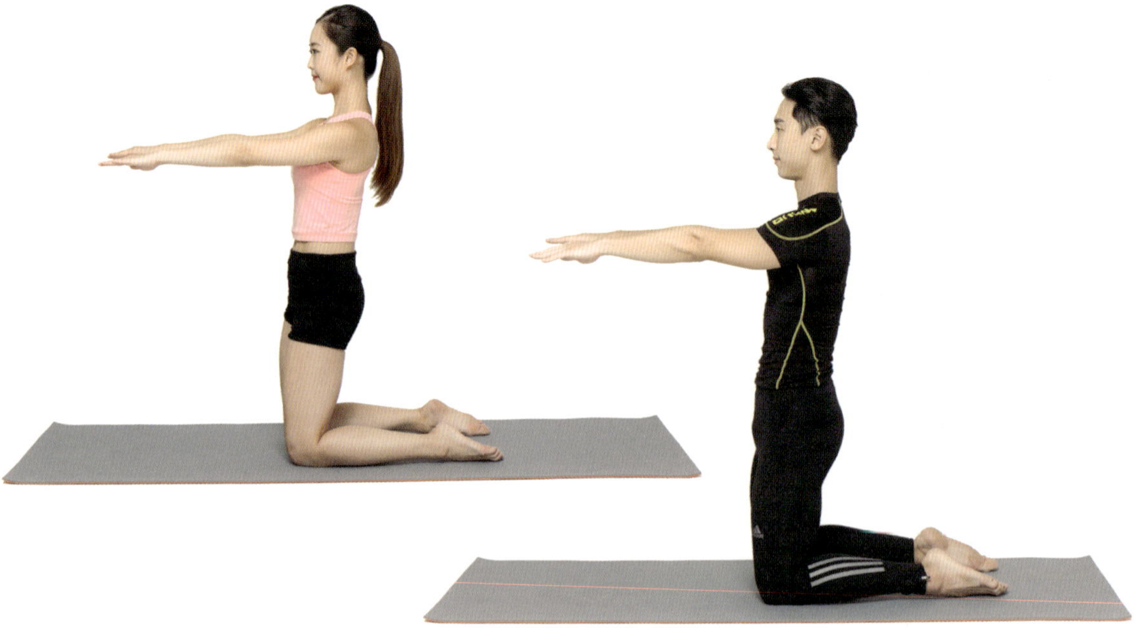

2

숨을 내쉬면서 몸통의 선을 유지한 채 뒤로 기울여 가능한 높이만큼 천천히 내려간다.

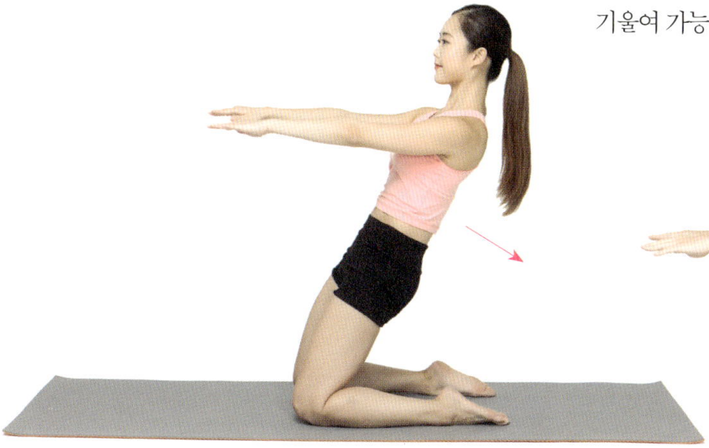

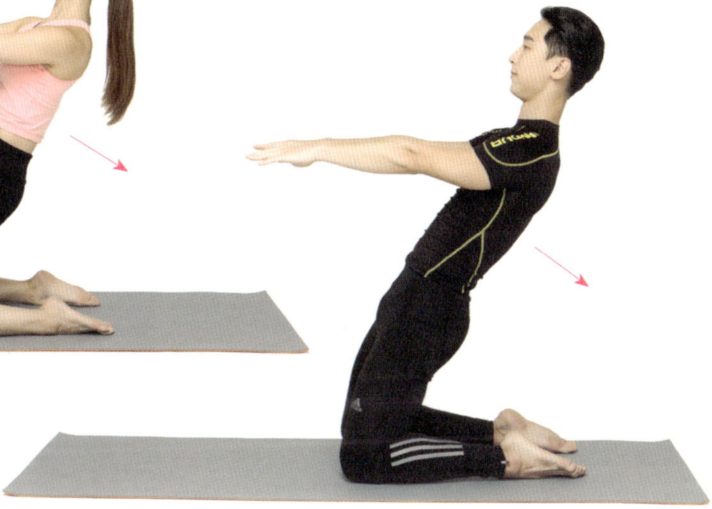

POINT

몸을 뒤로 기울일 때 허리가 꺾이지 않도록 하고, 엉덩이에 힘이 풀리지 않게 주의한다. 무릎 관절의 움직임만 이용한다.

3

처음 자세로 돌아간다. 같은 동작을 10회씩 3세트 진행한다.

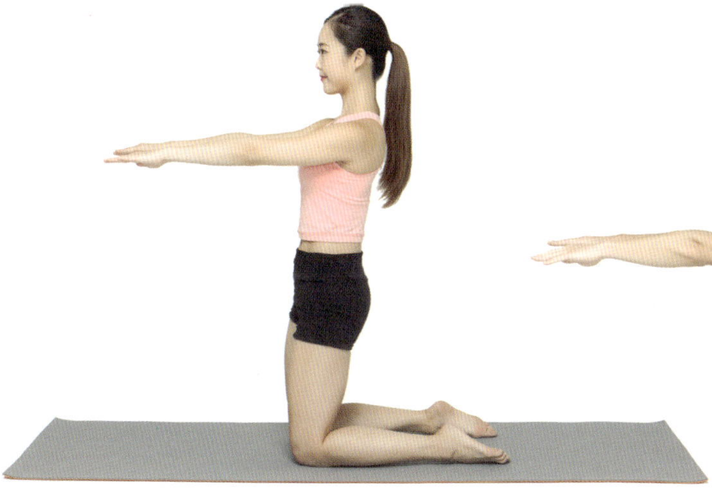

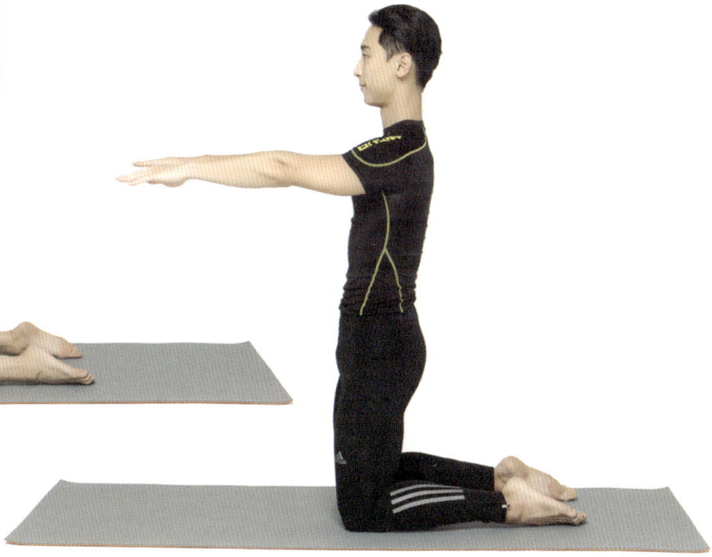

발목 강화시키기

몸의 균형을 잡기 위해 발의 근막을 사용하며, 발목의 근육을 강화해주는 운동이다. 집중력도 길러준다.

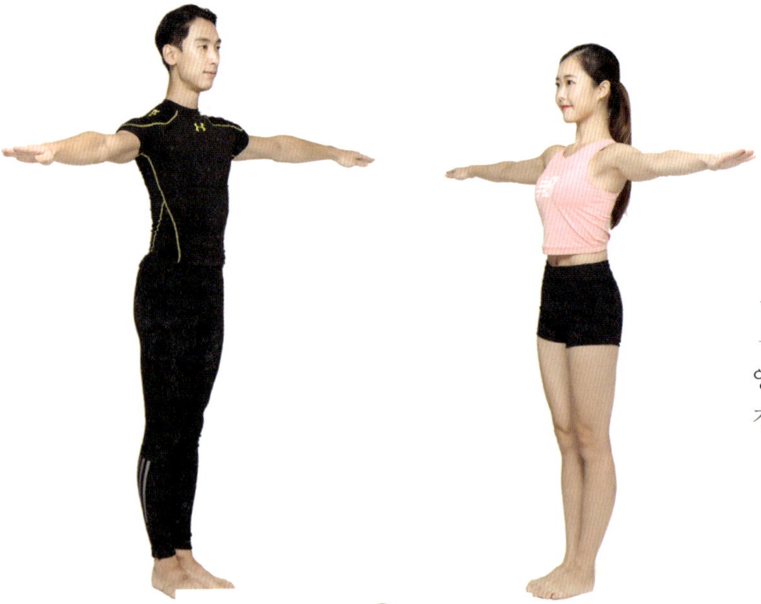

1

양팔을 어깨 높이로 벌린 채 정면을 바라보고 선다.

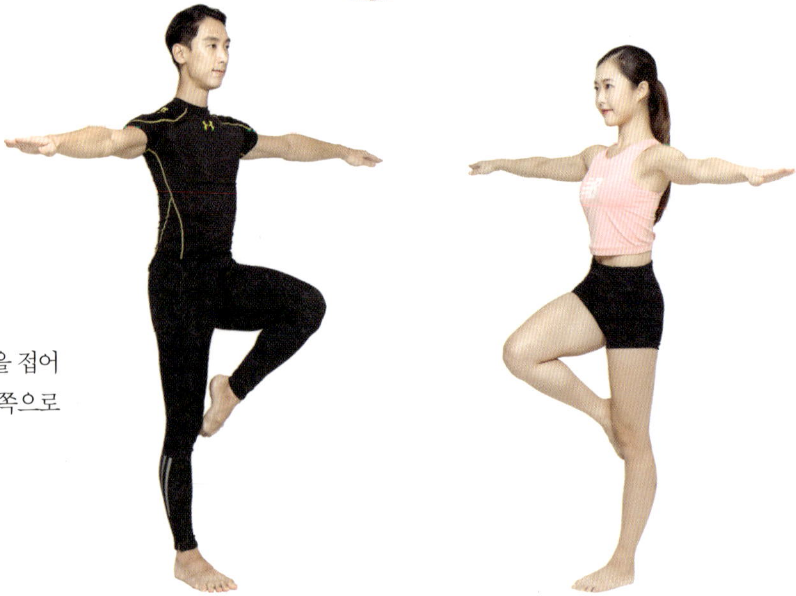

2

한쪽 다리의 무릎을 접어 올려서 발끝을 몸 쪽으로 끌어올린다.

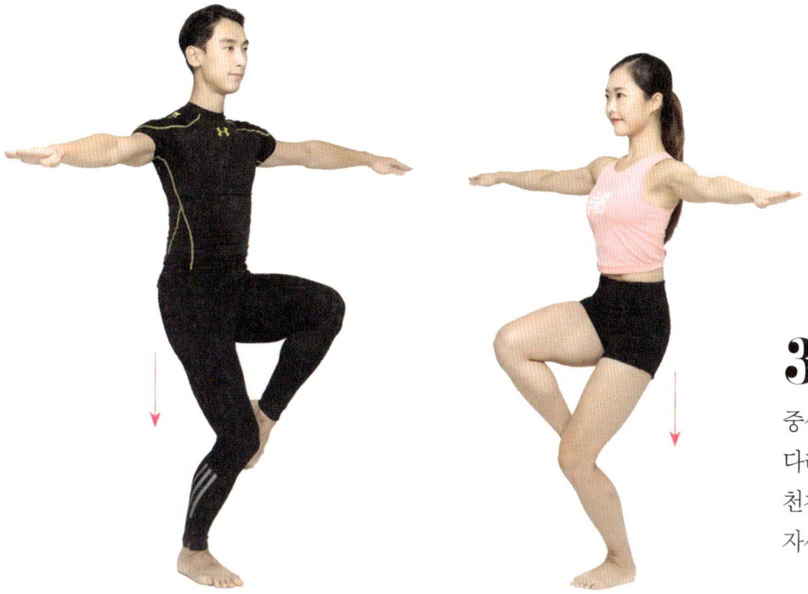

3

중심을 잡고 반대쪽 다리의 무릎을 굽혀 몸을 천천히 내린다. 2초 동안 자세를 유지한다.

POINT

지탱하는 발의 발목이 꺾이지 않도록 발바닥 전체를 사용하고 뒤꿈치가 바닥에서 떨어지지 않도록 유의한다.

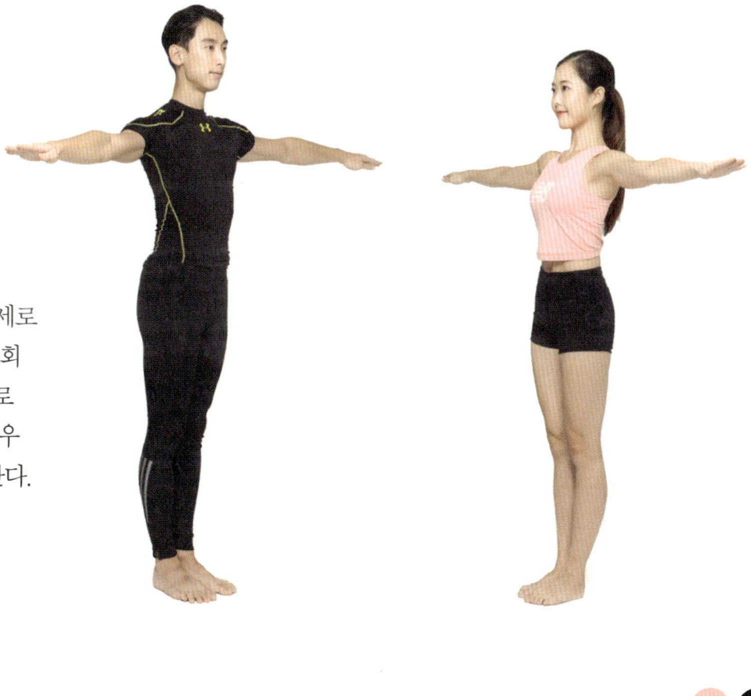

4

숨을 들이마시며 처음 자세로 돌아간다. 같은 동작을 10회 반복한다. 동일한 방법으로 다리를 바꿔 실시하고, 좌우 번갈아 가며 3세트 진행한다.

HOME TRAINING

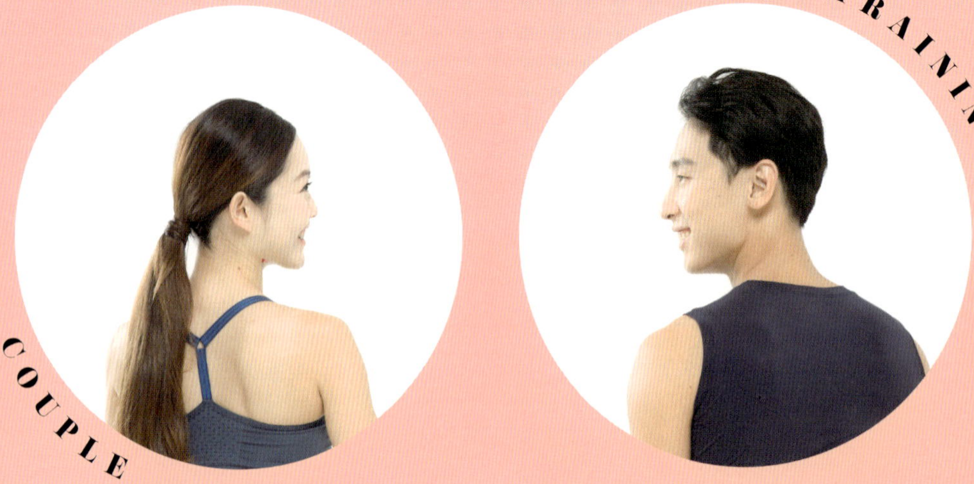

COUPLE

몸에 균형을
잡아주는
전신운동

점프로 탄력 있는 다리 만들기

점프 동작이 전신 다이어트에 도움을 주며, 대퇴를 강화시켜 탄력 있는 다리를 만들어준다.

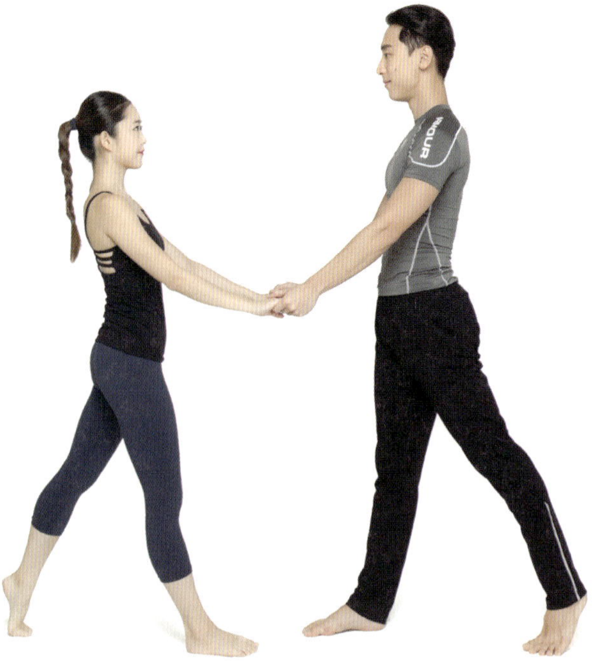

1

양손을 마주 잡고 왼쪽 다리를 뒤로 뻗어 무게 중심을 오른쪽 다리에 둔다.

2

숨을 내쉬며 오른쪽 무릎을 90도로 굽혀 런지(Lunge) 자세를 만든다.

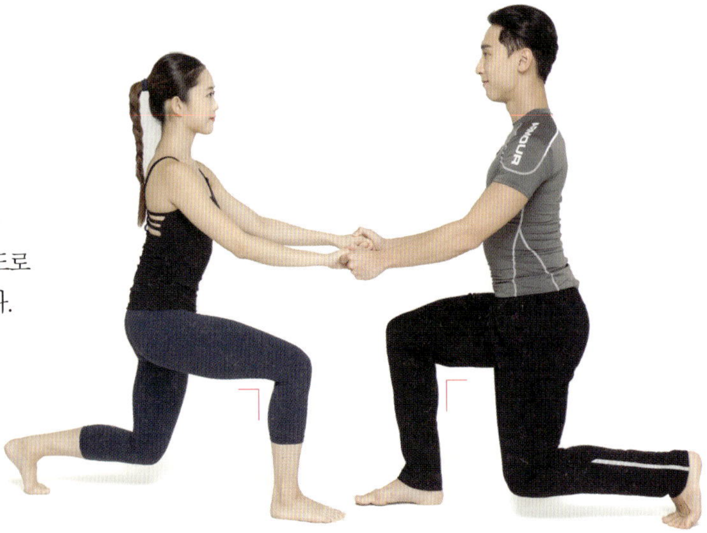

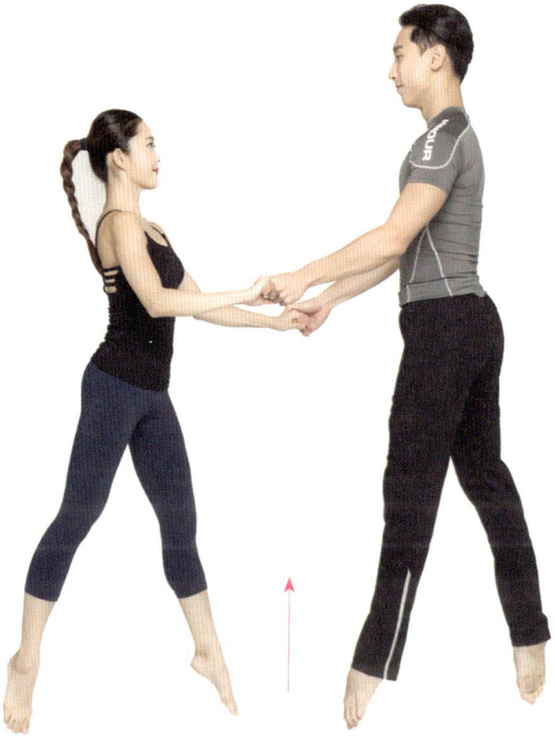

3

발의 위치를 반대로 바꾸면서
두 다리를 쭉 뻗은 채 위로
점프를 한다.

POINT

굽힌 무릎이 발끝보다 앞으로 나가지 않도록 하고, 뒤에 있는 다리의 무릎은 바닥에 닿지 않도록 한다. 몸통이 앞뒤로 기울어지지 않게 주의하며, 무릎이 약한 사람들은 무리가 가지 않는 선에서 동작을 진행한다.

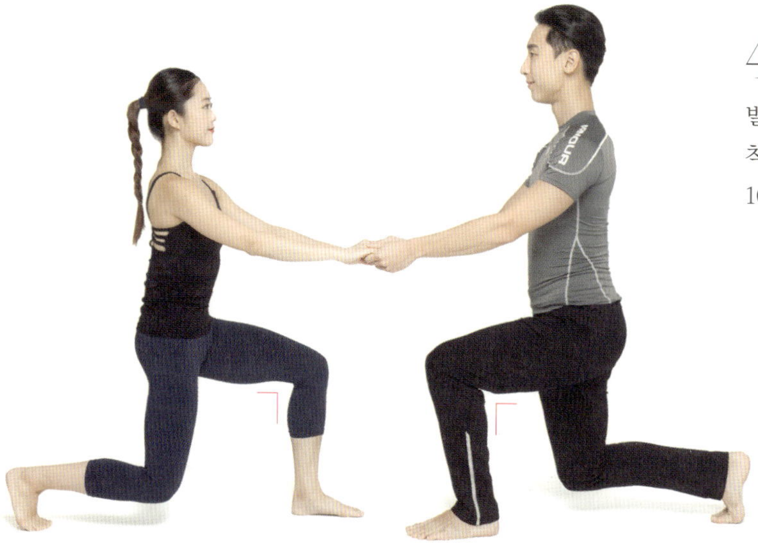

4

발의 위치가 바뀐 상태 그대로
착지하여 런지 자세를 만든다.
10회씩 3세트 진행한다.

탄탄한 몸 만들기

전체적인 몸의 근력과 코어 근육을 강화시킨다. 푸시 업 동작은 팔의 근력과 가슴 근육을 활성화시키고 점프 동작은 다이어트에 효과적이다.

1

서로 마주 보고 선다. 양손을 가슴 높이에서 들고, 손바닥은 상대방을 향하게 한다.

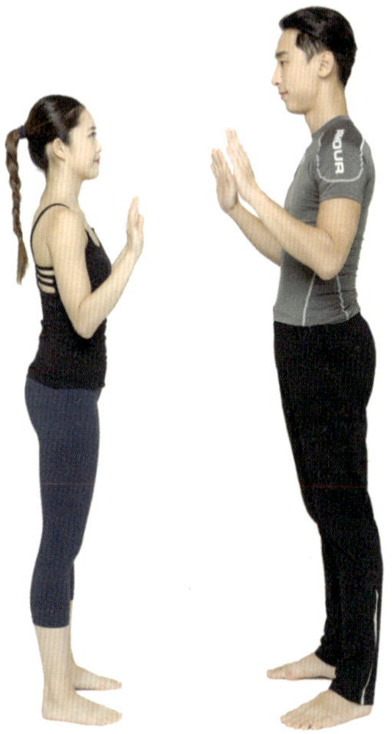

2

양손을 위로 올리면서 점프를 해 서로 손을 맞부딪힌다.

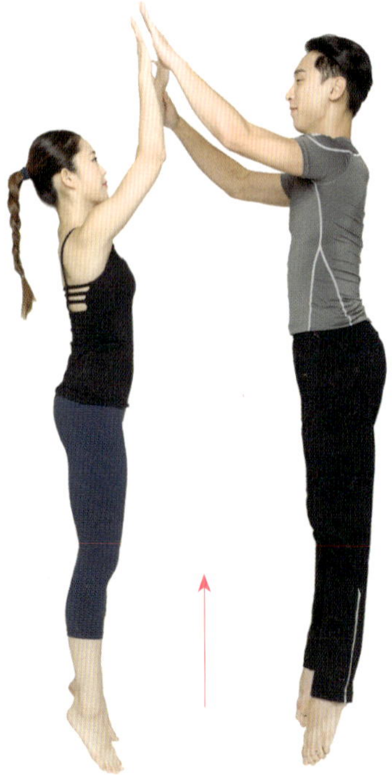

3

착지 후 여자는 숨을 들이마시며 땅에 양손을 대고 엎드린 자세로 팔꿈치를 굽혀 내려간다. 이때 양손을 먼저 땅에 대고 뒤이어 양발은 점프하듯 뒤로 뻗는다.

POINT
팔꿈치를 굽혀 내려갈 때 허리가 꺾이지 않도록 전체적으로 몸에 힘을 유지한다. 여자는 팔의 근력이 부족하다면 플랭크 자세로 대체해도 된다.

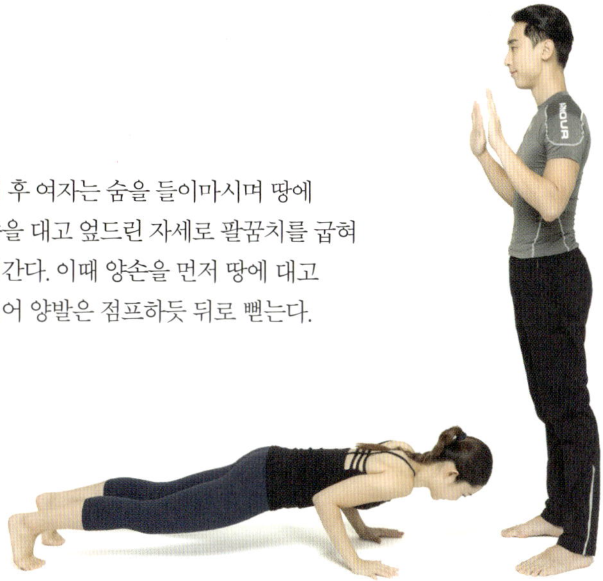

4

여자가 숨을 내쉬면서 팔꿈치를 펴고 푸시 업을 한 번 한다.

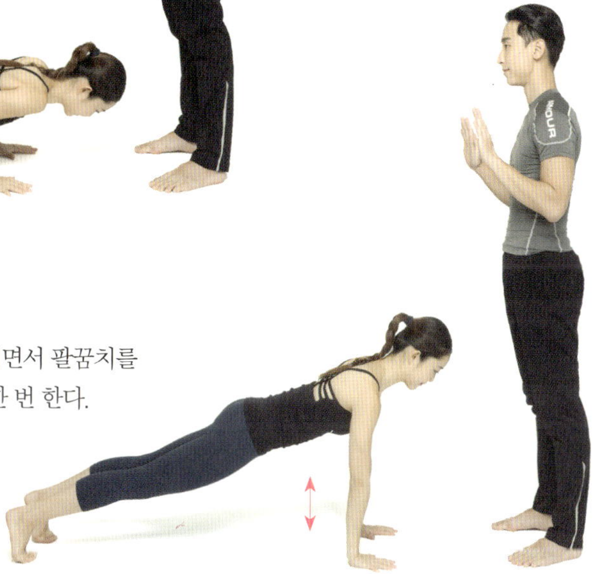

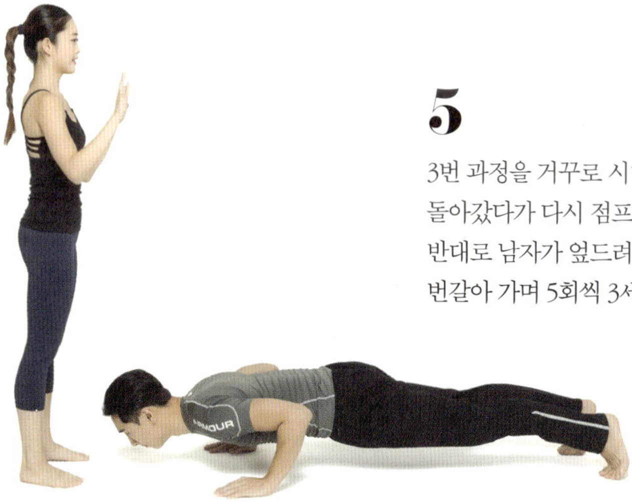

5

3번 과정을 거꾸로 시행해 처음 자세로 돌아갔다가 다시 점프를 한다. 착지 후 반대로 남자가 엎드려 푸시 업을 한다. 번갈아 가며 5회씩 3세트 진행한다.

체지방 감량시키기

폐활량을 늘릴 수 있고 체지방 감량에도 효과적인 운동이다. 상체를 들어 올릴 때 복부 근력을 키울 수 있으며, 하체를 띄운 상태로 유지하면서 허벅지 근력과 엉덩이 근육을 탄탄하게 만들 수 있다.

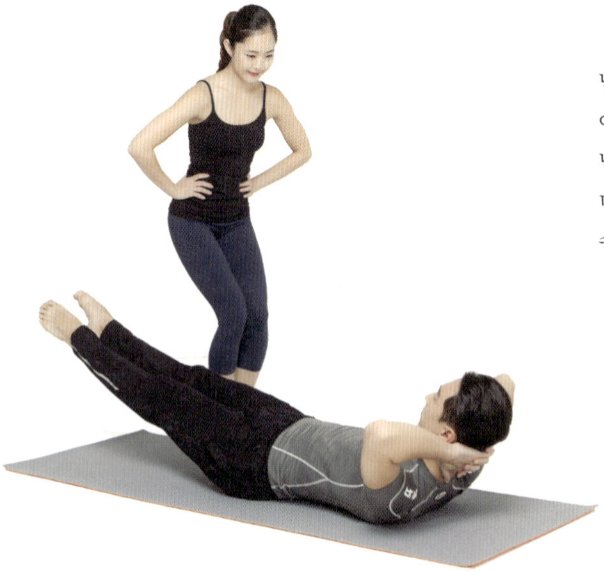

1

남자는 머리 뒤로 깍지를 낀 채 눕고, 여자는 무릎을 살짝 굽힌 상태에서 남자를 바라보며 선다. 이때 남자는 머리와 두 다리를 들고 복부를 수축시키며 준비한다.

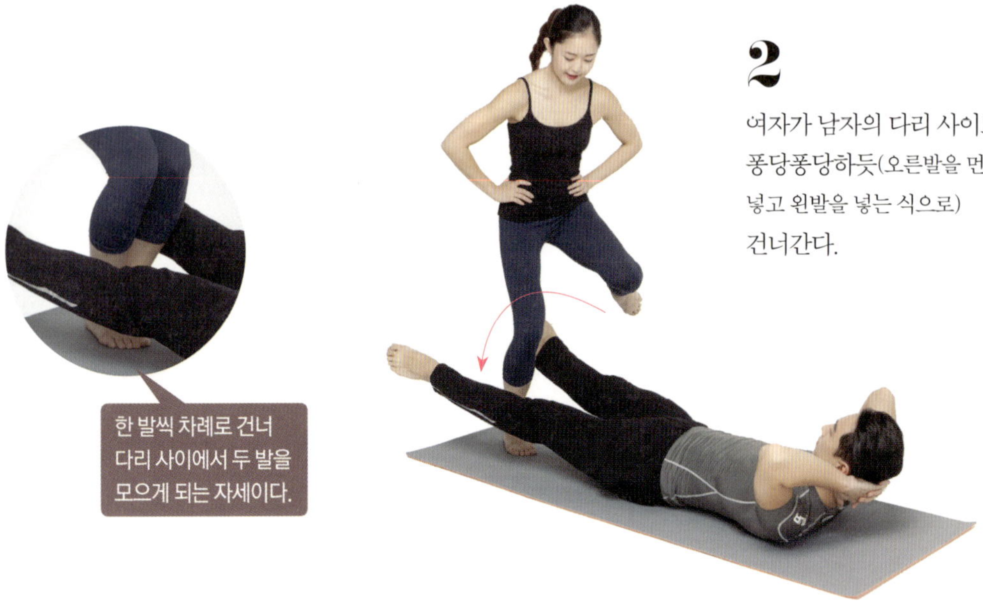

한 발씩 차례로 건너 다리 사이에서 두 발을 모으게 되는 자세이다.

2

여자가 남자의 다리 사이로 퐁당퐁당하듯(오른발을 먼저 넣고 왼발을 넣는 식으로) 건너간다.

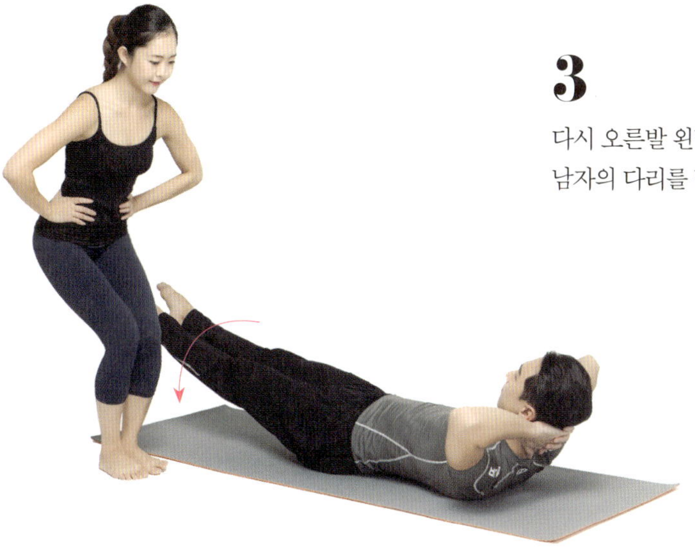

3

다시 오른발 왼발 순서로 퐁당퐁당하듯
남자의 다리를 넘어 반대쪽에 착지한다.

POINT
점프를 할 때 상대방의 다리에 걸려 넘어지지 않게 주의하며, 바닥에 착지할 때 충분히 무릎을 굽혀 몸에 무리가 가지 않게 한다. 누워서 상체를 들어 올리는 사람은 목과 어깨에 힘이 들어가지 않게 하고, 목이 아닌 복부의 힘을 사용한다.

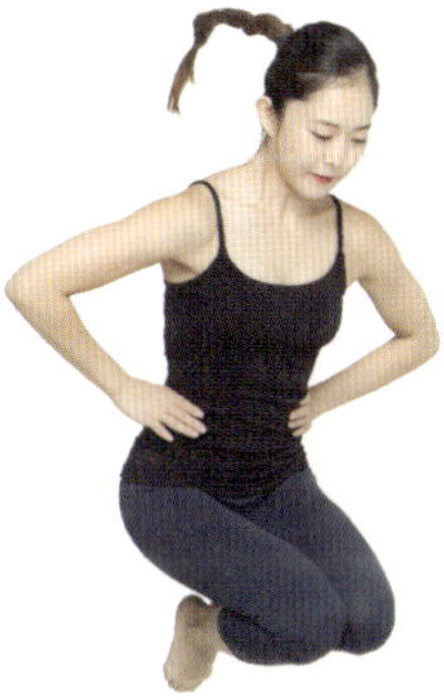

4

한 번에 점프하여 출발 지점으로 되돌아간다.
같은 동작을 10회씩 3세트 진행하고, 동일한
방법으로 남자와 여자의 위치를 바꿔 진행한다.

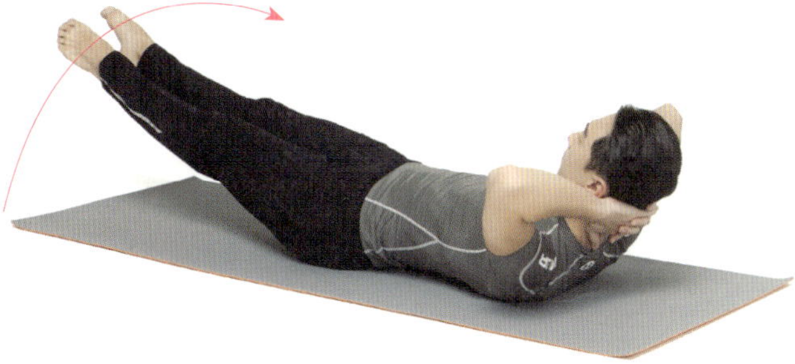

몸 전체 군살 제거하기

박자감, 리듬감을 살려 몸의 인지능력을 길러준다. 점프를 함으로써 유산소 운동 효과가 있고 온몸의 군살도 제거해준다.

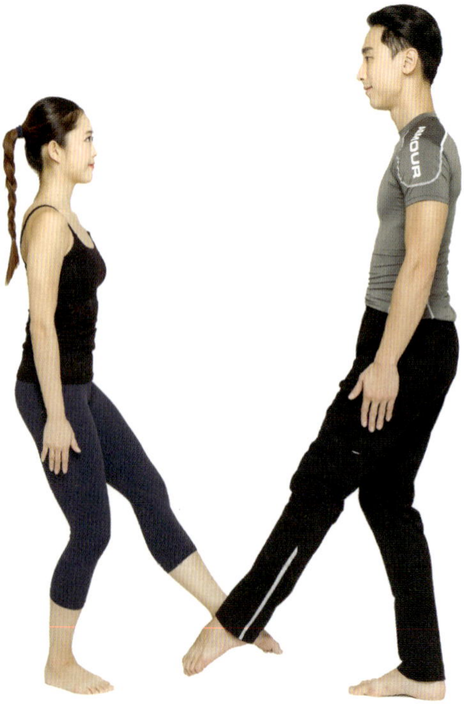

1

양팔을 몸통 옆에 붙인 상태에서 마주 보고 선다. 왼쪽 발을 살짝 들어 서로 터치한다.

POINT
점프를 리듬감 있고 빠르게
반복하며 진행한다.

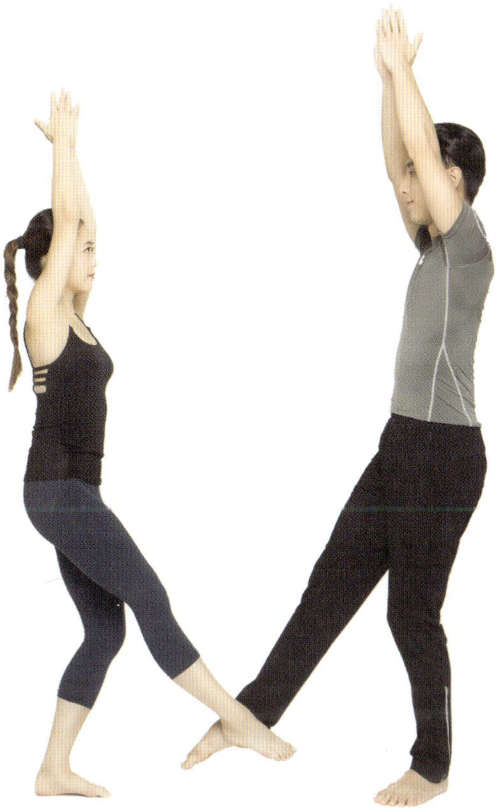

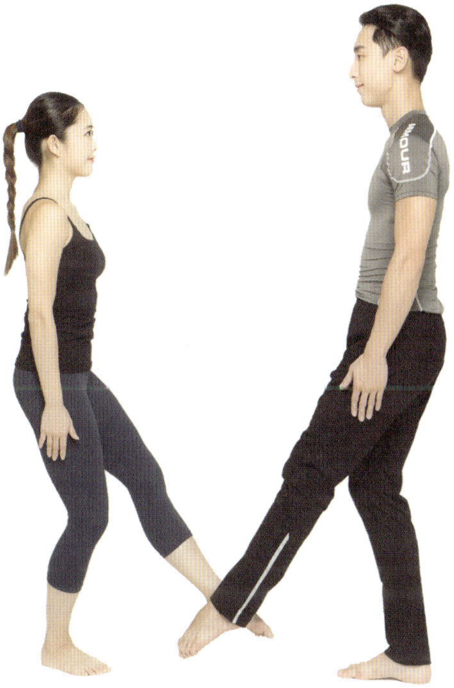

2

양손을 머리 위로 쭉 펴서 올리고 손뼉을 치면서 점프해 오른쪽 발을 터치한다. 이때 연속 동작으로 왼쪽 발은 바닥에 착지한다.

3

양팔을 내리면서 점프해 다시 왼쪽 발을 터치한다. 다리를 번갈아 가며 30회씩 3세트 진행한다.

몸 전체 탄력 만들기

전신 다이어트에 효과적인 운동이다. 무릎을 접어 올리는 동작은 복부를 탄탄하게 만들어주며, 스쿼트 동작은 하체 근력을 길러주고 허벅지의 군살을 제거해준다.

1

여자는 편하게 서서 준비하고,
남자는 양팔을 앞으로 뻗어 스쿼트
자세를 유지한다.

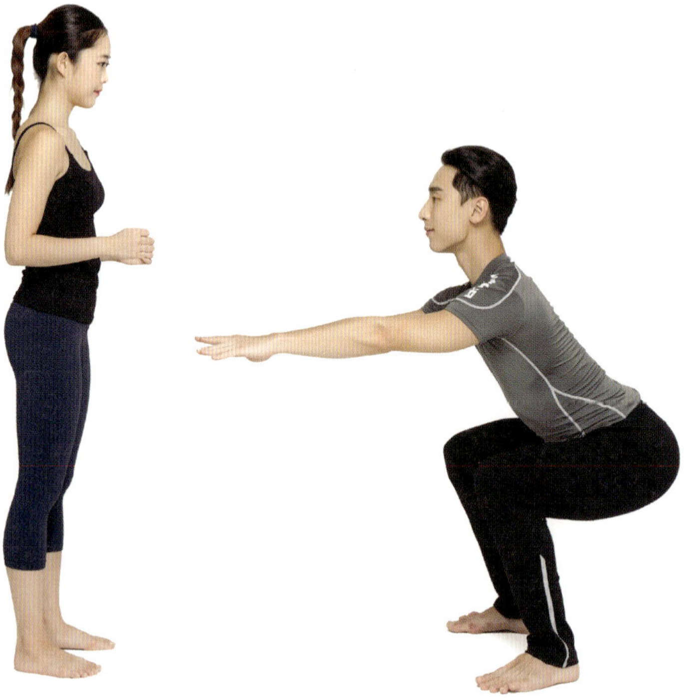

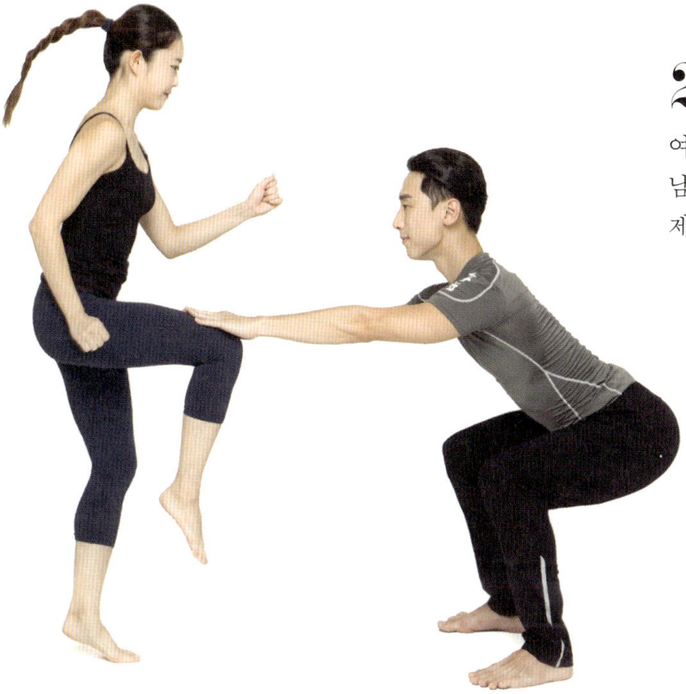

2

여자는 양 무릎이 번갈아 가며
남자의 손에 닿도록 10초 동안
제자리에서 전력질주를 한다.

POINT

무릎이 상대방의 손에 닿을 때 무릎이
너무 위로 올라가지 않도록 주의한다.
스쿼트를 하는 사람은 양팔의 높이가
너무 올라가지 않도록 높이를 유지한다.

3

남자와 여자의 위치를 바꿔서
남자가 10초 동안 전력질주를
한다. 남녀 번갈아 가며 3세트
진행한다.

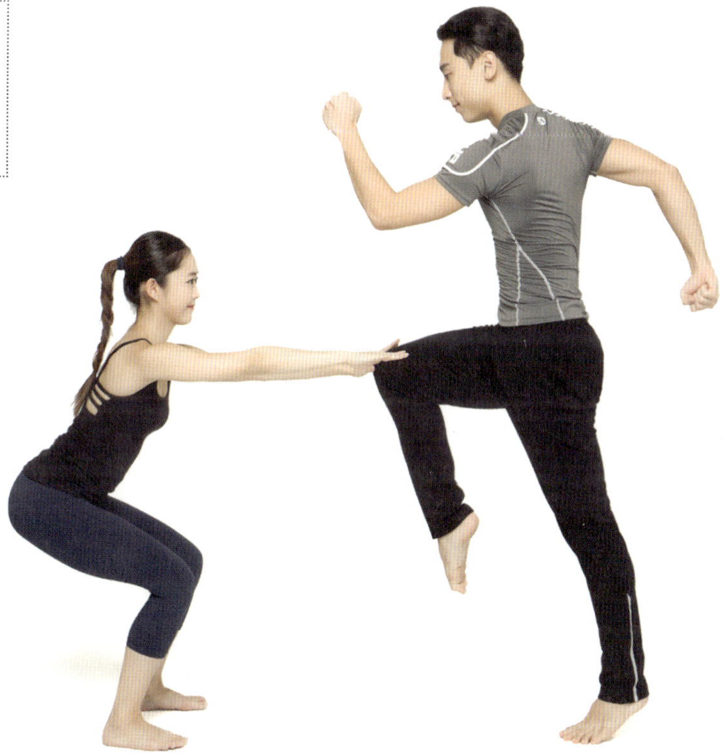

Part
2

하루 4동작 2주 커플 다이어트

운동할 시간이 없어서, 운동이 재미없어서, 식단 조절하는 게 너무 어려워서 계속 다이어트에 실패한다면 딱 2주만 투자해보자. 14일 동안 하루 15분, 3~4동작만 따라 하면 몰라보게 달라진 서로의 모습에 다시 한 번 반하게 될 것이다. 다이어트 효과를 높이는 식단도 함께 제공한다.

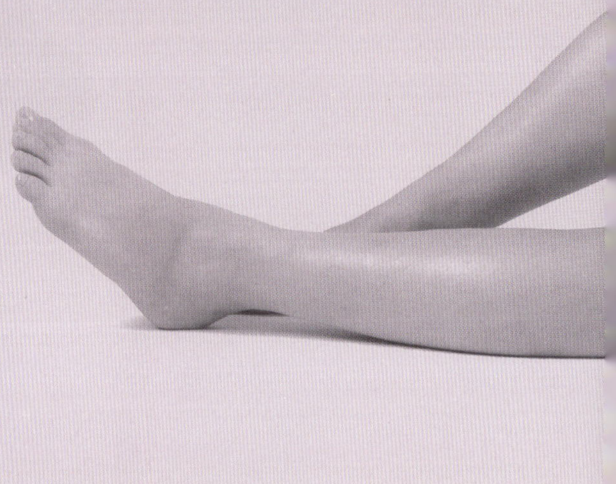

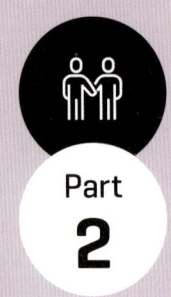

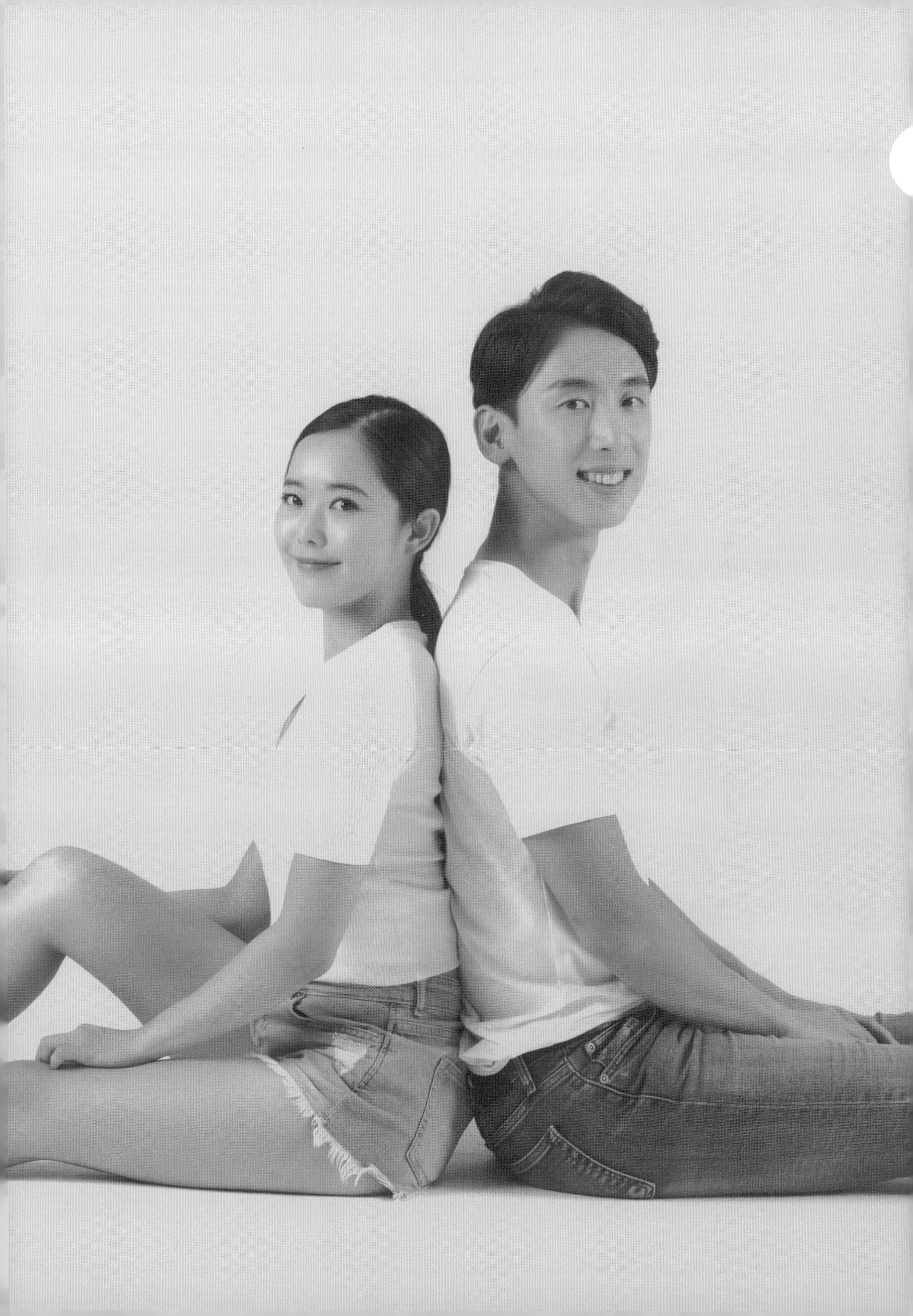

DAY 1

볼록한 똥배 공략하기

목표 하복부를 집중적으로 공략, 자극시켜 볼록 튀어나와 있는 올챙이 똥배를 납작하게 만든다.

운동 순서

01 체지방 감량시키기

02 아랫배 탄력 키우기

03 복부 근력 키우기

01 체지방 감량시키기

110쪽 남녀 각각 10회×3세트

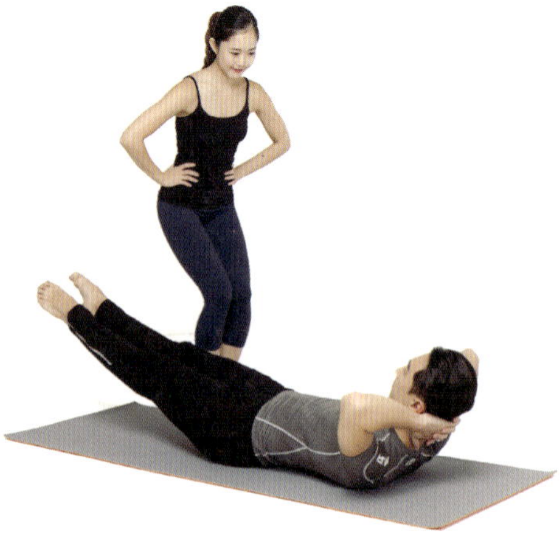

1

남자는 머리 뒤로 깍지를 낀 채 눕고, 여자는 무릎을 살짝 굽힌 상태에서 남자를 바라보며 선다. 이때 남자는 머리와 두 다리를 들고 복부를 수축시키며 준비한다.

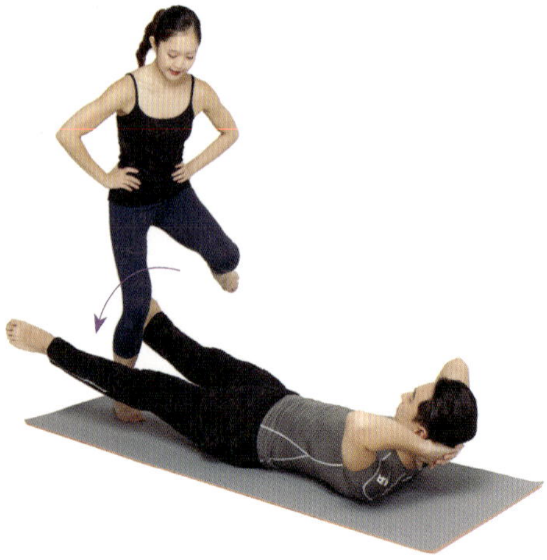

2

여자가 남자의 다리 사이로 퐁당퐁당하듯 건너간다.

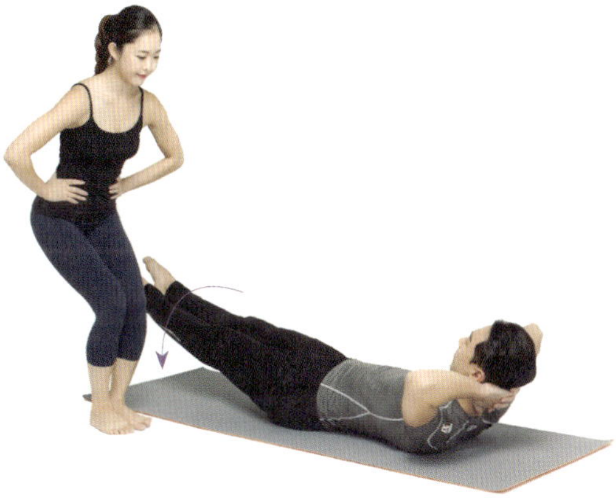

3

다시 오른발 왼발 순서로
퐁당퐁당하듯 남자의 다리를 넘어
반대쪽에 착지한다.

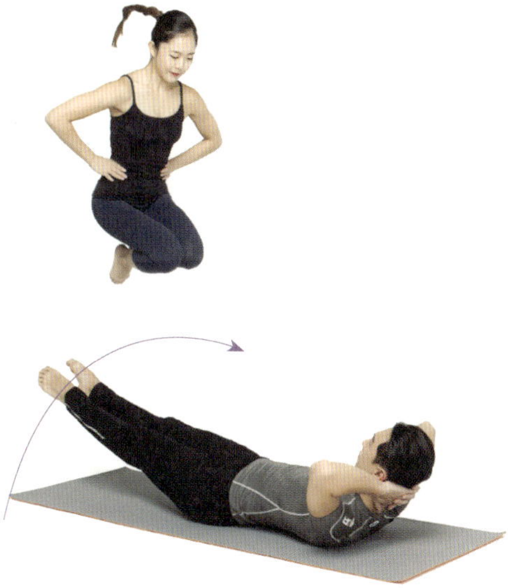

4

한 번에 점프하여 출발 지점으로
되돌아간다.

02 아랫배 탄력 키우기

42쪽 좌우 번갈아 15회×3세트

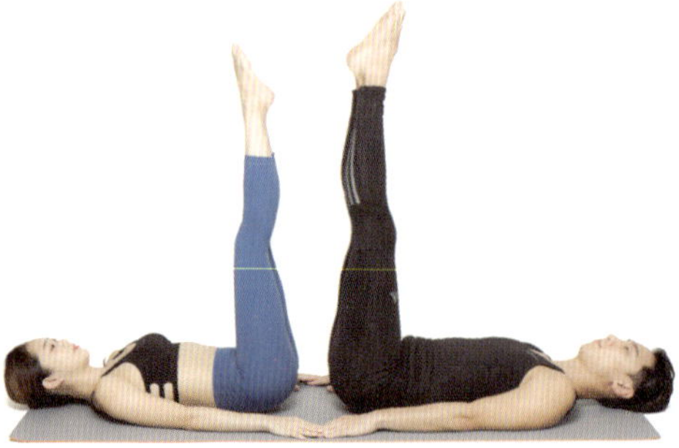

1

서로 반대 방향으로 눕고,
두 다리를 90도로 들어 올려
준비한다. 이때 팔은 쭉 펴서
서로의 손끝이 살짝 닿게 한다.

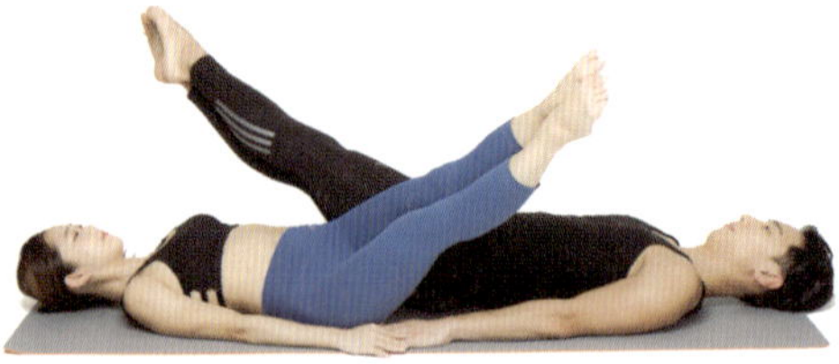

2

두 다리를 편 채 오른쪽 사선 아래
방향으로 서로 교차해서 내려준다.
이때 다리는 바닥과 45도를 이루게
한다.

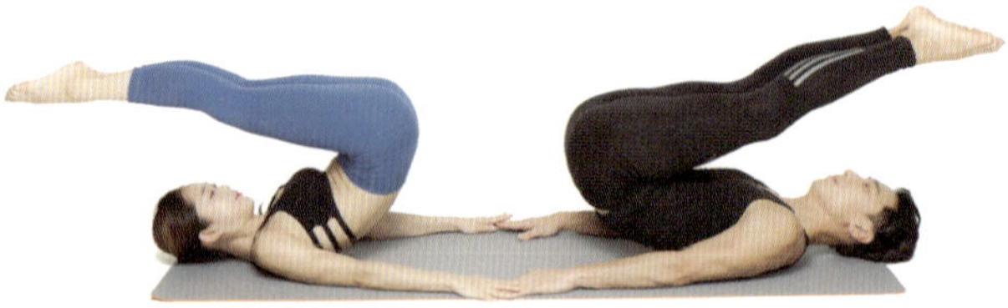

3

엉덩이를 들어 올리면서 다리를
머리 위로 올려서 넘긴다.
이때 다리는 바닥과 수평을
이루게 한다.

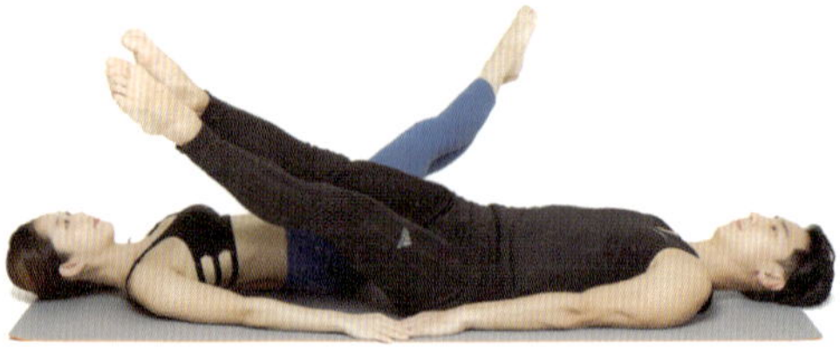

4

두 다리를 왼쪽 사선 아래
방향으로 교차해서 내려준다.

03 복부 근력 키우기

38쪽 남녀 각각 15회×3세트

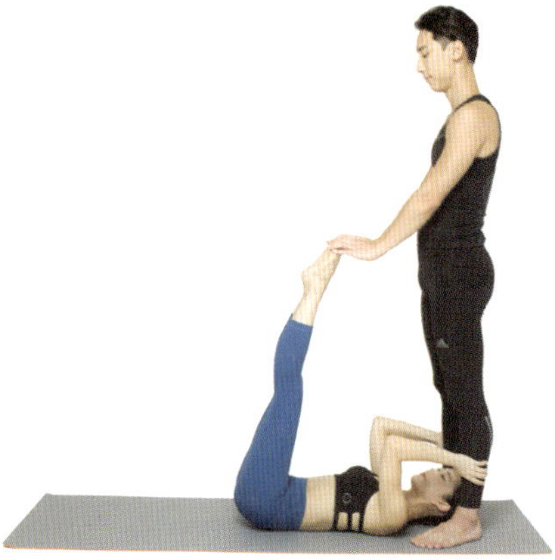

1

여자는 하늘을 바라보며 눕고 남자는 여자의 머리 쪽에 가서 선다. 여자가 다리를 90도로 들어 올린 상태에서 서로의 발을 잡고 준비한다.

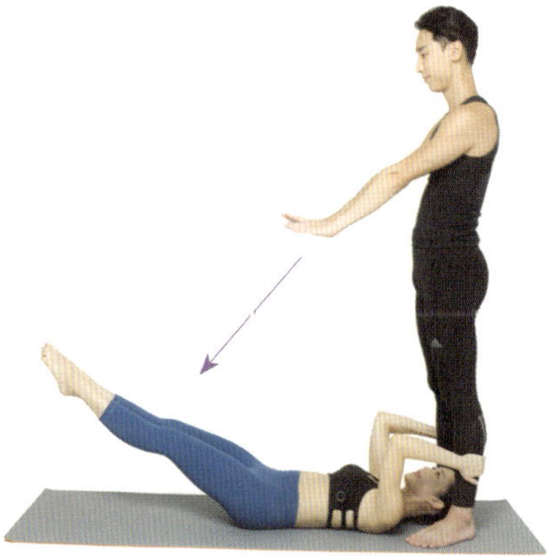

2

남자가 여자의 발을 앞으로 밀어준다. 이때 여자는 숨을 내쉬면서 두 다리를 바닥에 닿지 않을 정도까지 내린다. 다리를 올리며 처음 자세로 돌아간다.

DAY 1 커플 식단 | 총 1,300kcal

아침 통밀빵 1개(100kcal) | 저지방 우유 200ml(100kcal)
오전 간식 삶은 달걀 1개(100kcal) | 바나나 1개(100kcal)
점심 쌀의 양을 줄인 일반 식사(350kcal)
오후 간식 아몬드 10개(100kcal)
저녁 닭가슴살 200g(200kcal) | 채소&샐러드(250kcal)
* 물을 하루에 2L 이상 마셔 수분섭취를 충분히 해준다.

DAY 2

뒷구리 살 정리하기

목표 복부 근육과 등 근육을 사용해 허리 뒤쪽에 달라붙어 있는 러브 핸들을 없앤다. 통나무 같은 허리도 조금씩 라인이 살아날 것이다.

운동 순서

01 굽은 등 펴기
02 예쁜 등 라인 만들기
03 11자 복근 만들기
04 탄탄한 하체 만들기

01 굽은 등 펴기

70쪽 20회×3세트

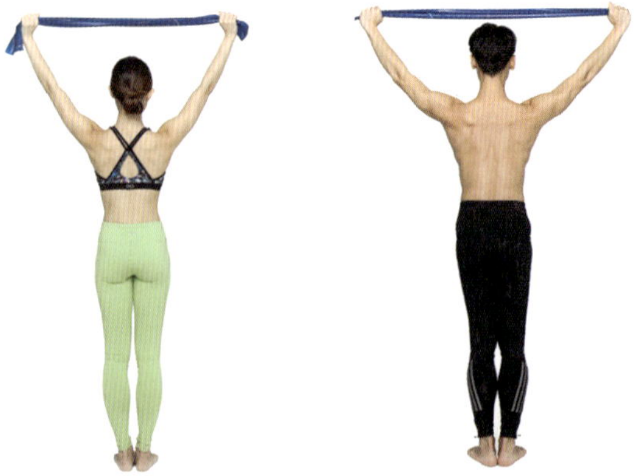

1

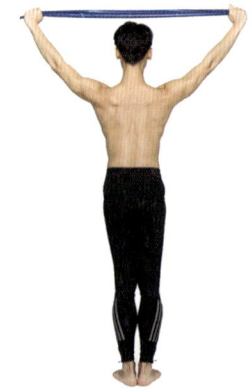

밴드의 양 끝을 양손으로 잡고 팔을 머리 위로 쭉 펴서 준비한다.

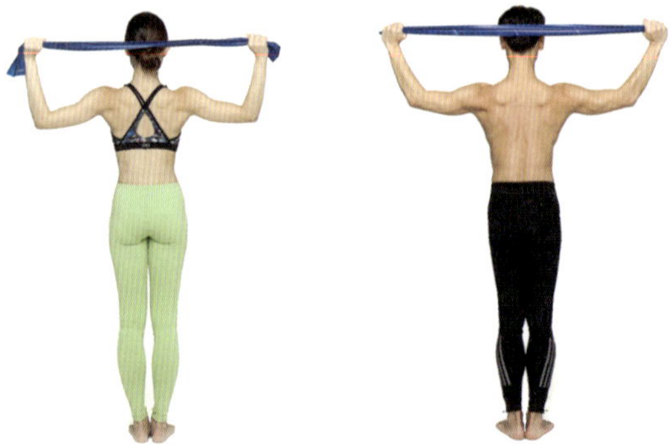

2

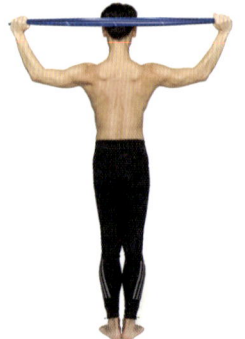

숨을 내쉬면서 팔꿈치를 접어 어깨와 일직선이 되도록 양팔을 내린다. 팔을 내릴 때 등 근육을 사용하며, 밴드가 머리 뒤쪽으로 내려가게 한다. 처음 자세로 돌아간다.

02 예쁜 등 라인 만들기

66쪽 10회×3세트

1

상체를 반 세우고 마주 보며 엎드린 상태에서 양손을 맞잡는다.

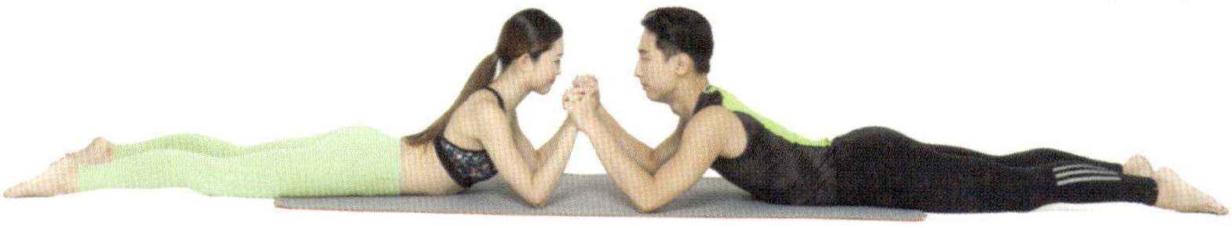

2

숨을 내쉬면서 서로의 양손을 밀어내듯 올리며 상체도 늘여서 올린다. 3초 동안 자세를 유지한다. 처음 자세로 돌아간다.

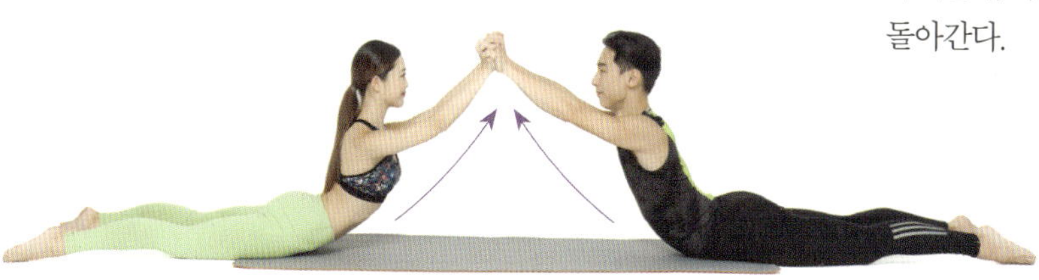

03 11자 복근 만들기

50쪽 15회×3세트

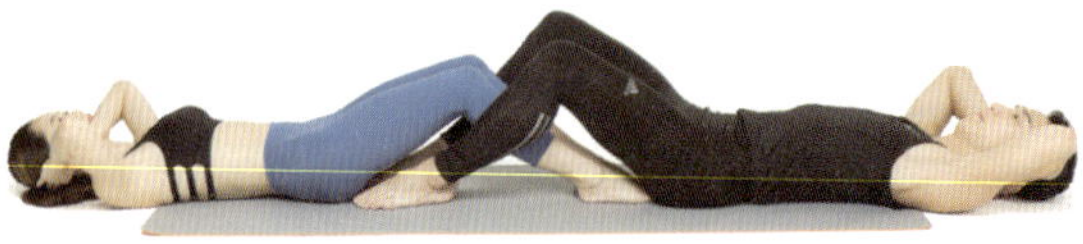

1

서로 마주 보고 양 무릎을 세워 앉는다. 두 발을 상대방의 엉덩이 아래에 넣고, 양손으로 머리를 받쳐서 눕는다.

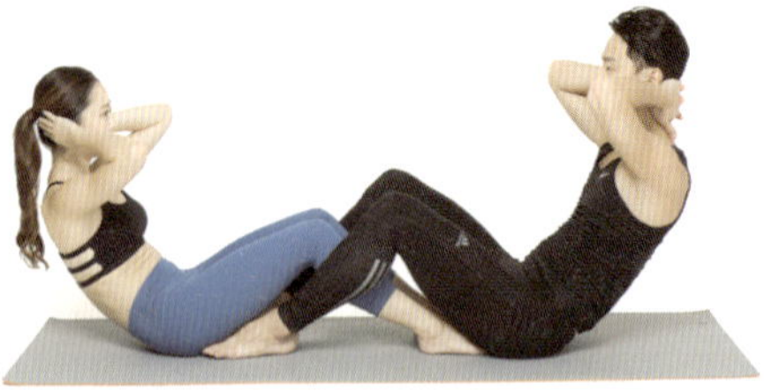

2

숨을 내쉬며 복부의 힘을 이용해 상체를 45도 들어 올린다.

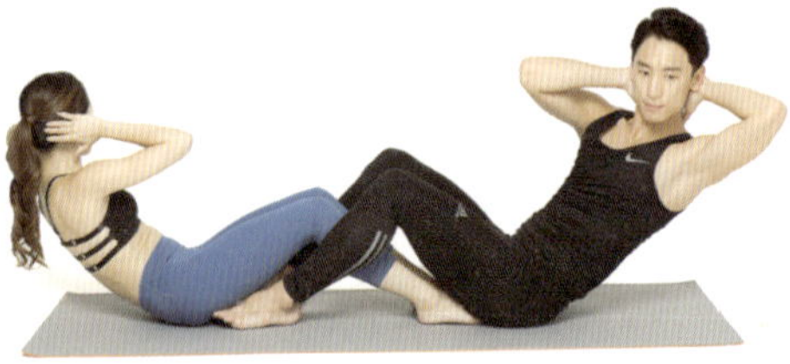

3

복사근의 힘을 이용해 상체를 왼쪽으로 회전시킨다.

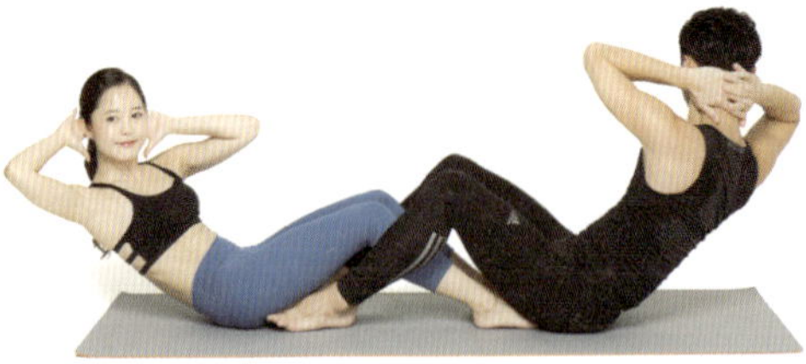

4

다시 상체를 반대 방향으로 회전시킨다. 2번 동작을 거쳐 처음 자세로 돌아간다.

04 탄탄한 하체 만들기

88쪽 좌우 번갈아 15회×3세트

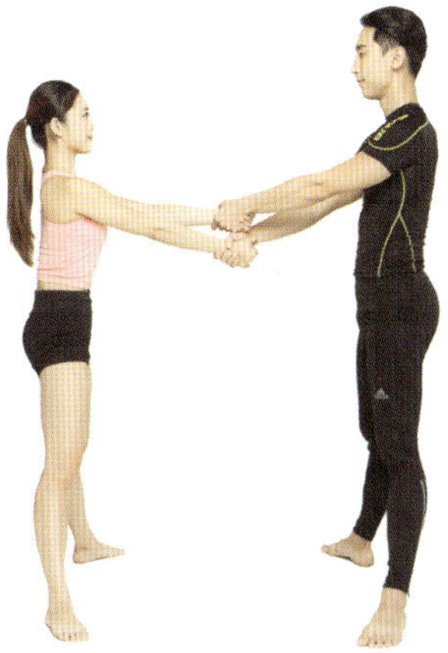

1

서로 마주 본 상태에서 두 다리를 골반 너비로 벌리고 선다. 양손을 서로 교차해 맞잡는다.

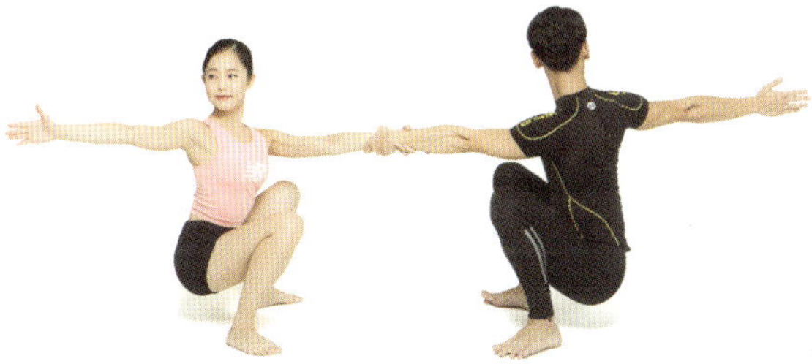

2

숨을 내쉬면서 몸통을 오른쪽으로 회전시키며 딥 스쿼트 자세로 내려간다. 이때 오른쪽 팔은 오른쪽 바깥쪽으로 뻗어주고, 시선도 같은 방향을 바라본다.

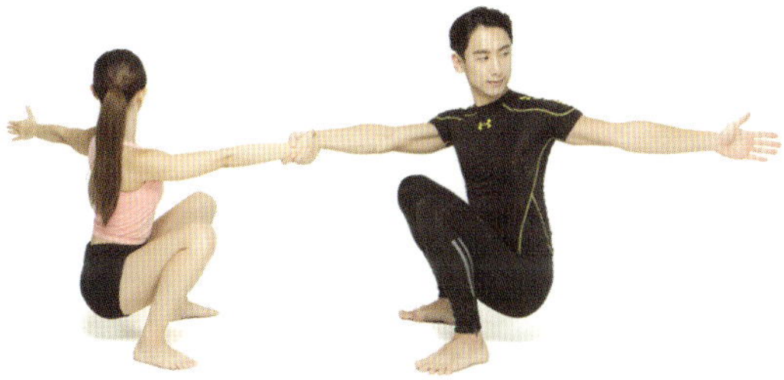

3

숨을 들이마시며 일어서 처음 자세로 돌아간다. 몸통을 반대 방향으로 회전시키며 동일한 방법으로 실시한다.

DAY 2 커플 식단 | 총 1,277kcal

아침 저지방 우유 200ml(100kcal) | 시리얼 100g(380kcal)
오전 간식 블루베리 50g(30kcal) | 무지방 요거트 90g(70kcal)
점심 쌀의 양을 줄인 일반 식사(350kcal)
오후 간식 호두 1개(75kcal) | 오이 스틱 채소 250g(22kcal)
저녁 등심(50g) 스테이크 샐러드(250kcal)
* 물을 하루에 2L 이상 마셔 수분섭취를 충분히 해준다.

DAY 3

아름다운 어깨 라인 만들기

목표 어깨와 팔을 집중적으로 운동함으로써 근력을 키워 탄탄하고 매끄러운 어깨 라인을 만든다.

운동 순서

01 발레리나처럼 아름다운 목선 만들기

02 팔뚝 살 빼기

03 탄탄한 몸 만들기

04 예쁜 옆구리 라인 만들기

01 발레리나처럼 아름다운 목선 만들기

74쪽 20회×3세트

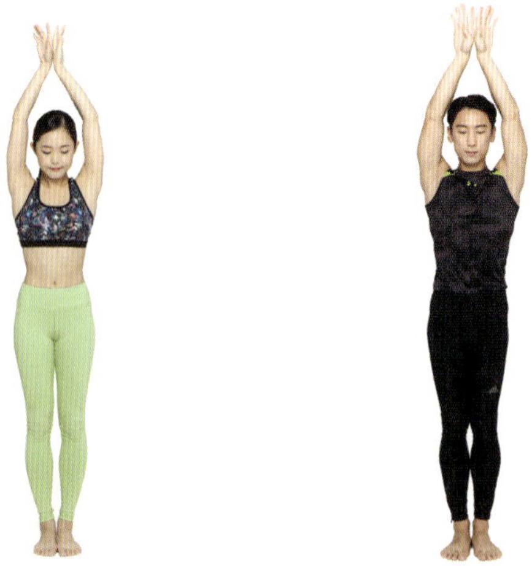

1

양팔을 위로 올리고 손등을 맞댄다. 이때 시선은 약간 아래를 향하게 한다.

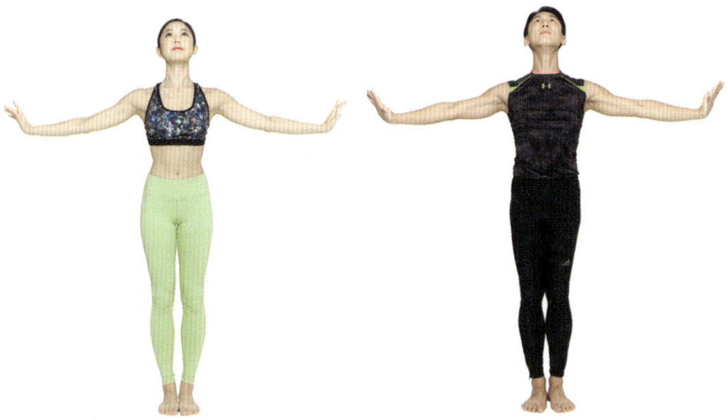

2

손바닥으로 벽을 쓸어내리듯 팔을 양옆으로 길게 뻗으며 어깨 높이까지 내린다. 이때 시선은 45도 위를 향하게 하고 목과 어깨를 최대한 멀리 떨어뜨리는 느낌으로 목을 늘여준다.

02 팔뚝 살 빼기

62쪽 10회×3세트

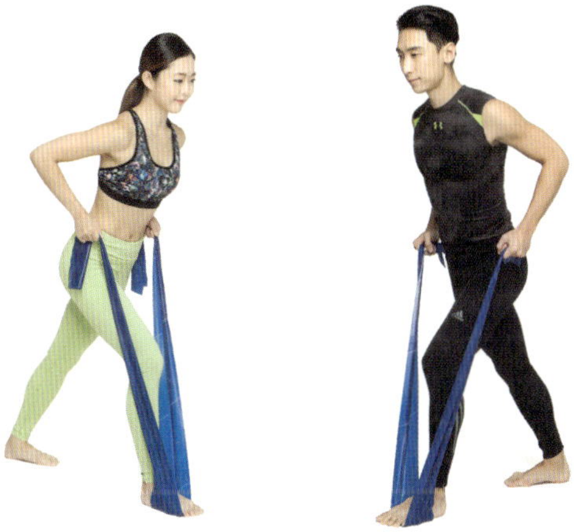

1

사선으로 마주 보고 선다. 한 발을 앞으로 내딛어 밴드를 밟아 고정하고, 밴드 끝을 잡은 손의 양 팔꿈치는 몸통 뒤로 보내 직각을 만든다.

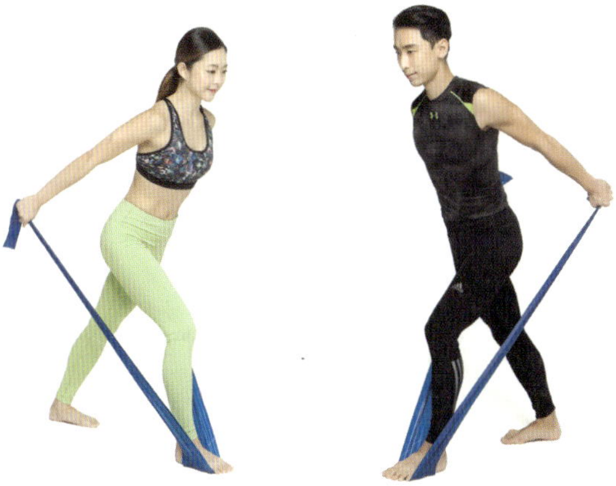

2

팔꿈치를 고정시킨 채 숨을 내쉬며 팔을 뒤로 쭉 뻗어 밴드를 늘여준다. 숨을 들이마시며 처음 자세로 돌아간다.

03 탄탄한 몸 만들기

108쪽 남녀 번갈아 10회×3세트

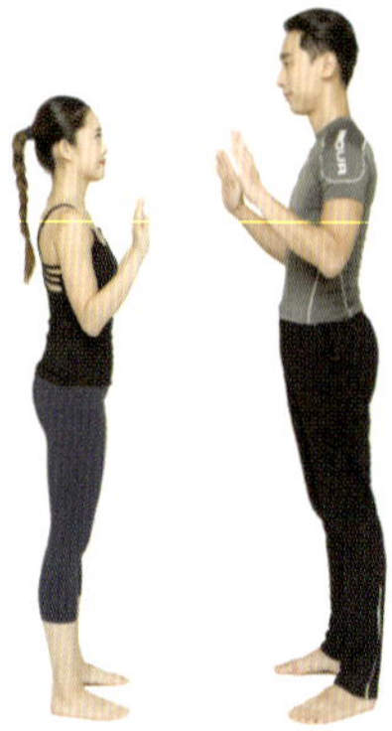

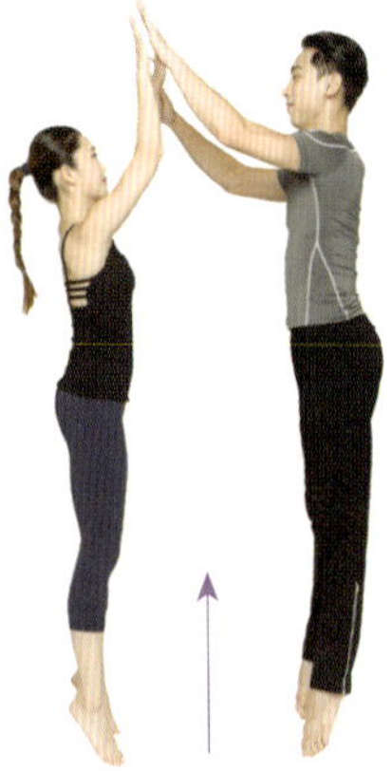

1

서로 마주보고 선다. 양손을 가슴 높이에서 들고, 손바닥은 상대방을 향하게 한다.

2

양손을 위로 올리면서 점프를 해 서로 손을 맞부딪힌다.

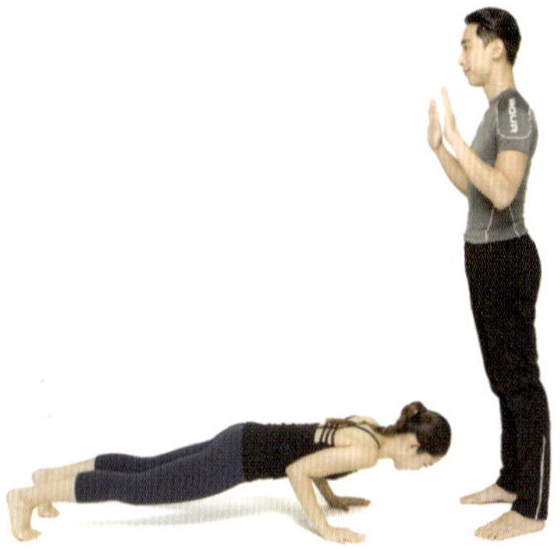

3

착지 후 여자는 숨을 들이마시며 땅에 양손을 대고 엎드린 자세로 팔꿈치를 굽혀 내려간다.
이때 양손을 먼저 땅에 대고 뒤이어 양발은 점프하듯 뒤로 뻗는다. 숨을 내쉬면서 푸시 업을 한 번 한다.

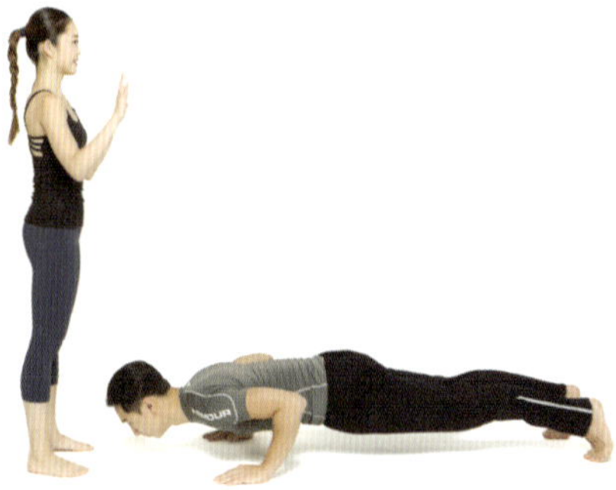

4

3번 과정을 거꾸로 시행해 처음 자세로 돌아갔다가 다시 점프를 해 손을 맞부딪힌다. 착지 후 반대로 남자가 엎드려 푸시 업을 한다.

04 예쁜 옆구리 라인 만들기

48쪽 좌우 각각 10회×3세트

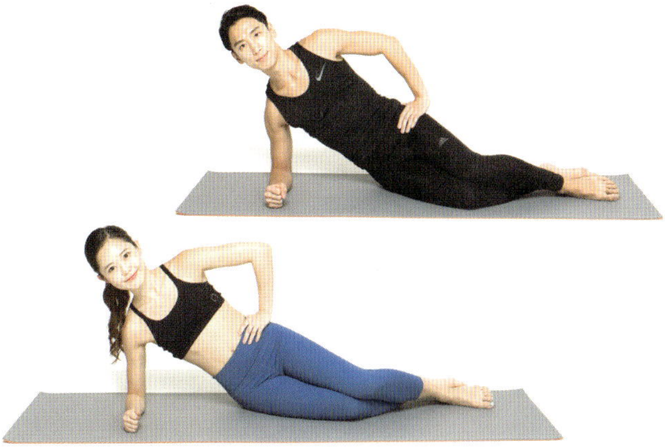

1

오른쪽 팔꿈치가 어깨 밑에서 90도를 유지하도록 몸통을 오른쪽으로 눕혀 준비한다. 이때 왼손은 허리에 올린다.

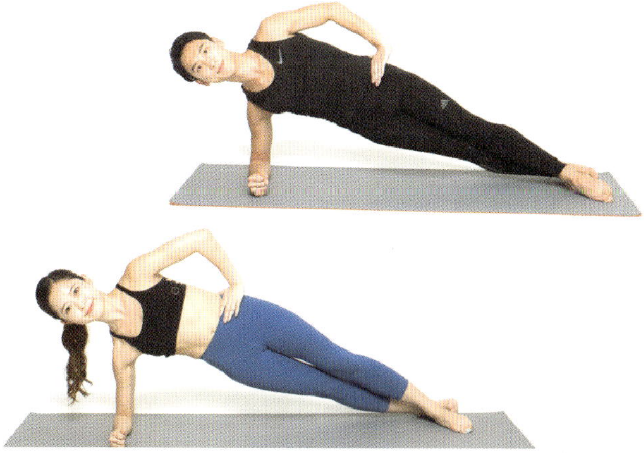

2

오른쪽 팔꿈치의 위치를 고정하고 엉덩이를 들어 올려 사이드 플랭크 자세를 만든 후 8초 동안 유지한다. 처음 자세로 돌아간다.

DAY 3 커플 식단 | 총 1,360kcal

아침 잡곡밥 2/3공기(200kcal) | 채소 반찬 or 생선 요리(200kcal)
오전 간식 방울토마토 20개(40kcal) | 아몬드 10개(100kcal)
점심 싱겁게 먹는 일반 식사(400kcal)
오후 간식 바나나 1개(100kcal)) | 저지방 우유 200ml(100kcal)
저녁 찐 고구마 1개(200kcal) | 파프리카 채소 스틱 100g(20kcal) | 비타민
* 물을 하루에 2L 이상 마셔 수분섭취를 충분히 해준다.

DAY 4

탄력 있는 가슴 만들기

목표 남자는 푸시 업을 통해 탄탄한 가슴을 만들고, 여자는 플랭크 자세를 통해 팔과 가슴근력을 강화시킨다.

운동 순서

01 가슴 근육 만들기(♂) & 탄탄한 몸 만들기(♀)
02 화난 등 근육 만들기(♂) & 상체 밸런스 근육 만들기(♀)
03 예쁜 옆구리 라인 만들기
04 탄력 있는 가슴 만들기

01 가슴 근육 만들기(♂) & 탄탄한 몸 만들기(♀)

58쪽 10회×3세트

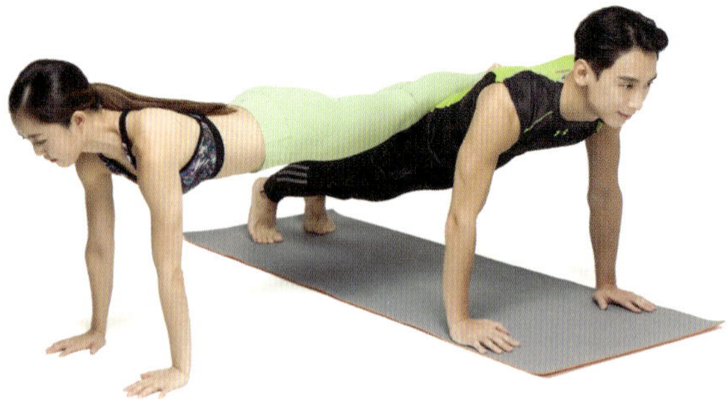

1

남자는 두 팔을 쭉 뻗어 푸시 업 자세로 준비한다. 여자는 플랭크 자세를 취하며 남자의 엉덩이, 혹은 허리 위에 두 다리를 올려 준비한다.

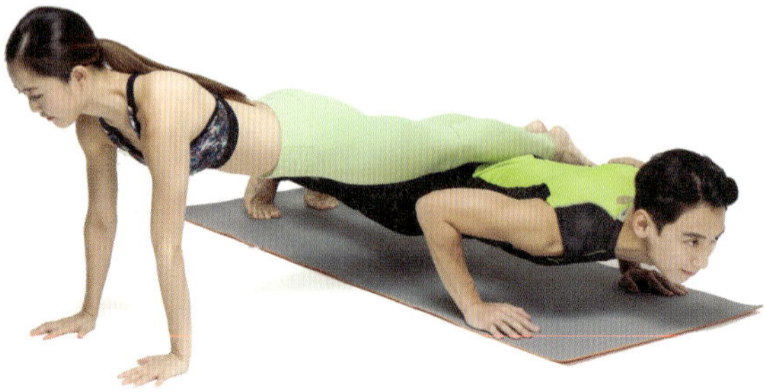

2

남자는 팔을 굽혀 몸통을 내리고, 여자는 플랭크 자세를 계속 유지한다. 처음 자세로 돌아간다.

02 화난 등 근육 만들기(♂) & 상체 밸런스 근육 만들기(♀)

68쪽 10회×3세트

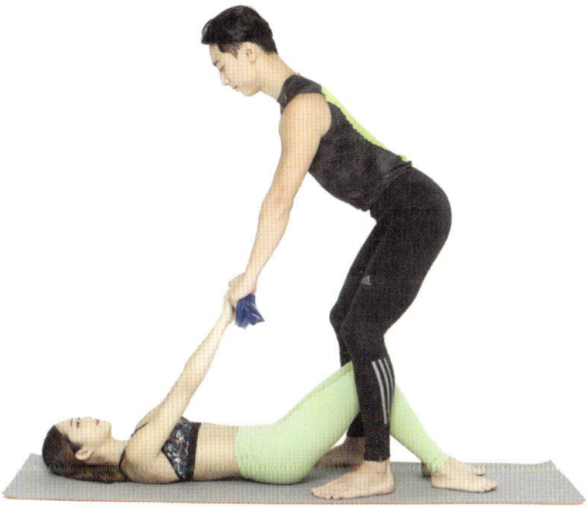

1

여자는 다리를 세우고 누워 팔을 올리고, 남자는 선 채로 허리를 곧게 펴 밴드(수건)를 맞잡는다.

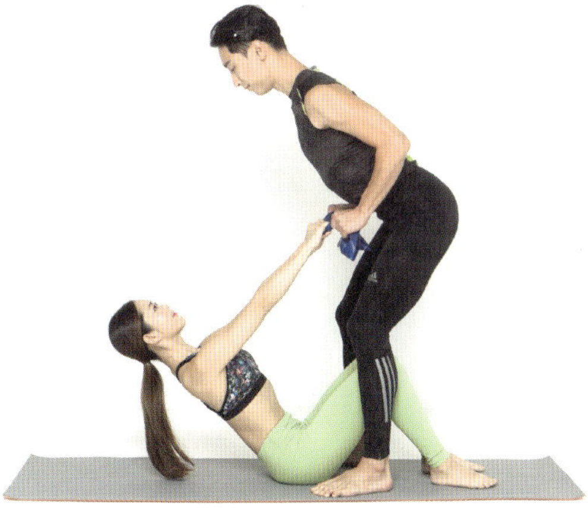

2

남자가 팔꿈치를 뒤로 당겨 올리면 여자는 그 힘을 이용해 몸통에 힘을 유지하며 상체를 들어 올린다. 처음 자세로 돌아간다.

03 예쁜 옆구리 라인 만들기

48쪽 좌우 각각 10회×3세트

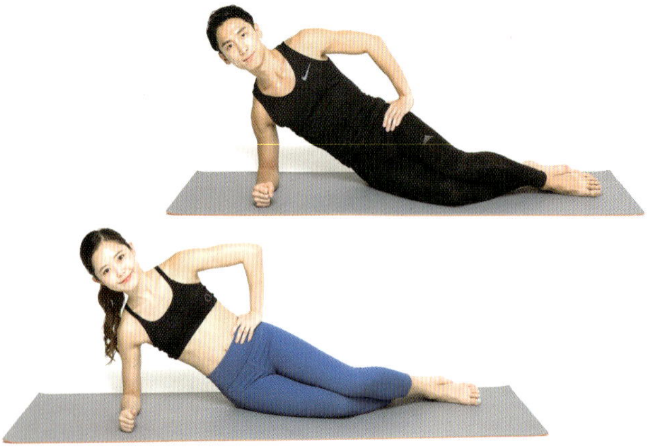

1

오른쪽 팔꿈치가 어깨 밑에서 90도를 유지하도록 몸통을 오른쪽으로 눕혀 준비한다. 이때 왼손은 허리에 올린다.

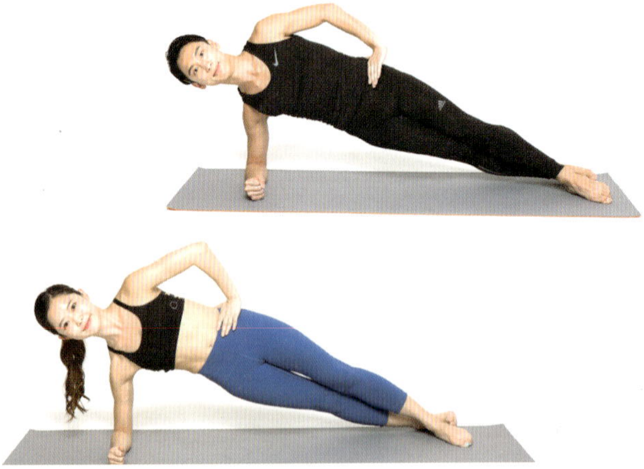

2

오른쪽 팔꿈치의 위치를 고정하고 엉덩이를 들어 올려 사이드 플랭크 자세를 만든 후 8초 동안 유지한다. 처음 자세로 돌아간다.

04 탄력 있는 가슴 만들기

60쪽 20회×3세트

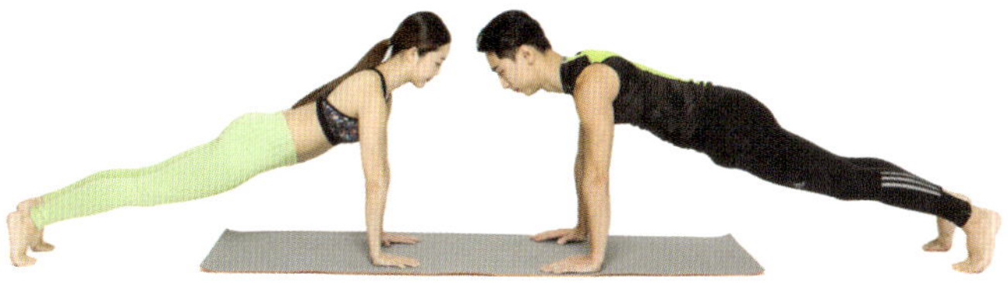

1

서로 마주 보고 엎드려 플랭크 자세를 만든다.

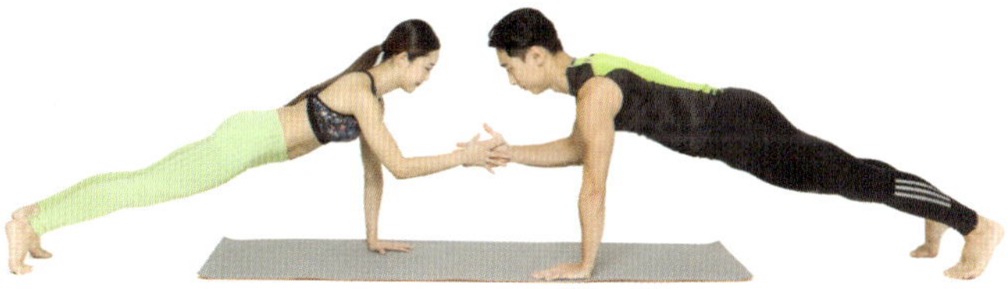

2

자세를 유지하면서 오른손을 상대방과 터치한다.

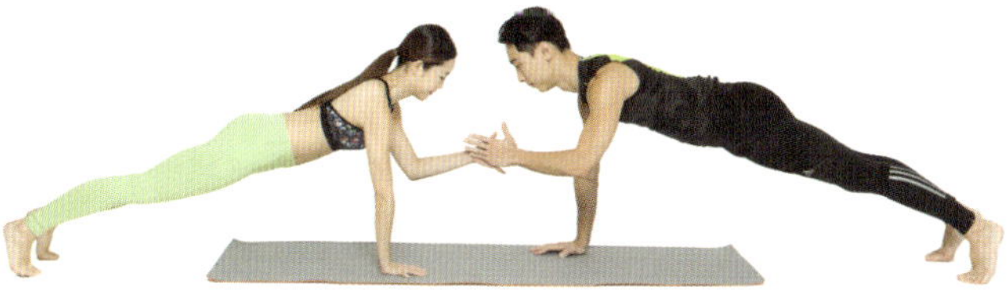

3

처음 자세로 돌아간다. 동일한 방법으로 반대쪽 손을 터치한다.

DAY 4 커플 식단 | 총 1,172kcal

아침 바나나 1개(100kcal) | 통밀빵 1개 (100kcal) | 삶은 달걀 1개(100kcal)
오전 간식 아몬드 5개(50kcal) | 귤 1개(40kcal)
점심 쌀의 양을 줄인 일반 식사(350kcal))
오후 간식 두유 200ml(140kcal) | 아몬드 5개(50kcal)
저녁 찐 고구마 1개(200kcal) | 토마토 1개(22kcal) | 오이 1개(20kcal)
* 물을 하루에 2L 이상 마셔 수분섭취를 충분히 해준다.

DAY 5

매끈한 뒤태 만들기

목표 등 근육을 강화시키고 경직되어 있는 부분을 스트레칭시킨다. 굽은 등을 개선하고 전체적으로 뒤쪽 근육들을 강화시켜 뒤태 라인을 예쁘게 만든다.

운동 순서

01 곧은 등 라인 만들기

02 예쁜 등 라인 만들기

03 매끈한 뒤태 라인 만들기

04 팔뚝 살 빼기

01 곧은 등 라인 만들기

72쪽 남녀 번갈아 10회

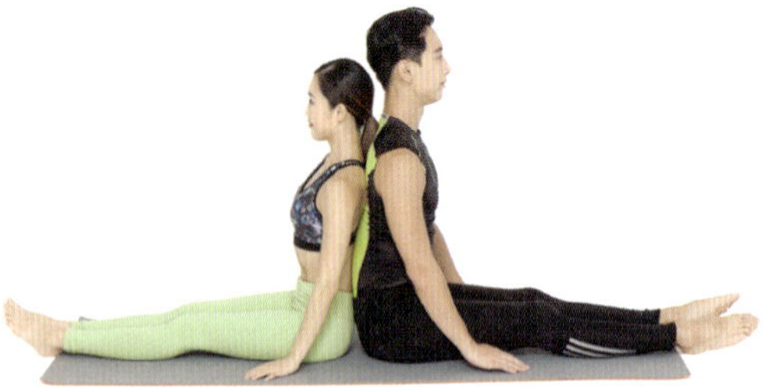

1

서로 등을 맞대고 앉아 두 다리를 앞으로 뻗는다.

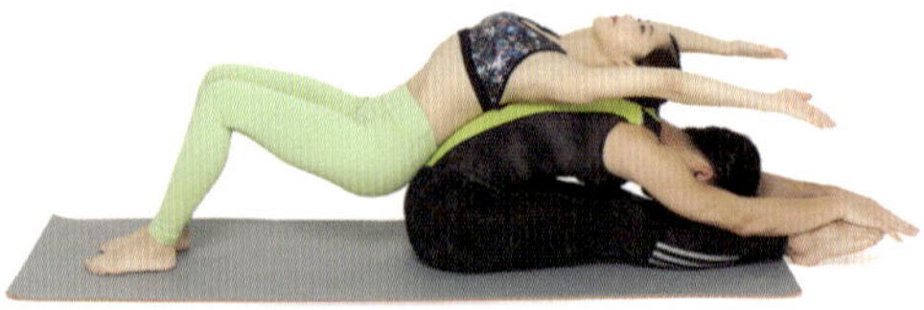

2

여자가 무릎을 세우고 발에 무게를 실어 두 팔을 머리 위로 올리면서 상체를 뒤로 젖힌다. 이때 남자는 상체를 앞으로 숙이고 양손이 발에 닿도록 뻗는다.

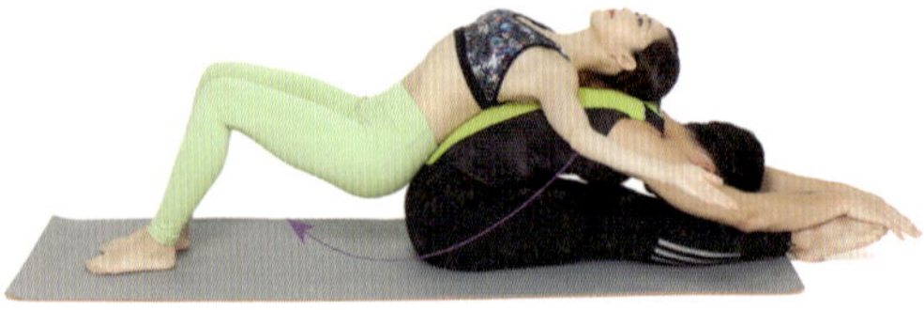

3

여자가 양팔을 바깥쪽으로 반원을 그리면서 내리고, 처음 자세로 돌아간다. 동일한 방법으로 남자와 여자의 동작을 바꿔 진행한다.

02 예쁜 등 라인 만들기

66쪽 10회×3세트

1

상체를 반 세우고 마주 보며 엎드린 상태에서 양손을 맞잡는다.

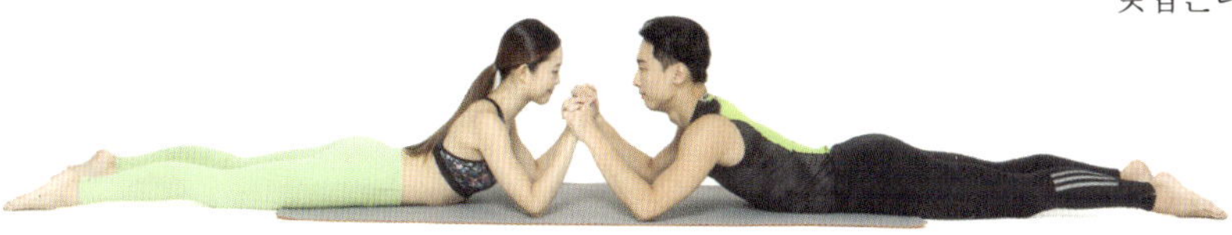

2

숨을 내쉬면서 서로의 양손을 밀어내듯 올리며 상체도 늘여서 올린다. 3초 동안 자세를 유지한다. 처음 자세로 돌아간다.

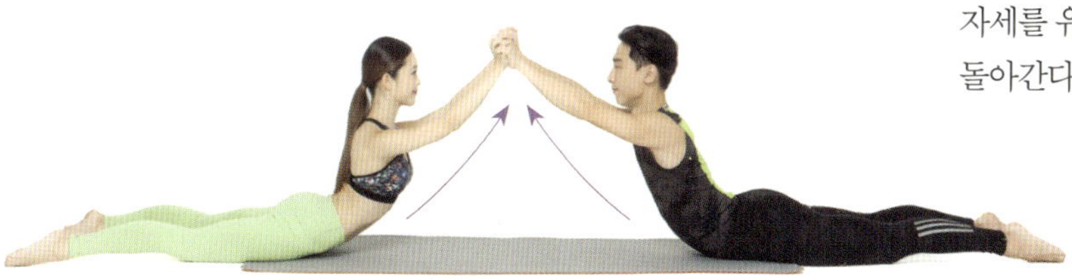

03 매끈한 뒤태 라인 만들기

64쪽 10회×3세트

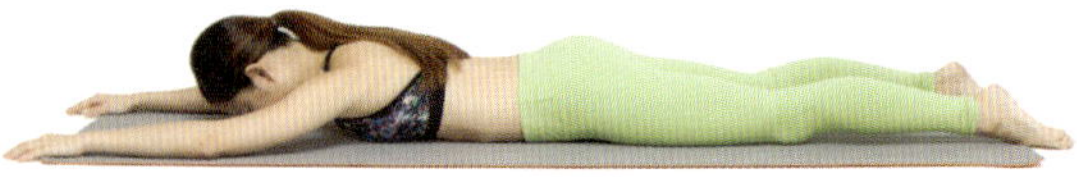

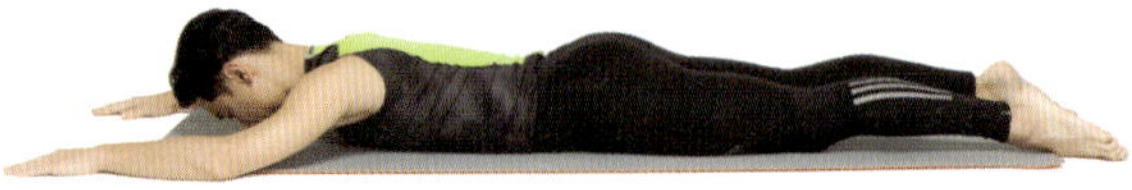

1

두 다리를 골반 너비로 벌리고, 두 팔을 머리 위로 뻗은 상태로 나란히 엎드려 눕는다.

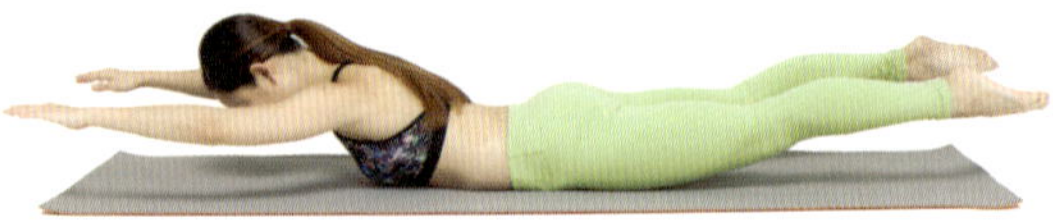

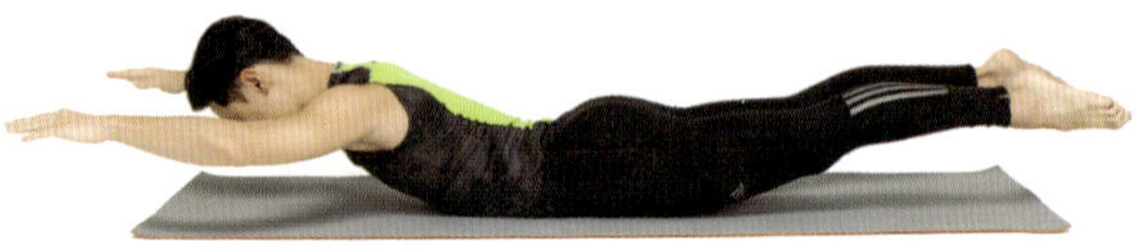

2

숨을 내쉬면서 양팔과 양다리를 바닥에서 들어 올린 상태로 3초 동안 자세를 유지한다. 처음 자세로 돌아간다.

04 팔뚝 살 빼기

62쪽 ⏱ 10회×3세트

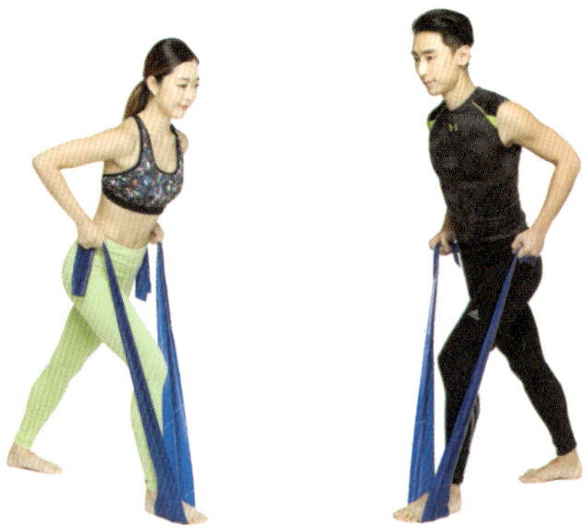

1

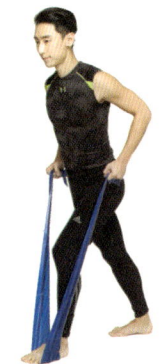

사선으로 마주 보고 선다.
한 발을 앞으로 내딛어 밴드를 밟아 고정하고, 밴드 끝을 잡은 손의 양 팔꿈치는 몸통 뒤로 보내 직각을 만든다.

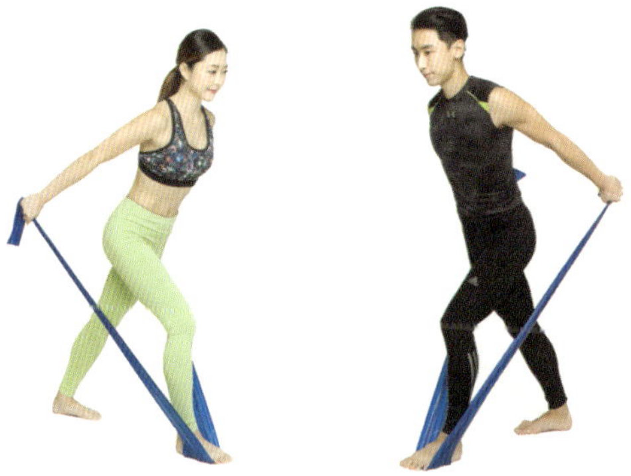

2

팔꿈치는 고정시킨 채 숨을 내쉬며 팔을 뒤로 쭉 뻗어 밴드를 늘여준다. 숨을 들이마시며 처음 자세로 돌아간다.

DAY 5 커플 식단 | 총 1,400kcal

아침 잡곡밥 2/3공기(200kcal) | 채소 반찬 또는 생선 요리(200kcal)
오전 간식 사과 반 개(70kcal) | 귤 1개(40kcal)
점심 찐 고구마 1개(200kcal) | 달걀 샐러드(150kcal) | 바나나 1개(100kcal)
오후 간식 플레인 요거트 100ml(100kcal)
저녁 두유 200ml(140kcal) | 닭가슴살 200g(200kcal)
* 물을 하루에 2L 이상 마셔 수분섭취를 충분히 해준다.

DAY 6

매력적인 애플 힙 만들기

목표 유산소 운동, 스쿼트, 발레 동작을 접목시켜 허벅지에 탄력을 만들어주고 엉밑살을 빼주어 처진 엉덩이를 올려준다.

운동 순서

01 애플 힙 만들기

02 몸 전체 군살 제거하기

03 처진 엉덩이 올리기 1

01 애플 힙 만들기

86쪽 15회×3세트

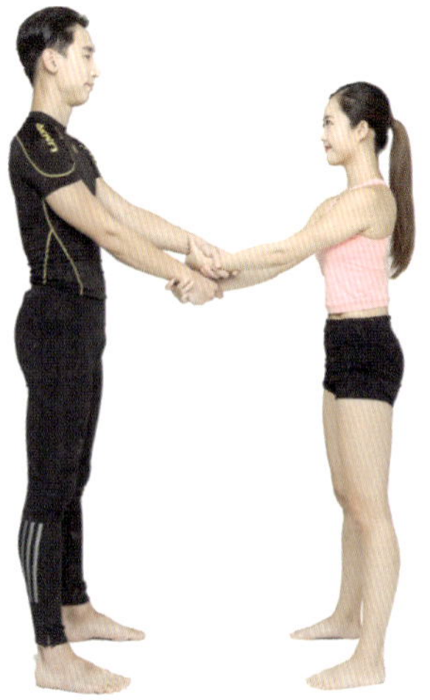

1

서로 마주 본 상태에서 두 다리를 골반 너비로 벌리고 선다. 양손을 서로 교차해 맞잡는다.

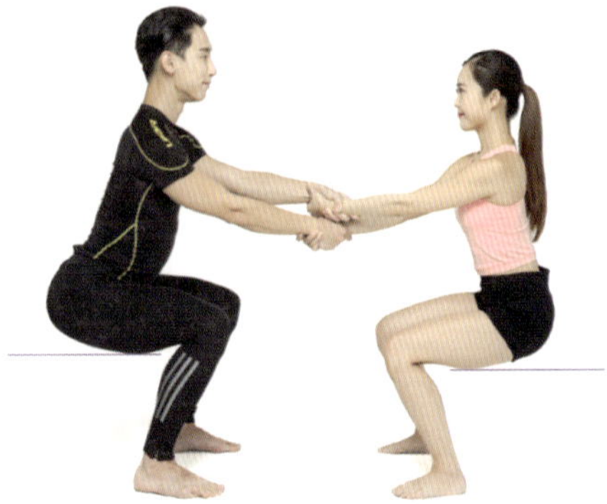

2

숨을 내쉬며 허벅지가 바닥과 수평이 될 때까지 스쿼트 자세로 몸을 내린다. 숨을 들이마시며 처음 자세로 돌아간다.

02 몸 전체 군살 제거하기

112쪽 다리 번갈아 40회×3세트

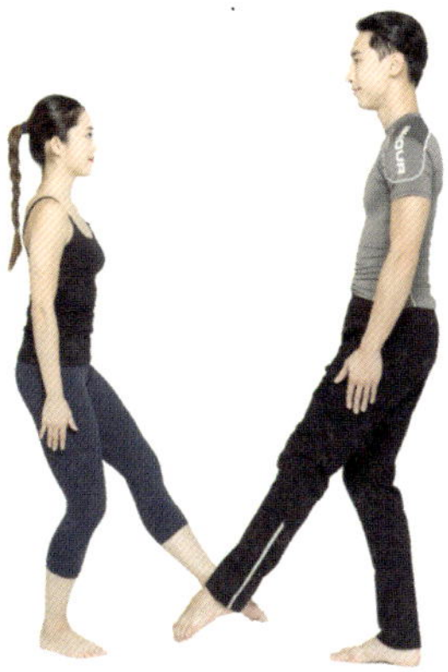

1

양팔을 몸통 옆에 붙인 상태에서 마주 보고 선다. 왼쪽 발을 살짝 들어 서로 터치한다.

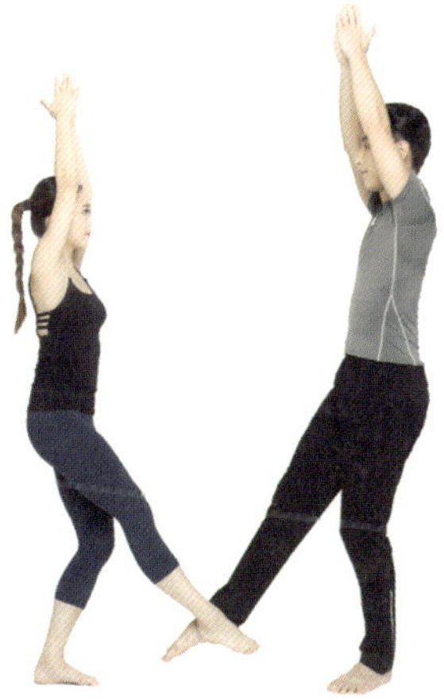

2

양손을 머리 위로 쭉 펴서 올리고 손뼉을 치면서 점프해 오른쪽 발을 터치한다. 이때 연속 동작으로 왼쪽 발은 바닥에 착지한다.

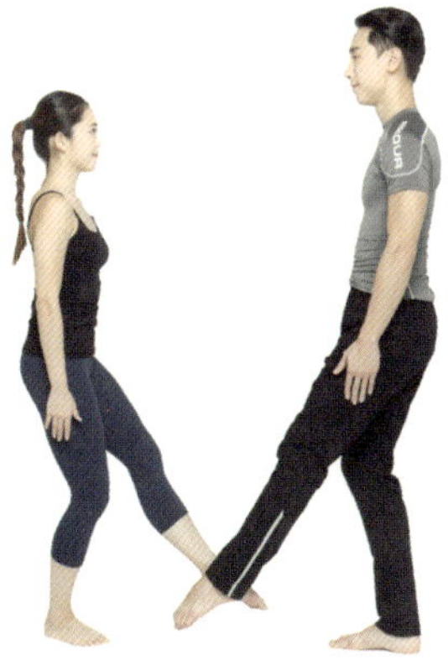

3

양팔을 내리면서 점프해 다시 왼쪽 발을 터치한다.

03 처진 엉덩이 올리기 1

82쪽 10회×3세트

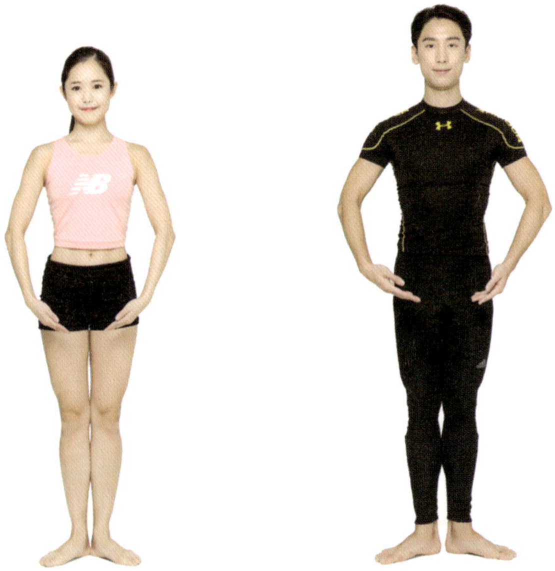

1

두 발을 모아 바깥쪽으로 45도 벌리고 선다. 양팔의 모양은 둥글게 만들어 아래로 향하게 해 준비한다.

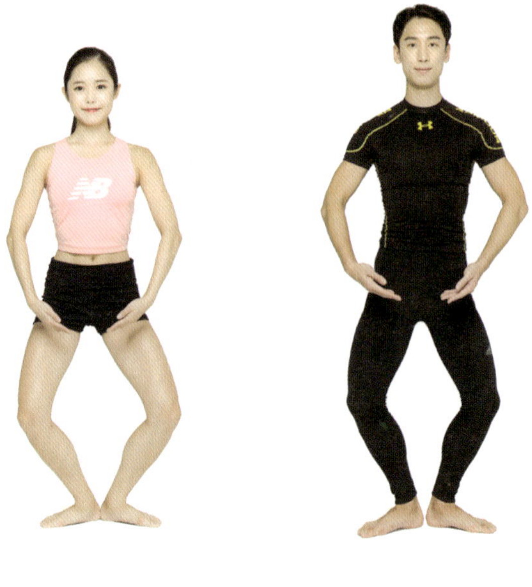

2

다리의 외회전은 유지하면서 천천히 무릎을 굽혀 뒤꿈치가 바닥에서 떨어지기 전까지 내려간다.

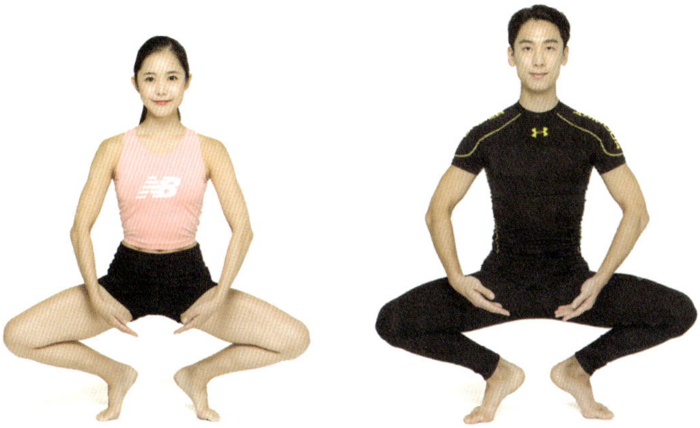

3

무릎을 계속 바깥쪽으로 밀어내면서 바닥까지 최대한 몸을 내린다. 엉덩이를 안쪽으로 조이며 처음 자세로 돌아간다.

DAY 6 커플 식단 | 총 1,170kcal

아침 쌀의 양을 줄인 일반 식사(350kcal)
오전 간식 사과 반 개(70kcal) | 모닝두부 1개(100kcal) | 귤 2개(80kcal)
점심 찐 고구마 1개(200kcal) | 방울토마토 15개(30kcal) | 브로콜리 200g(60kcal)
오후 간식 토마토주스 50ml(40kcal)
저녁 삶은 달걀 1개(100kcal) | 두유 200ml(140kcal)
* 물을 하루에 2L 이상 마셔 수분섭취를 충분히 해준다.

DAY 7

힙 업&엉덩이 탄력 만들기

목표 유산소 운동으로 엉덩이부터 허벅지까지 자극을 주어 하체의 지방을 없애고, 스쿼트를 통해 엉덩이 근육에 탄력을 만든다.

운동 순서

01 처진 엉덩이 올리기 2

02 허벅지 군살 빼기

03 몸 전체 탄력 만들기

01 처진 엉덩이 올리기 2

84쪽 10회×3세트

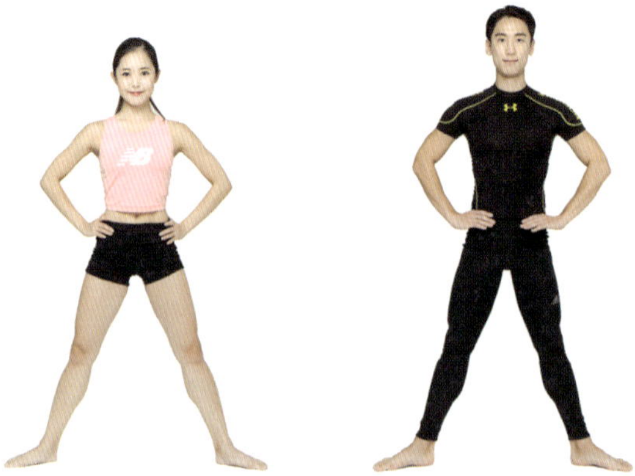

1

어깨의 두 배 너비 정도로 다리를 벌리고 서서 양손을 골반 위에 둔다.

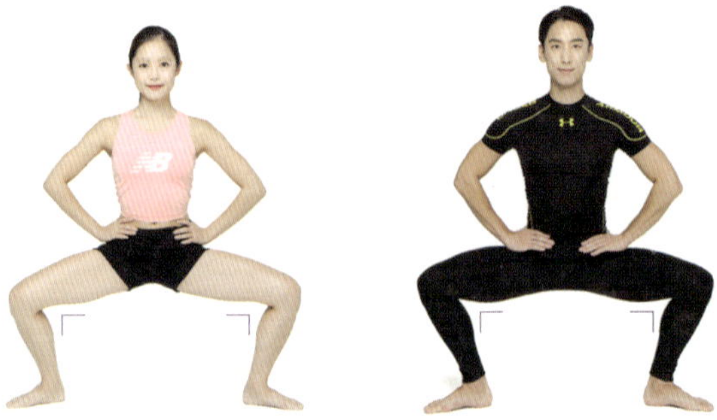

2

자세를 유지한 상태로 다리가 직각 모양이 될 때까지 무릎을 굽혀 몸을 내린다. 엉덩이를 최대한 안쪽으로 조이며 처음 자세로 돌아간다.

02 허벅지 군살 빼기

90쪽 다리 번갈아 15회 x 3세트

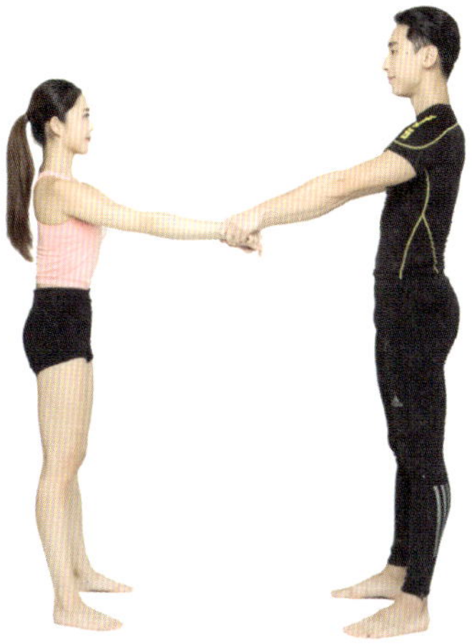

1

서로 마주 본 상태에서 두 다리를 골반 너비로 벌리고 선다. 양손을 서로 맞잡는다.

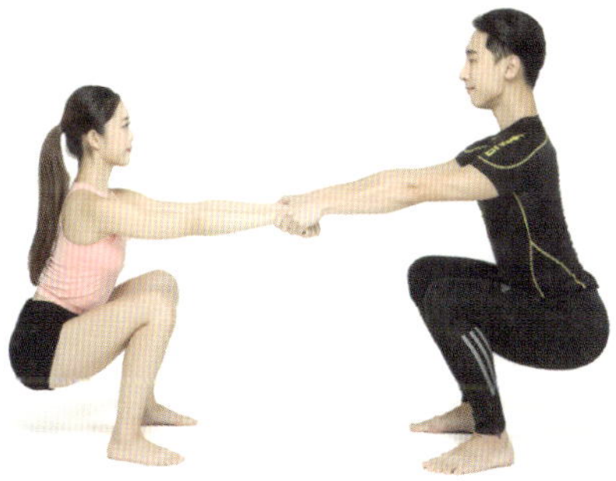

2

자세를 유지한 상태로 숨을 내쉬며 무릎을 구부려 앉는다.

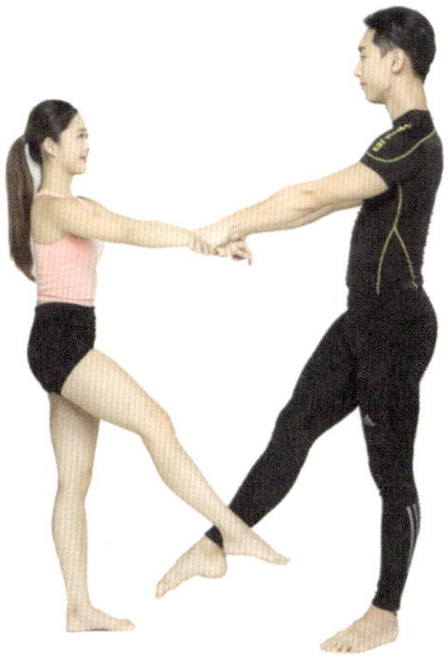

3

무릎을 펴서 일어나면서 오른쪽 발목을 들어 서로 터치한다. 다시 무릎을 구부려 앉았다가 일어나면서 왼쪽 발목을 들어 서로 터치한다.

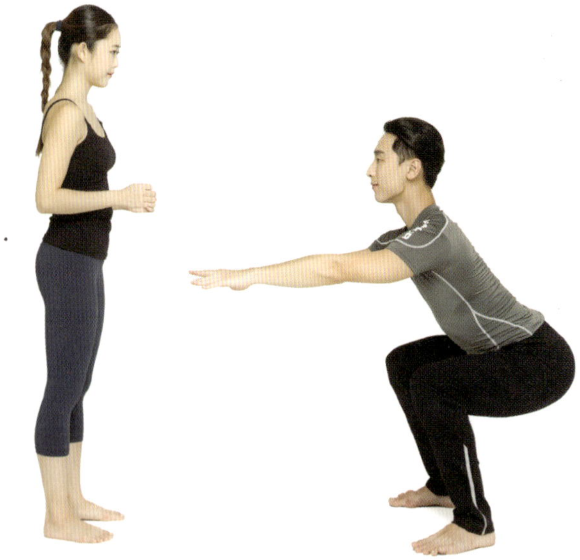

1

여자는 편하게 서서 준비하고,
남자는 양팔을 앞으로 뻗어 스쿼트
자세를 유지한다.

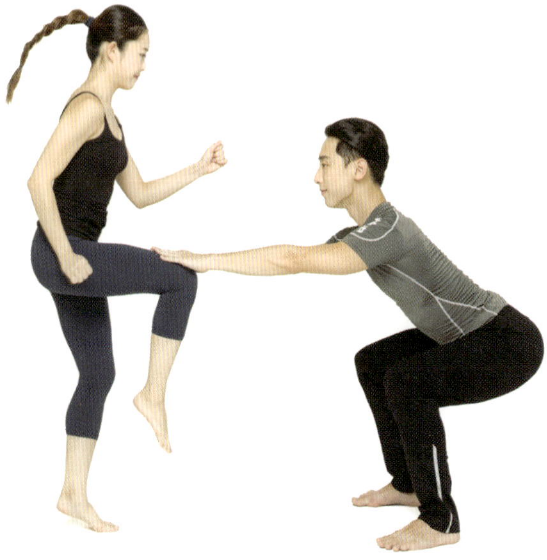

2

여자는 양 무릎이 번갈아 가며
남자의 손에 닿도록 10초 동안
제자리에서 전력질주를 한다.

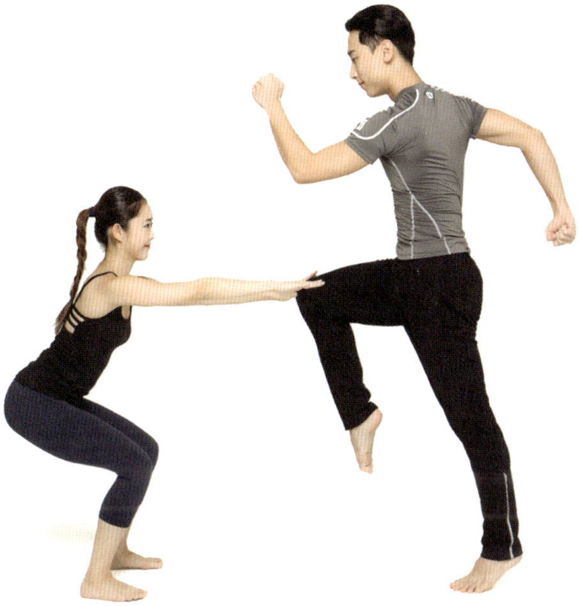

3

남자와 여자의 위치를 바꿔서 남자가 10초 동안 전력질주를 한다.

DAY 7 커플 식단 | **총 1,322kcal**

아침 닭가슴살 200g(200kcal) | 두유 200ml(140kcal)

오전 간식 방울토마토 20개(40kcal)

점심 찐 고구마 1개(200kcal) | 오이 1개(20kcal)

오후 간식 플레인 요거트 100ml(100kcal)

저녁 등심 스테이크 150g(600kcal) | 토마토 1개(22kcal)

* 물을 하루에 2L 이상 마셔 수분섭취를 충분히 해준다.

DAY 8

울퉁불퉁 허벅지 군살 빼기

목표 여자는 스키니진이 두렵지 않을 슬림한 다리 라인을, 남자는 탄탄한 허벅지를 만든다. 또한 발목을 강화시키고 하체의 군살도 정리한다.

운동 순서

01 예쁜 종아리 라인 만들기

02 발목 강화시키기

03 점프로 탄력 있는 다리 만들기

04 볼록한 승마살 빼기

01 예쁜 종아리 라인 만들기

92쪽 좌우 번갈아 15회×3세트

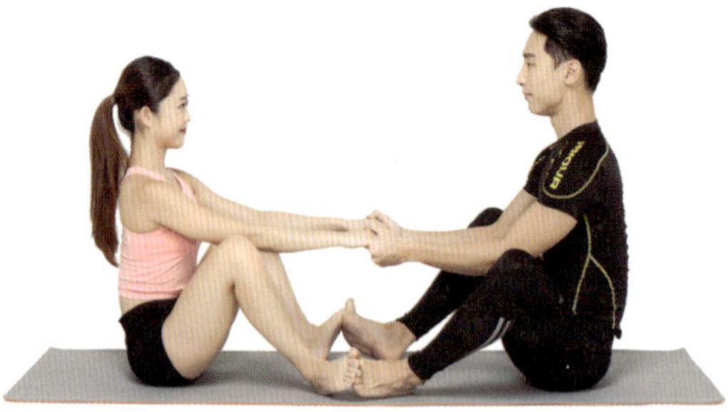

1

양손을 잡고 가까이 마주 앉는다. 발끝을 꺾어 세워 서로 발가락을 붙이고 준비한다.

2

여자는 오른쪽 무릎, 남자는 왼쪽 무릎을 쭉 펴 다리 뒤쪽을 스트레칭시키며 3초 동안 자세를 유지한다.

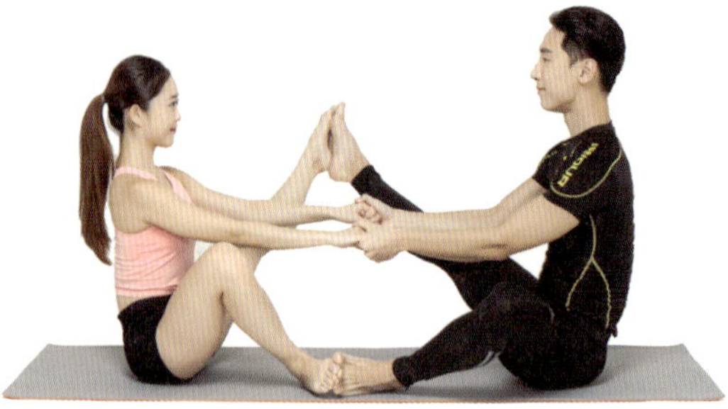

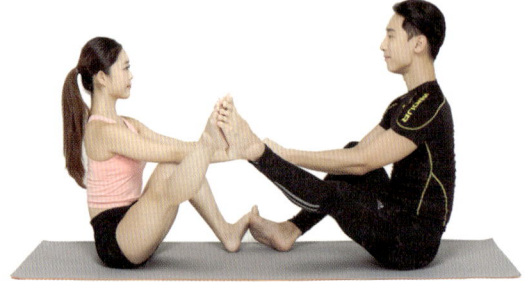

3

처음 자세로 돌아갔다가 동일한 방법으로 반대쪽도 진행한다.

02 발목 강화시키기

102쪽 좌우 번갈아 15회×3세트

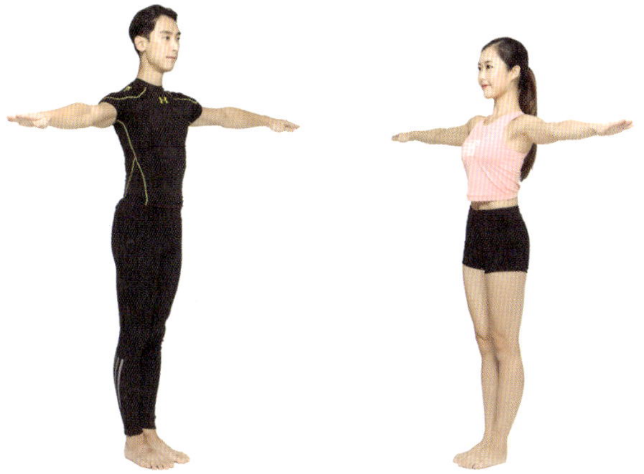

1

양팔을 어깨 높이로 벌린 채
정면을 바라보고 선다.

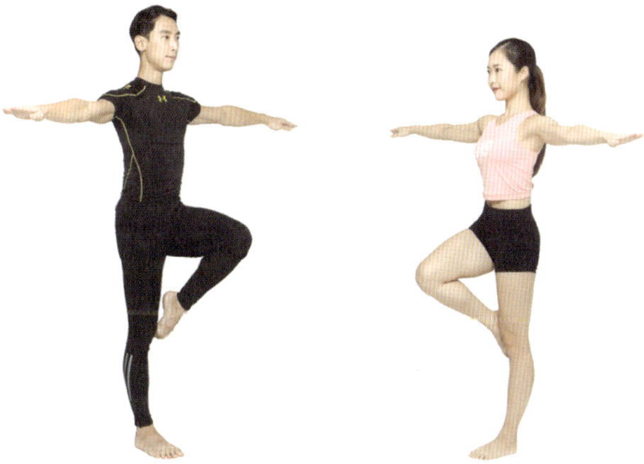

2

한쪽 다리의 무릎을 접어 올려서
발끝을 몸 쪽으로 끌어올린다.

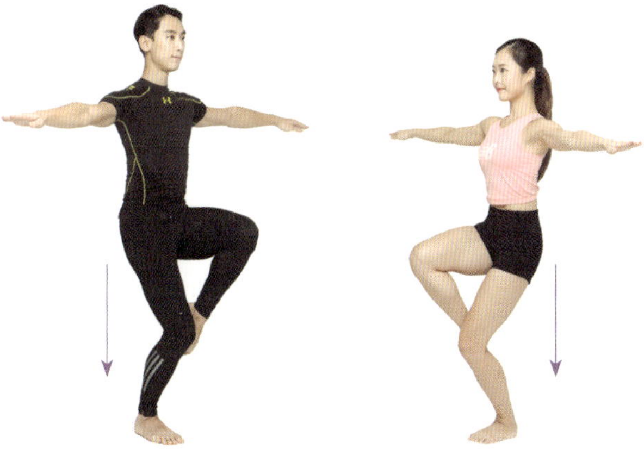

3

중심을 잡고 반대쪽 다리의
무릎을 굽혀 몸을 천천히
내린다. 2초 동안 자세를
유지한다. 숨을 들이마시며
처음 자세로 돌아간다.

03 점프로 탄력 있는 다리 만들기

106쪽 15회×3세트

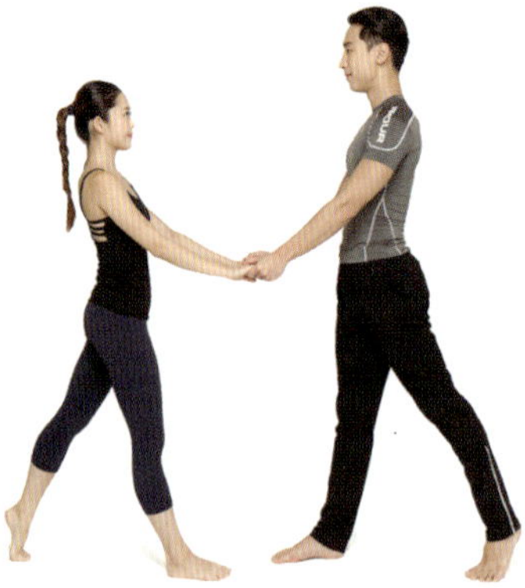

1

양손을 마주 잡고 왼쪽 다리를 뒤로 뻗어 무게 중심을 오른쪽 다리에 둔다.

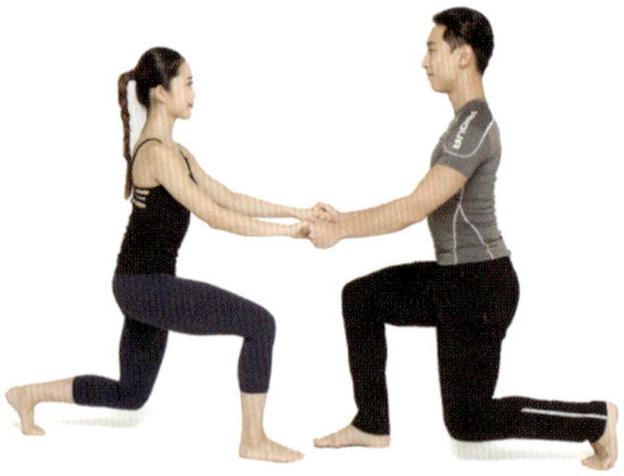

2

숨을 내쉬며 오른쪽 무릎을 90도로 굽혀 런지 자세를 만든다.

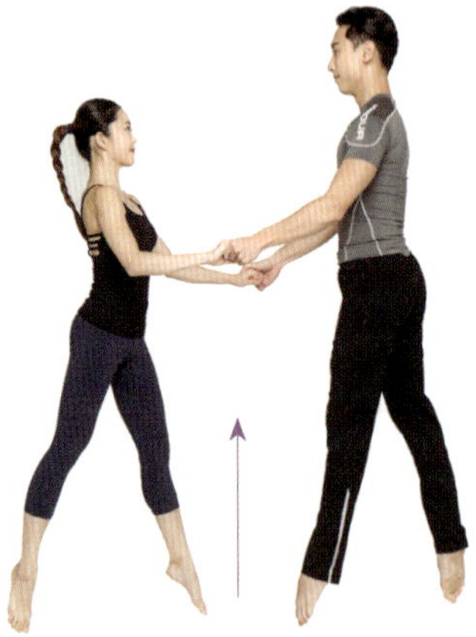

3

발의 위치를 반대로 바꾸면서 두 다리를 쭉 뻗은 채 위로 점프를 한다.

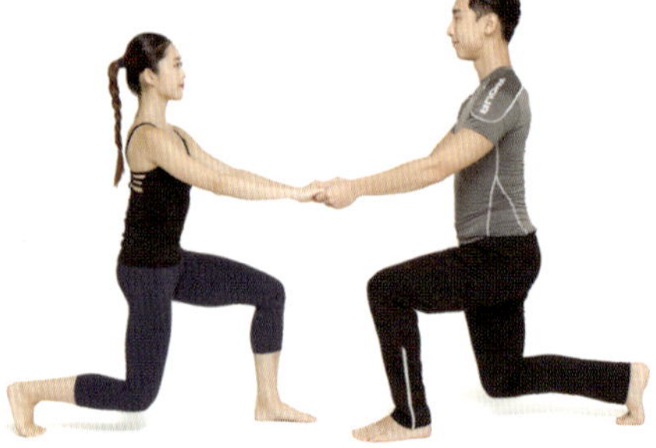

4

발의 위치가 바뀐 상태 그대로 착지하여 런지 자세를 만든다.

04 볼록한 승마살 빼기

94쪽 좌우 각각 15회×3세트

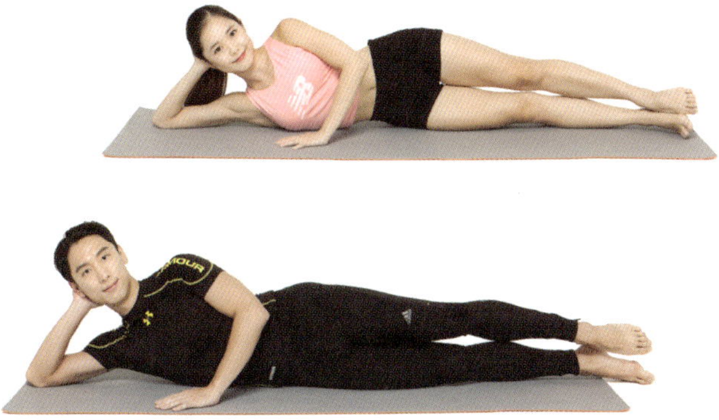

1

오른쪽 팔을 머리에 괴고
두 다리를 쭉 뻗어 붙인 채
오른쪽으로 눕는다.

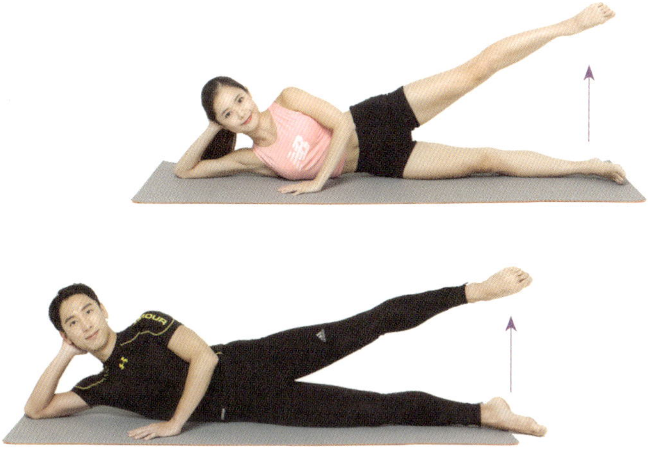

2

숨을 내쉬며 왼쪽 다리를 들어
올린 후 3초 동안 자세를 유지한다.
처음 자세로 돌아간다.

DAY 8 커플 식단 | **총 1,192kcal**

아침 통밀빵 1개(100kcal) | 저지방 우유 200ml(100kcal) | 사과 반 개(70kcal)
오전 간식 삶은 달걀 1개(100kcal)
점심 쌀의 양을 줄인 일반 식사(350kcal)
오후 간식 찐 고구마 1개(200kcal) | 오이 스틱 채소 250g(22kcal)
저녁 닭가슴살 샐러드(250kcal)
* 물을 하루에 2L 이상 마셔 수분섭취를 충분히 해준다.

DAY 9

슬림한 다리 만들기

목표 허벅지 안쪽 살을 빼고 닭다리 같은 종아리의 알도 빼 다리를 매끈하게 만든다.

운동 순서

01 예쁜 허벅지 라인 만들기
02 아랫배 군살 정리하기
03 앞 허벅지 슬림하게 만들기
04 허벅지 안쪽 살 빼기

01 예쁜 허벅지 라인 만들기

80쪽 다리 번갈아 30회×3세트

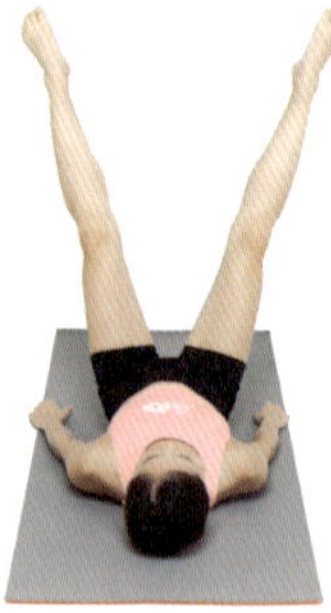
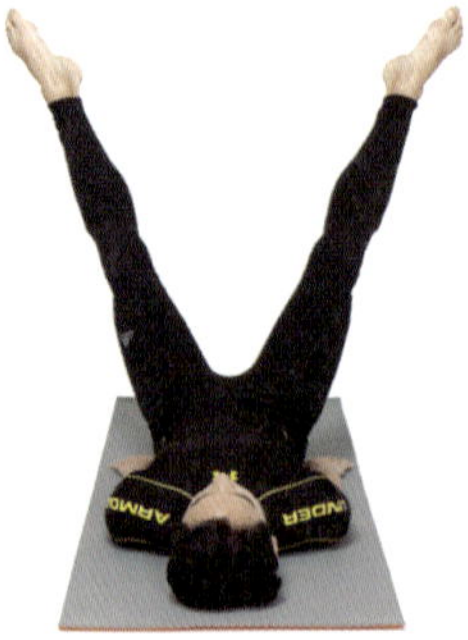

1

두 다리를 붙이고 위로 쭉 편 채 하늘을 바라보고 눕는다. 두 다리를 45도로 내려 높이를 유지한 상태에서 발끝을 쭉 편 후 양옆으로 벌린다.

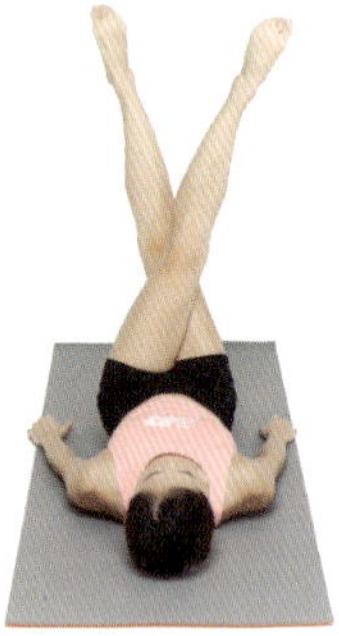
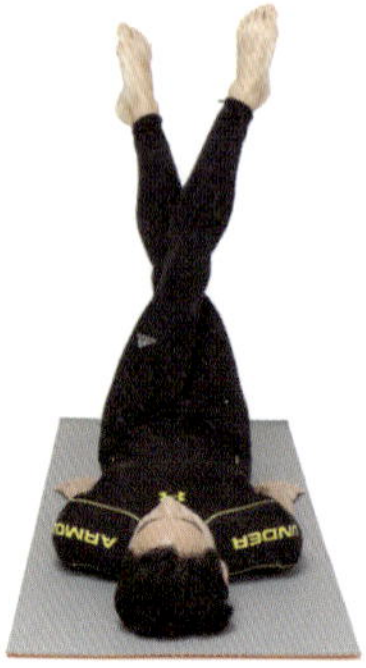

2

왼쪽 다리가 위로 올라가도록 해서 두 다리를 모아 교차한다.

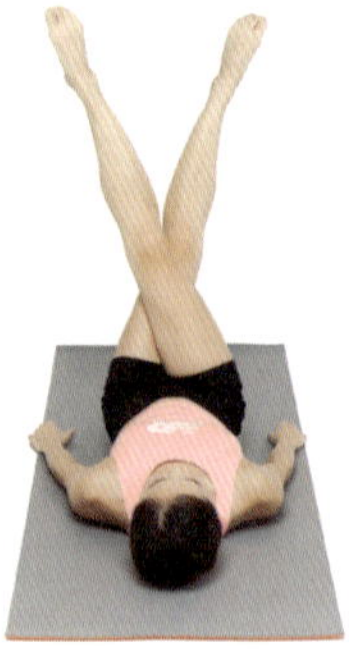
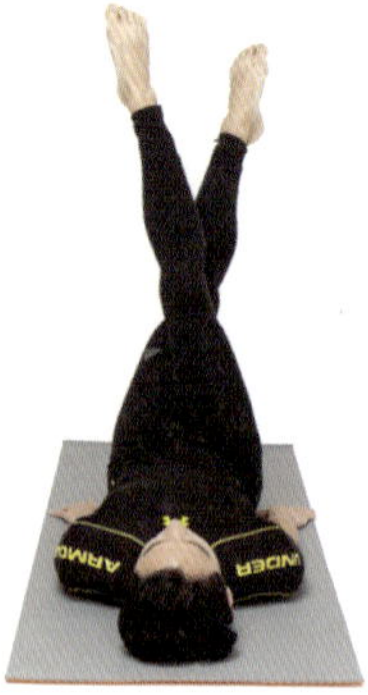

3

다시 다리를 양옆으로 벌렸다가, 오른쪽 다리가 위로 올라가도록 모아 교차한다.

02 아랫배 군살 정리하기

40쪽 남녀 위치 번갈아 10회×3세트

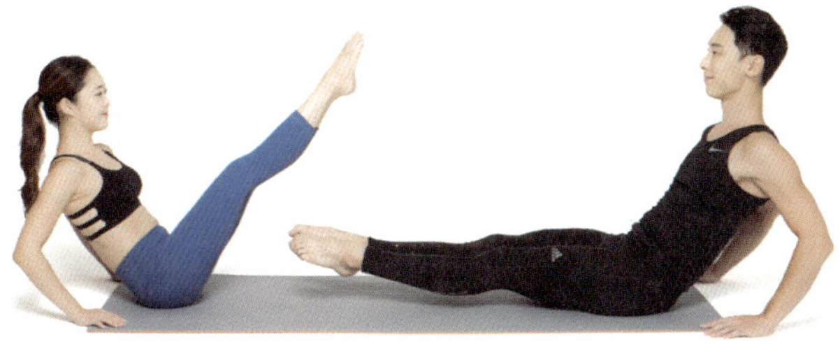

1

마주 보고 앉아 양손을 엉덩이 뒤쪽에 내려놓고, 몸통을 뒤로 기울여 팔로 지지한다. 여자는 두 다리를 일직선으로 뻗어 위로 올리고, 남자는 아래로 내려 준비한다.

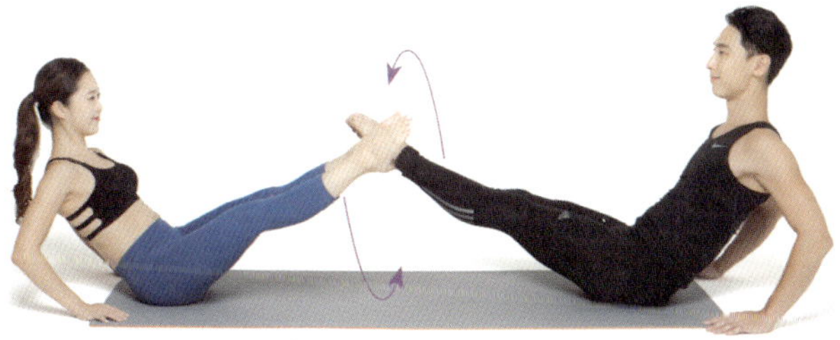

2

여자는 시계 방향으로 다리를 360도 돌려주고, 서로 엇갈리도록 남자는 시계 반대 방향으로 360도 돌려준다. 10회 반복한다.

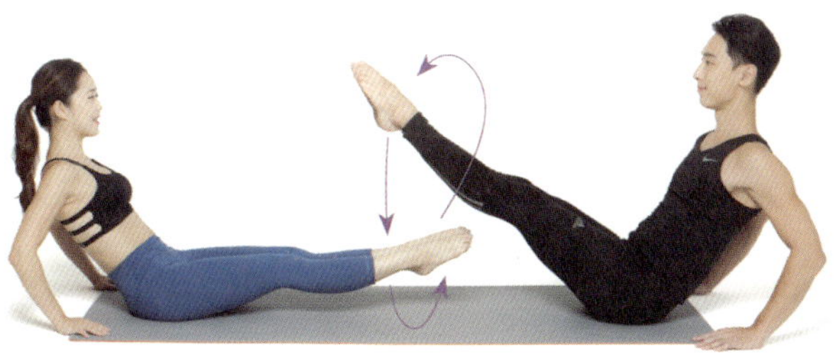

3

남자와 여자의 다리 위치를 바꿔 준비한다. 여자는 시계 반대 방향, 남자는 시계 방향으로 다리를 360도 돌려준다. 10회 반복한다.

03 앞 허벅지 슬림하게 만들기

100쪽 10회×3세트

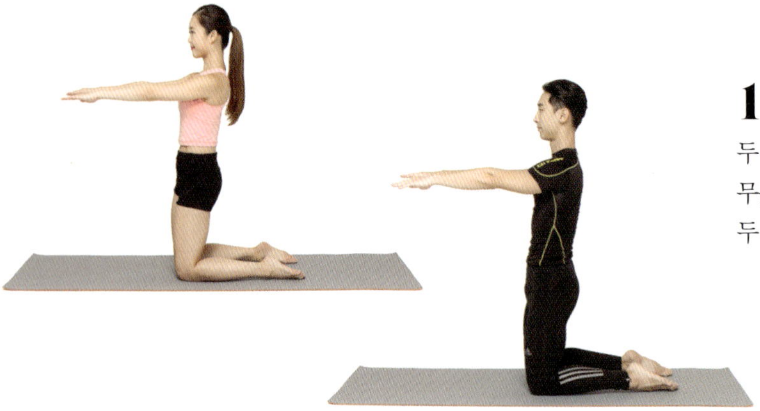

1

두 다리를 골반 너비로 벌리고 무릎을 꿇고 세워서 앉는다. 이때 두 팔은 앞으로 쭉 뻗는다.

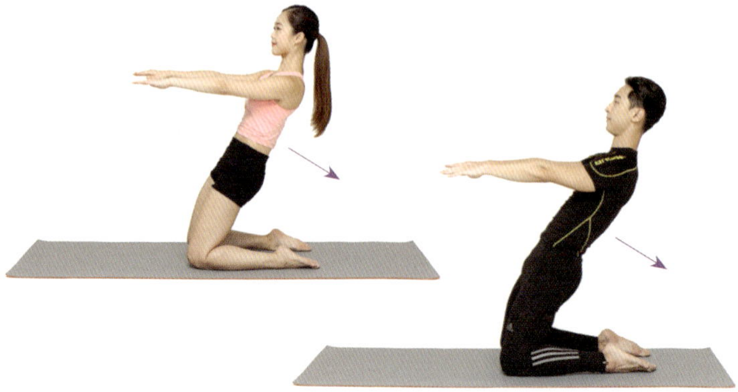

2

숨을 내쉬면서 몸통의 선을 유지한 채 뒤로 기울여 가능한 높이만큼 천천히 내려간다. 처음 자세로 돌아간다.

04 허벅지 안쪽 살 빼기

78쪽 좌우 각각 15회×3세트

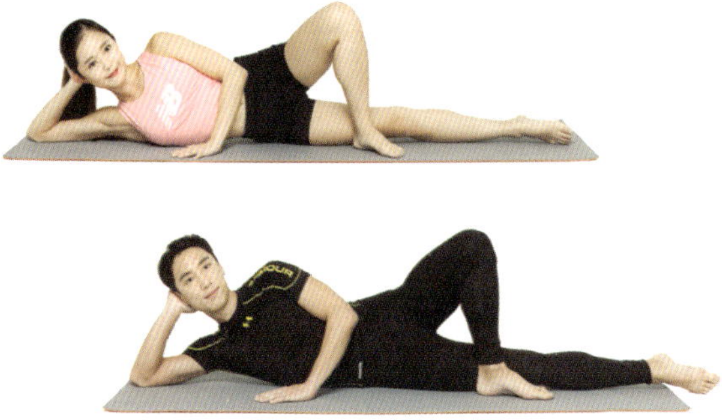

1

오른팔을 머리에 괴고 오른쪽으로 눕는다. 오른쪽 허벅지 앞으로 왼쪽 무릎을 세워 준비한다.

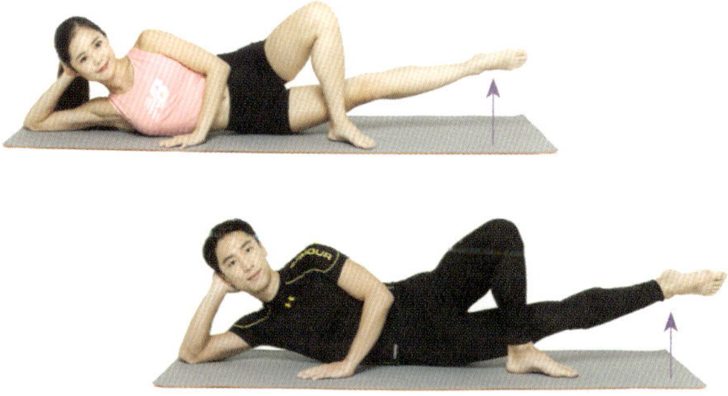

2

숨을 내쉬면서 오른쪽 다리를 위로 들어 올리고 안쪽 허벅지 힘을 이용해 3초 동안 자세를 유지한다. 처음 자세로 돌아간다.

DAY 9 커플 식단 | 총 1,282kcal

아침 스크램블 에그 2개(250kcal) | 저지방 우유 200ml(100kcal) | 스틱 채소 250g(30kcal)
오전 간식 블루베리 50g(30kcal) | 무지방 요거트 90g(70kcal)
점심 쌀의 양을 줄인 일반 식사(350kcal)
오후 간식 사과 반 개(70kcal) | 브로콜리 200g(60kcal)
저녁 찐 고구마 1개(200kcal) | 바나나 1개(100kcal) | 오이 스틱 채소 250g(22kcal)
* 물을 하루에 2L 이상 마셔 수분섭취를 충분히 해준다.

DAY 10

몸 전체 밸런스 잡기

목표 유산소 운동을 통해 체지방 감량과 함께 심폐능력을 향상시키고, 몸의 균형을 잡아주는 운동으로 몸의 밸런스를 잡는다.

운동 순서

01 쭉 뻗은 다리 라인 만들기

02 점프로 탄력 있는 다리 만들기

03 탄력 있는 꿀벅지 만들기

04 발목 강화시키기

01 쭉 뻗은 다리 라인 만들기

98쪽 다리 번갈아 각각 30회×3세트

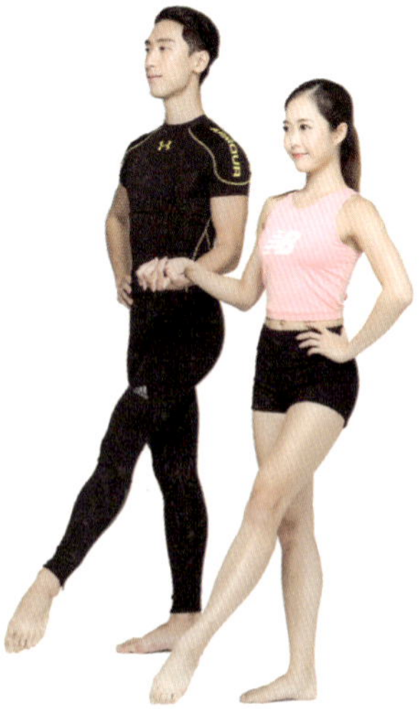

1

한쪽 손을 잡고 나란히 선다. 무릎을 편 상태에서 중심을 잡고 왼쪽 다리를 앞으로 뻗어준다. 이때 발끝을 쭉 펴 포인 자세를 만든다.

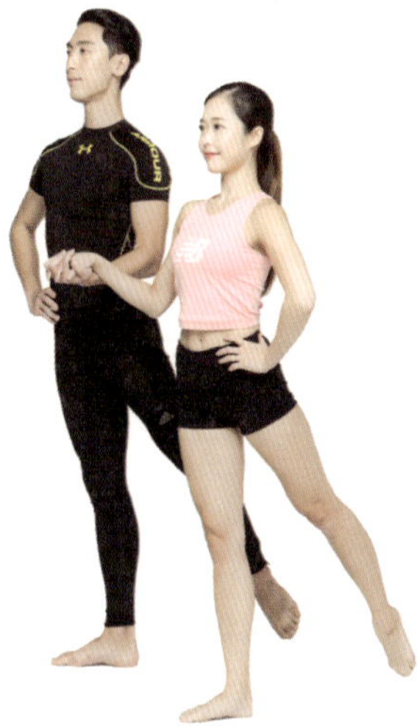

2

왼쪽 다리를 바닥에 스치면서 뒤로 뻗어준다. 다시 앞으로 뻗어준다.

02 점프로 탄력 있는 다리 만들기

106쪽 15회×3세트

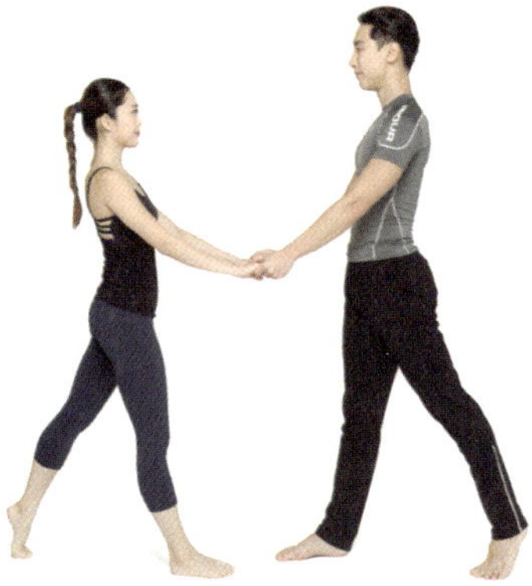

1

양손을 마주 잡고 왼쪽 다리를 뒤로 뻗어 무게 중심을 오른쪽 다리에 둔다.

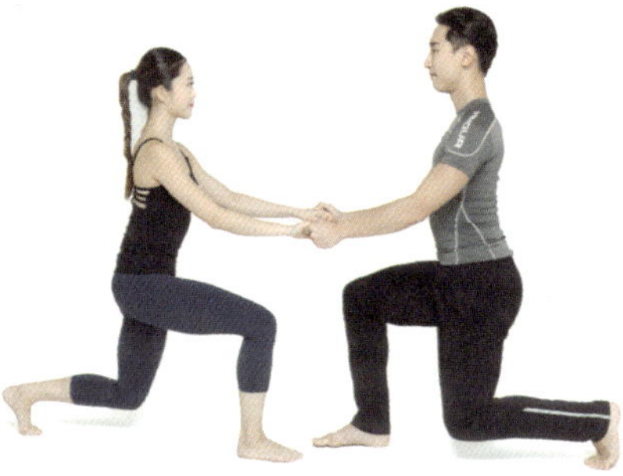

2

숨을 내쉬며 오른쪽 무릎을 90도로 굽혀 런지 자세를 만든다.

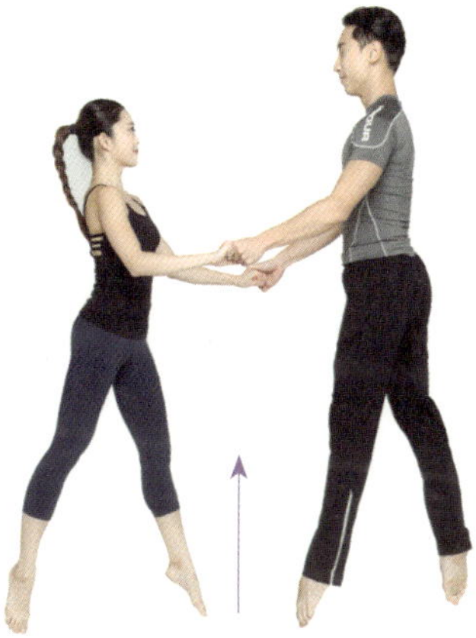

3

발의 위치를 반대로 바꾸면서 두 다리를 쭉 뻗은 채 위로 점프를 한다.

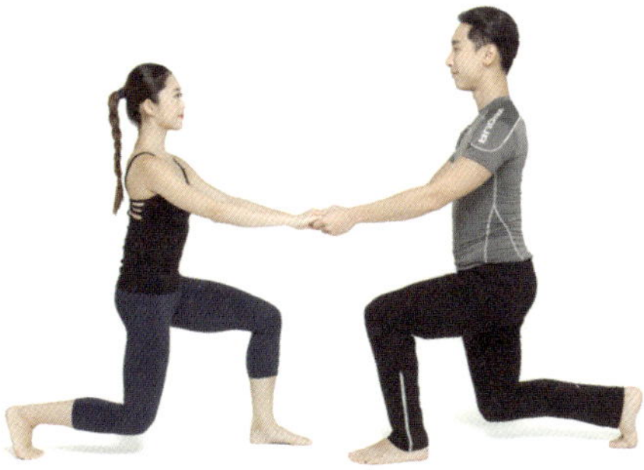

4

발의 위치가 바뀐 상태 그대로 착지하여 런지 자세를 만든다.

03 탄력 있는 꿀벅지 만들기

96쪽 5~10회

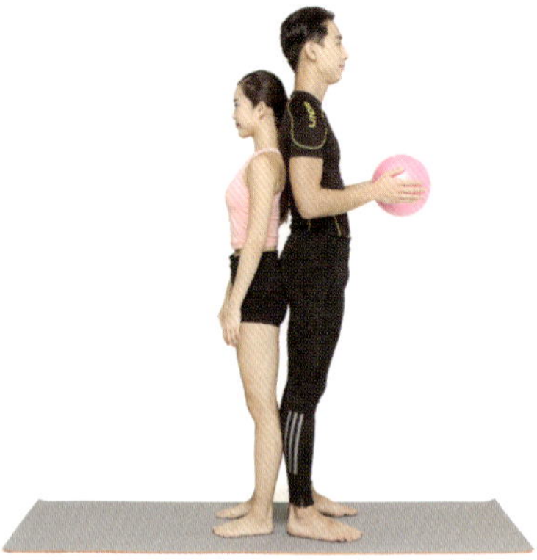

1

서로 등을 대고 선다. 이때
남자는 공을 들고 준비한다.

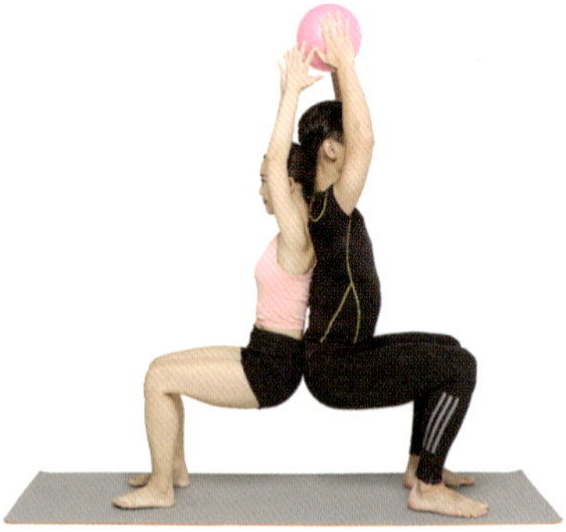

2

서로의 등에 기댄 채 한 발
앞으로 걸어나가 스쿼트 자세를
만든다. 두 팔을 들어 올려
상대방의 머리 위로 들고 있던
공을 전달한다.

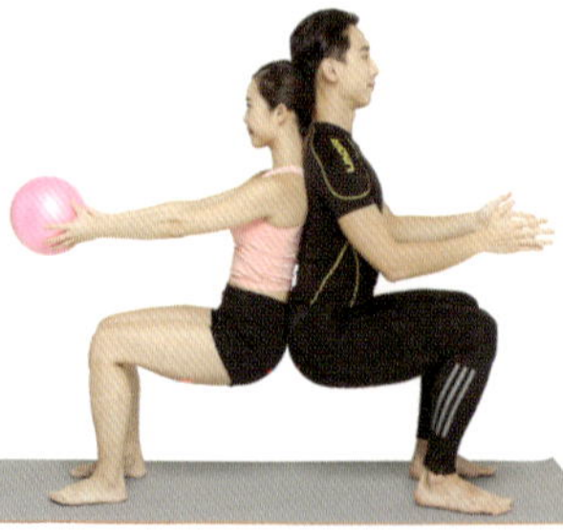

3

스쿼트 자세를 유지하며 두 팔을
어깨 높이까지 쭉 뻗어 내린다.

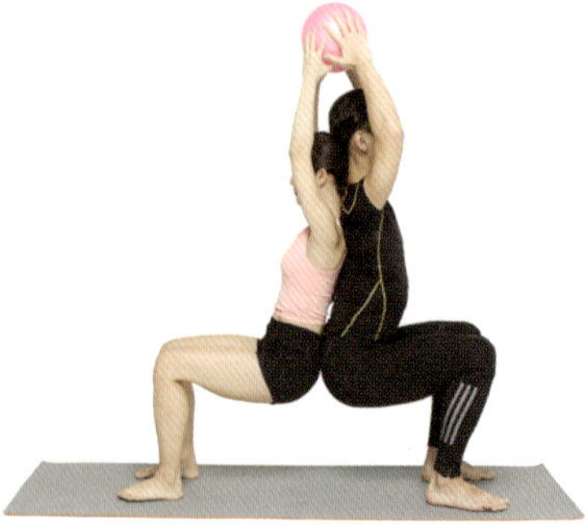

4

동일한 방법으로 다시
상대방에게 공을 넘겨준다.

04 발목 강화시키기

102쪽 좌우 번갈아 15회×3세트

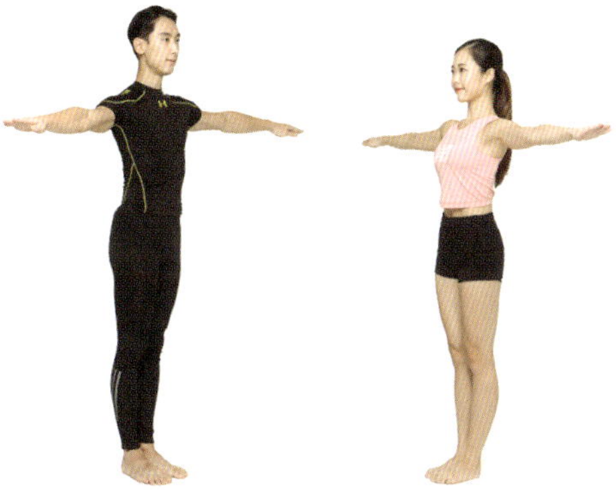

1

양팔을 어깨 높이로 벌린 채 정면을 바라보고 선다.

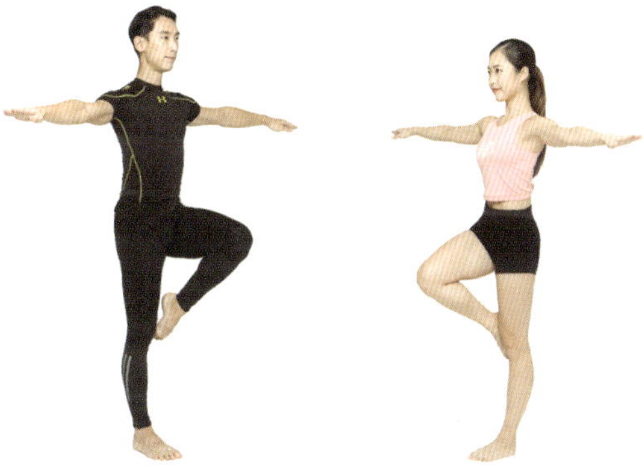

2

한쪽 다리의 무릎을 접어 올려서 발끝을 몸 쪽으로 끌어올린다.

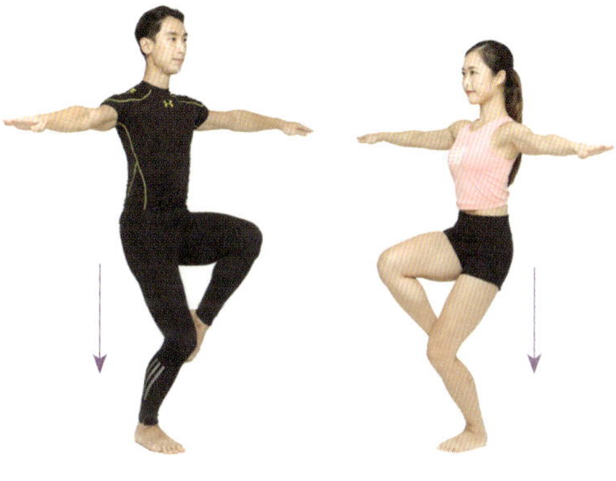

3

중심을 잡고 반대쪽 다리의 무릎을 굽혀 몸을 천천히 내린다. 2초 동안 자세를 유지한다. 숨을 들이마시며 처음 자세로 돌아간다.

DAY 10 커플 식단 | 총 1,270kcal

아침 저지방 우유 200ml(100kcal) | 시리얼 100g(380kcal) | 귤 1개 (40kcal)
오전 간식 바나나 1개(100kcal)
점심 싱겁게 먹는 일반 식사(400kcal)
오후 간식 플레인 요거트 100ml(100kcal)
저녁 달걀 샐러드(150kcal)
* 물을 하루에 2L 이상 마셔 수분섭취를 충분히 해준다.

DAY
11

꽁꽁 숨어 있는 군살 제거하기

목표 옆구리, 복부, 팔, 엉덩이 등 몸 전체에 보기 싫게 붙어 있는 군살을 제거한다.

운동 순서

01 러브 핸들 없애기
02 위 뱃살 빼기
03 발레리나처럼 아름다운 목선 만들기
04 처진 엉덩이 올리기2

01 러브 핸들 없애기

56쪽 20회×3세트

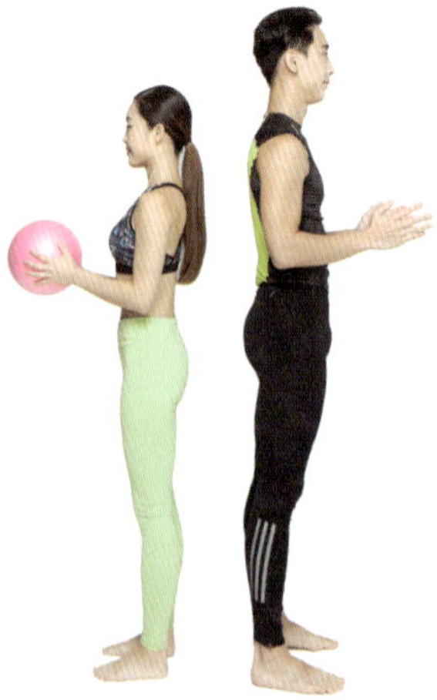

1

30cm 정도의 거리를 두고 서로 등을 지고 선다. 이때 여자가 공을 든다.

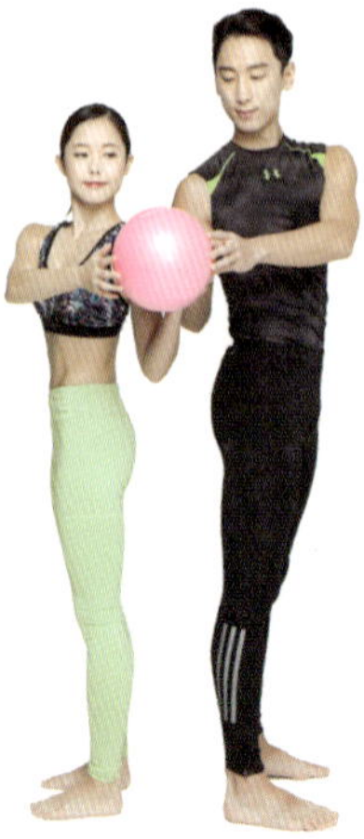

2

몸통을 같은 방향으로 회전시켜 남자에게 공을 건네준다.

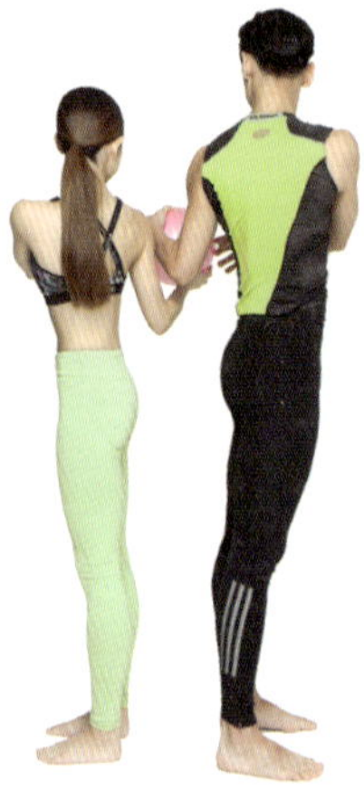

3

다시 반대 방향으로 회전시켜 여자에게 공을 건네준다.

02 위 뱃살 빼기

46쪽 10회×3세트

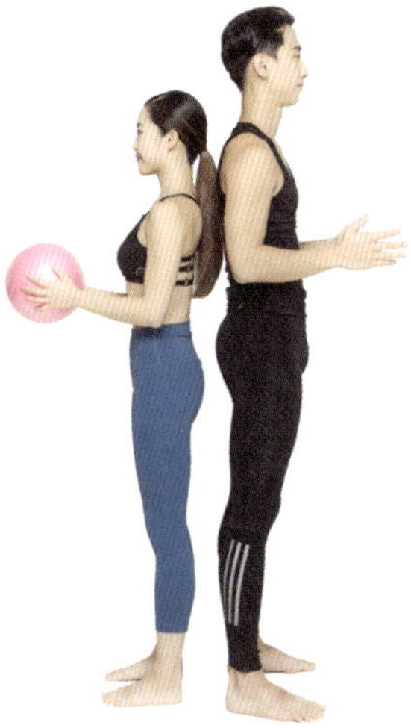

1

약간의 간격을 두고 서로 등을 지고 선다. 이때 여자가 공을 든다.

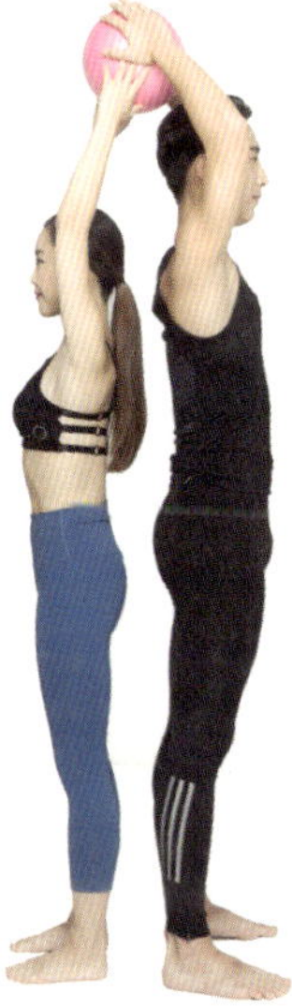

2

머리 위로 손을 들어 여자가 남자에게 공을 건네준다.

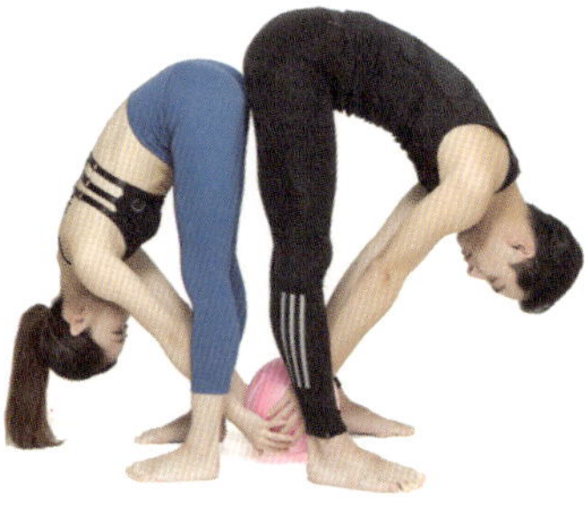

3

상체를 완전히 숙여 다리 사이로 남자가 여자에게 공을 건네준다. 다시 처음 자세로 돌아간다.

03 발레리나처럼 아름다운 목선 만들기

74쪽 20회×3세트

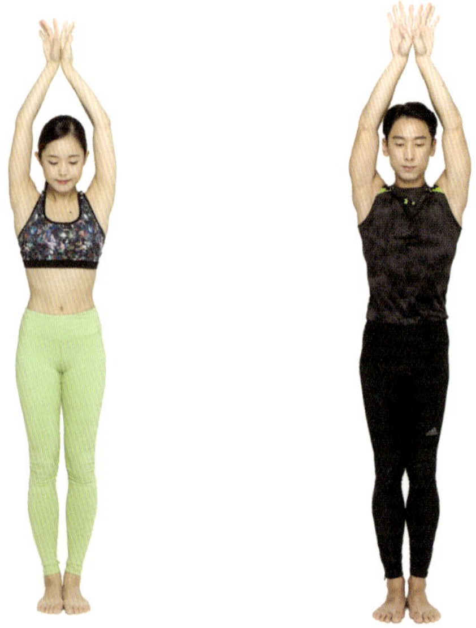

1

양팔을 위로 올리고 손등을 맞댄다. 이때 시선은 약간 아래를 향하게 한다.

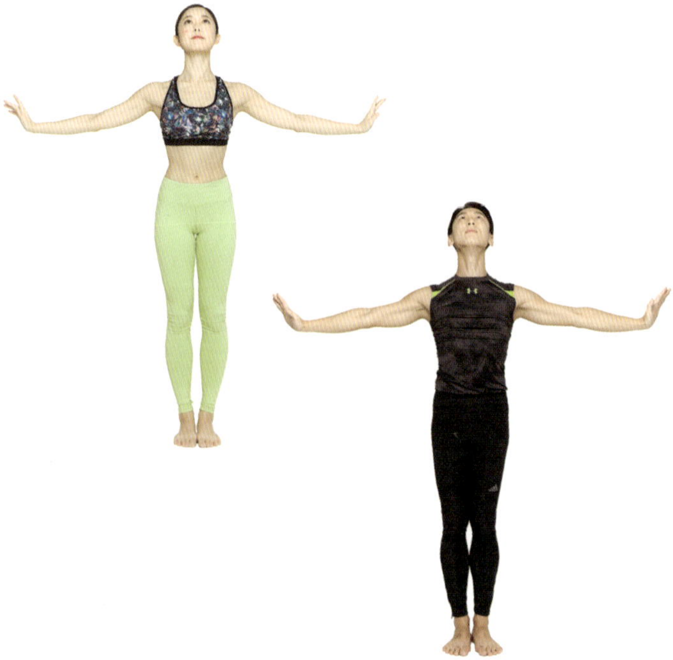

2

손바닥으로 벽을 쓸어내리듯 팔을 양옆으로 길게 뻗으며 어깨 높이까지 내린다. 이때 시선은 45도 위를 향하게 하고 목과 어깨를 최대한 멀리 떨어뜨리는 느낌으로 목을 늘여준다.

04 처진 엉덩이 올리기 2

84쪽 10회×3세트

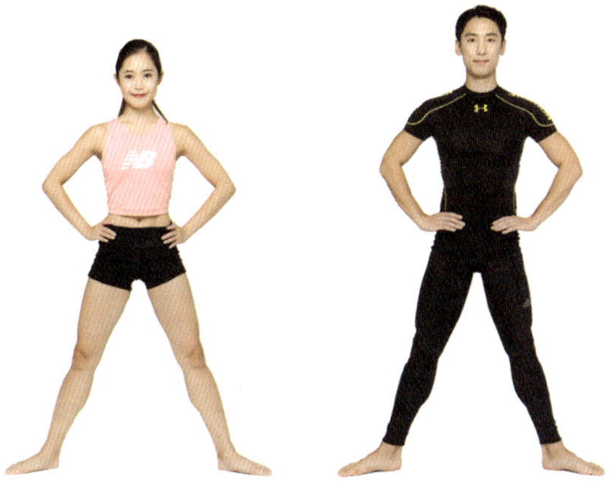

1

어깨의 두 배 너비 정도로 다리를 벌리고 서서 양손을 골반 위에 둔다.

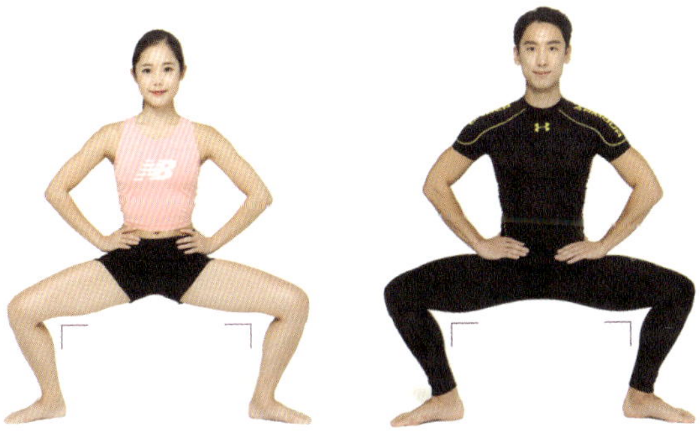

2

자세를 유지한 상태로 다리가 직각 모양이 될 때까지 무릎을 굽혀 몸을 내린다. 엉덩이를 최대한 안쪽으로 조이며 처음 자세로 돌아간다.

DAY 11 커플 식단 | 총 1,440kcal

아침 찐 고구마 1개(200kcal) | 방울토마토 10개(20kcal) | 브로콜리 200g(60kcal)
오전 간식 사과 반 개(70kcal) | 삶은 달걀 1개(100kcal)
점심 싱겁게 먹는 일반 식사(400kcal)
오후 간식 아몬드 10개(100kcal) | 두유 200ml(140kcal)
저녁 닭가슴살 샐러드(250kcal) | 모닝두부 1개(100kcal)
* 물을 하루에 2L 이상 마셔 수분섭취를 충분히 해준다.

DAY 12

11자 복근 만들기

목표 복부의 근육들을 자극시켜 탄력 있게 만들고 누구나 갖고 싶어하는 11자 복근도 만든다.

운동 순서

01 윗배 납작하게 만들기
02 11자 복근 만들기
03 예쁜 옆구리 라인 만들기
04 복부 속근육 만들기

01 윗배 납작하게 만들기

44쪽 15회×3세트

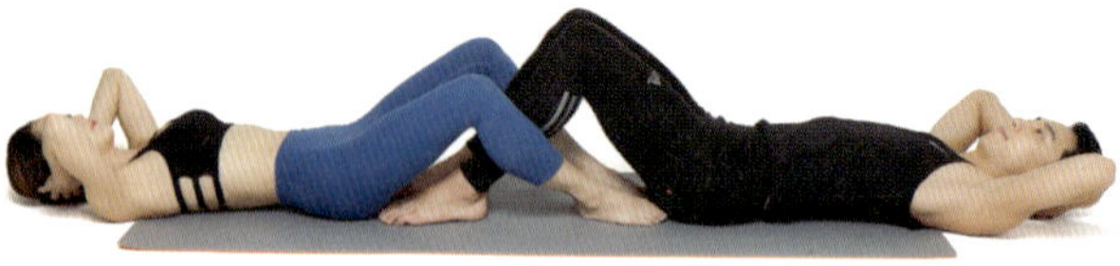

1

서로 마주 보고 양 무릎을 세워 앉는다. 두 발을 상대방의 엉덩이 아래에 넣고, 양손으로 머리를 받쳐서 눕는다.

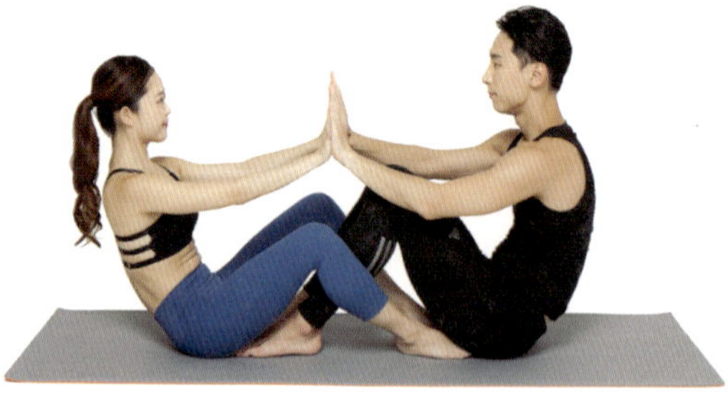

2

숨을 내쉬면서 윗몸일으키기를 하듯 복부의 힘으로 상체를 들어 올린 후, 복부를 최대한 수축시키며 상대방과 손바닥을 마주친다. 처음 자세로 돌아간다.

02 11자 복근 만들기

50쪽 15회 x 3세트

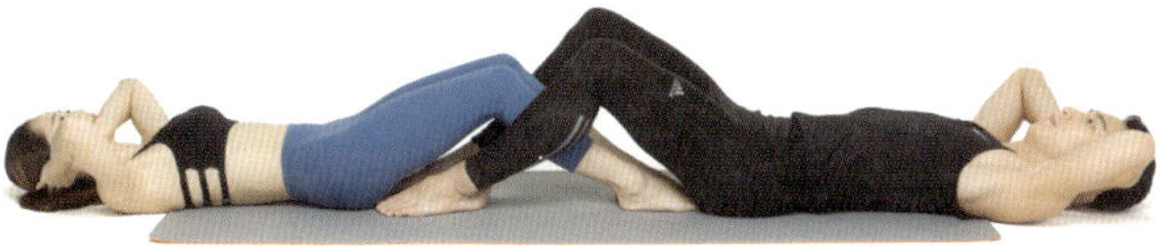

1

서로 마주 보고 양 무릎을 세워 앉는다. 두 발을 상대방의 엉덩이 아래에 넣고, 양손으로 머리를 받쳐서 눕는다.

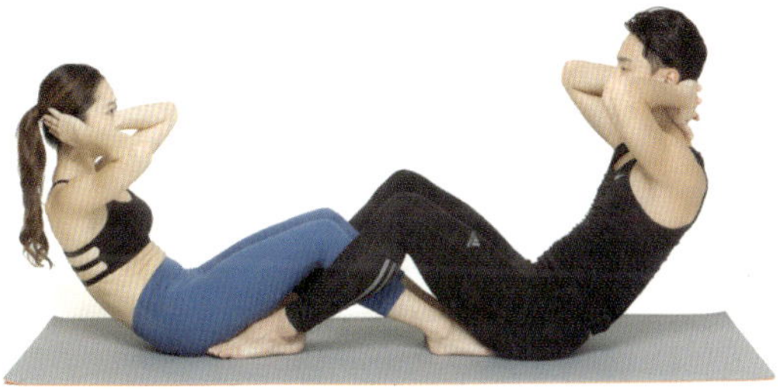

2

숨을 내쉬며 복부의 힘을 이용해 상체를 45도 들어 올린다.

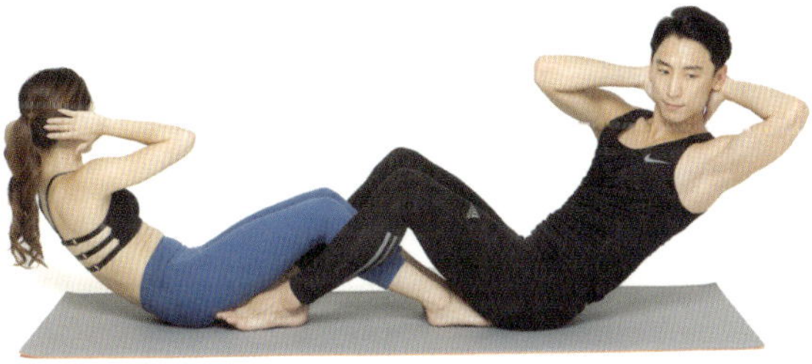

3

복사근의 힘을 이용해 상체를 왼쪽으로 회전시킨다.

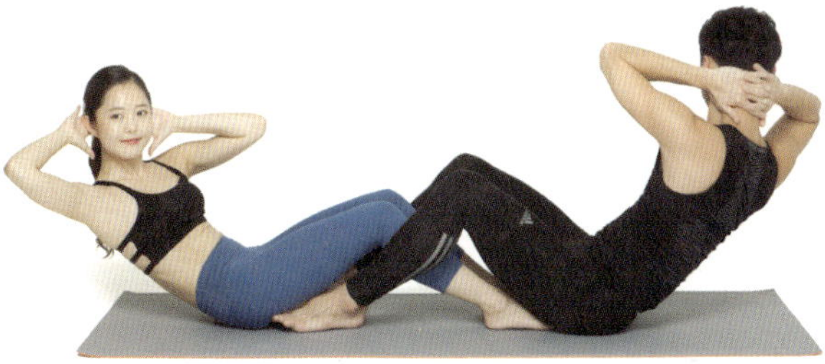

4

다시 상체를 반대 방향으로 회전시킨다. 2번 동작을 거쳐 처음 자세로 돌아간다.

03 예쁜 옆구리 라인 만들기

48쪽 좌우 각각 10회×3세트

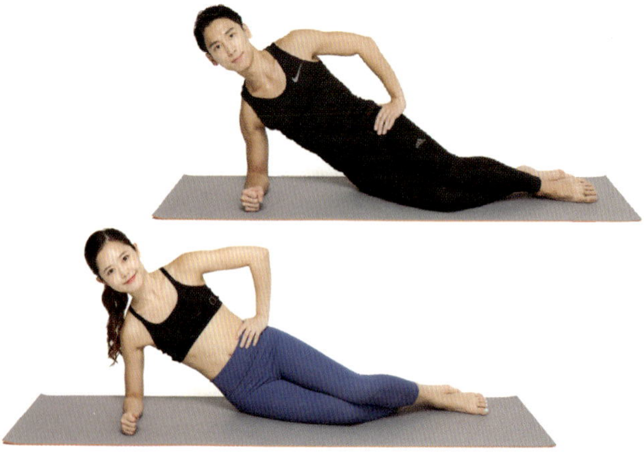

1

오른쪽 팔꿈치가 어깨 밑에서 90도를 유지하도록 몸통을 오른쪽으로 눕혀 준비한다. 이때 왼손은 허리에 올린다.

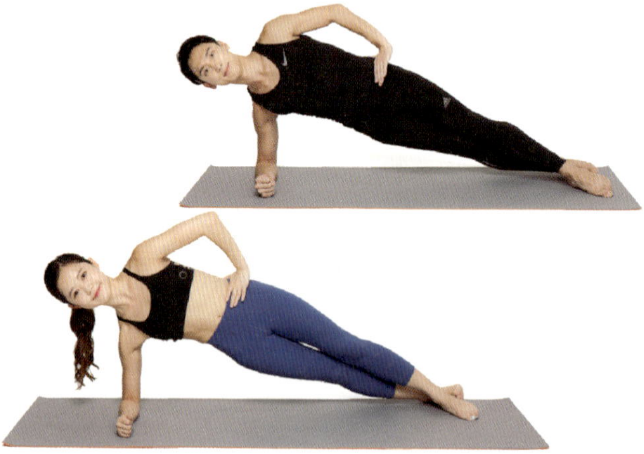

2

오른쪽 팔꿈치의 위치를 고정하고 엉덩이를 들어 올려 사이드 플랭크 자세를 만든 후 8초 동안 유지한다. 처음 자세로 돌아간다.

04 복부 속근육 만들기

52쪽 남녀 번갈아 3세트

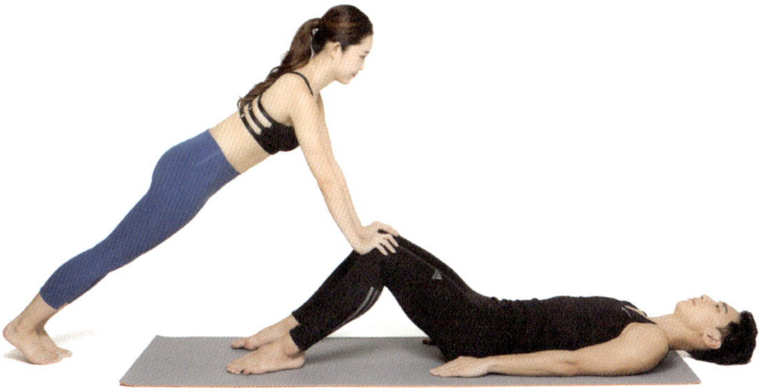

1

남자는 양 무릎을 세우고 눕는다. 여자는 남자의 무릎에 양손을 얹고 두 다리를 뒤로 길게 뻗어 몸통이 사선이 되도록 해 준비한다.

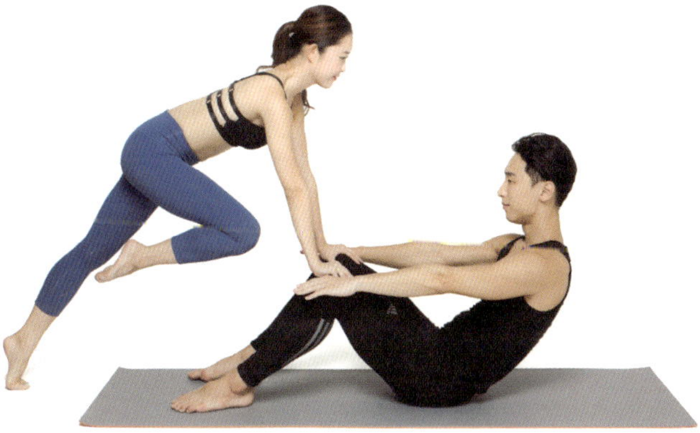

2

여자가 복부의 힘을 이용해 오른발과 왼발을 차례로 교차해 들어 올리며 20회 뛴다. 이때 남자는 숨을 내쉬면서 두 팔을 어깨 높이로 쭉 뻗어 올리고 상체를 들어 올려 복부의 힘으로 자세를 유지한다.

DAY 12 커플 식단 | 총 1,250kcal

아침 잡곡밥 2/3공기(200kcal) | 채소 반찬 or 생선 요리 (200kcal)
오전 간식 귤 2개(80kcal) | 파프리카 채소 스틱 100g(20kcal)
점심 쌀의 양을 줄인 일반 식사(350kcal)
오후 간식 블루베리 50g(30kcal) | 무지방 요거트 90g(70kcal)
저녁 닭가슴살 200g(200kcal) | 아몬드 10개(100kcal)
* 물을 하루에 2L 이상 마셔 수분섭취를 충분히 해준다.

DAY 13

팔 근력 키우기 & 체지방 없애기

목표 푸시 업과 플랭크를 통해 팔과 가슴 근력을 기르고, 러닝과 점프를 통해 온몸의 체지방을 줄인다.

운동 순서

01 탄력 있는 가슴 만들기

02 몸 전체 탄력 만들기

03 탄탄한 몸 만들기

01 탄력 있는 가슴 만들기

60쪽 20회×3세트

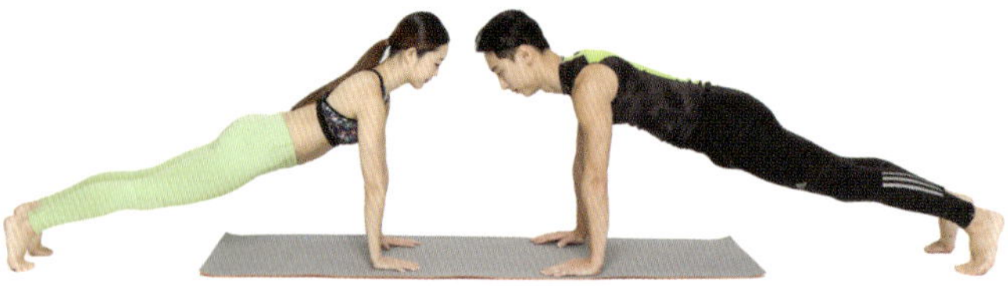

1

서로 마주 보고 엎드려 플랭크 자세를 만든다.

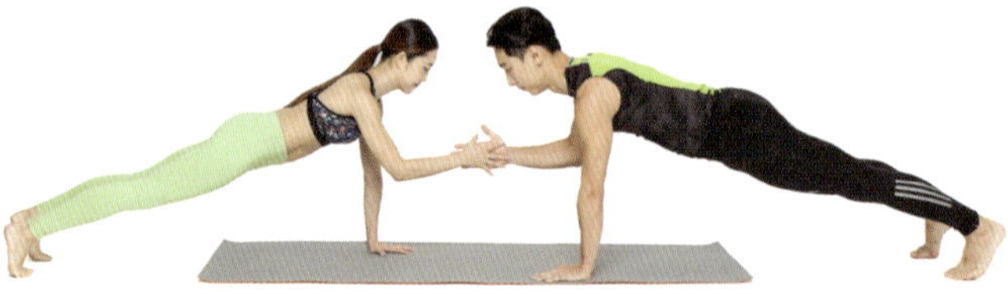

2

자세를 유지하면서 오른손을 상대방과 터치한다.

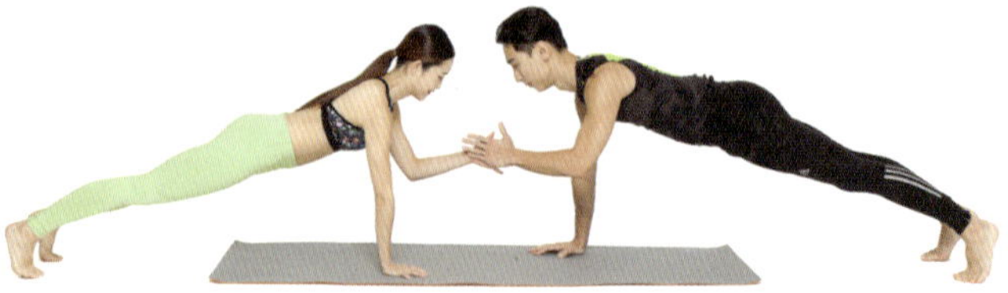

3

처음 자세로 돌아간다. 동일한 방법으로 반대쪽 손을 터치한다.

02 몸 전체 탄력 만들기

114쪽 남녀 번갈아 10초×3세트

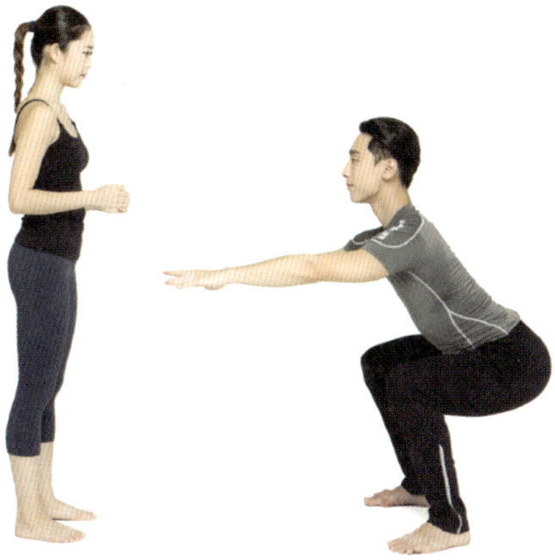

1

여자는 편하게 서서 준비하고, 남자는 양팔을 앞으로 뻗어 스쿼트 자세를 유지한다.

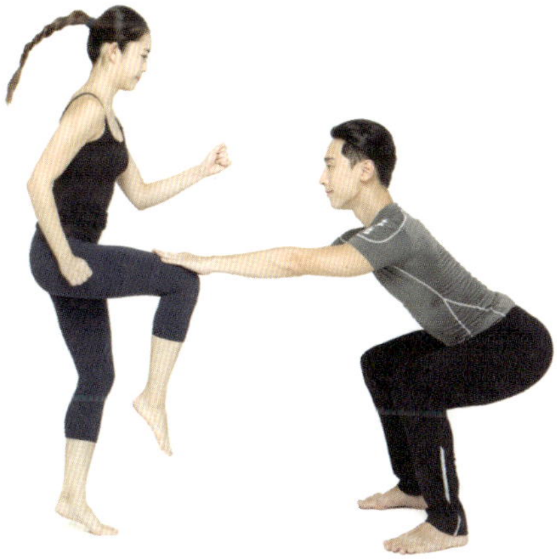

2

여자는 양 무릎이 번갈아 가며 남자의 손에 닿도록 10초 동안 제자리에서 전력질주를 한다.

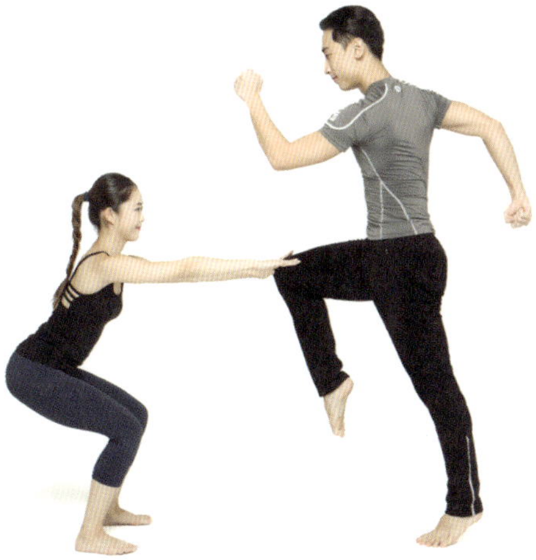

3

남자와 여자의 위치를 바꿔서 남자가 10초 동안 전력질주를 한다.

108쪽 남녀 번갈아 10회×3세트

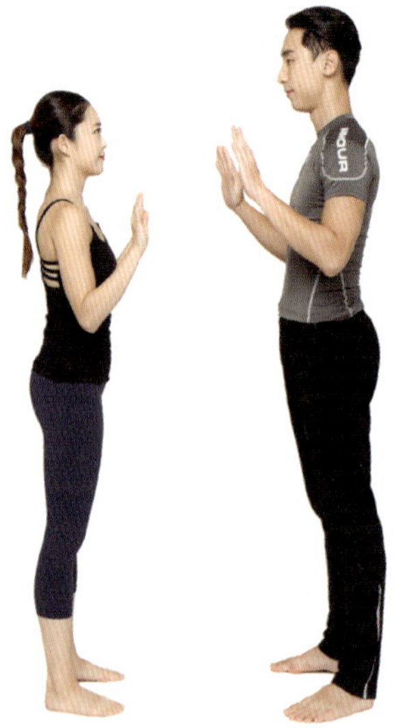

1

서로 마주 보고 선다. 양손을 가슴 높이에서 들고, 손바닥은 상대방을 향하게 한다.

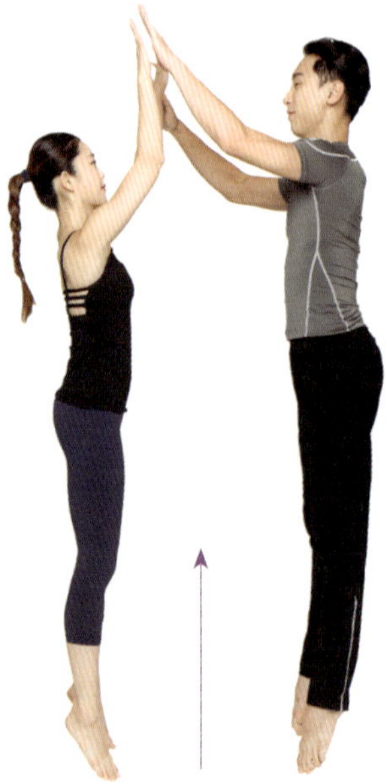

2

양손을 위로 올리면서 점프를 해 서로 손을 맞부딪힌다.

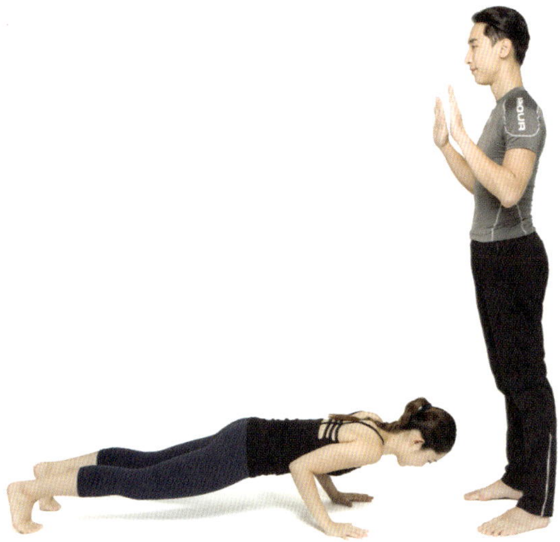

3

착지 후 여자는 숨을 들이마시며 땅에 양손을 대고 엎드린 자세로 팔꿈치를 굽혀 내려간다. 이때 양손을 먼저 땅에 대고 뒤이어 양발은 점프하듯 뒤로 뻗는다. 숨을 내쉬면서 푸시 업을 한 번 한다.

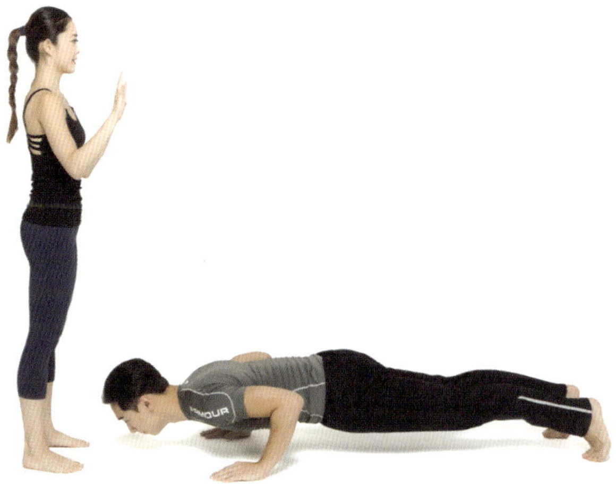

4

3번 과정을 거꾸로 시행해 처음 자세로 돌아갔다가 다시 점프를 한다. 착지 후 반대로 남자가 엎드려 푸시 업을 한다.

DAY 13 커플 식단 | 총 1,292kcal

아침 찐 고구마 1개(200kcal) | 달걀 샐러드(150kcal) | 바나나 1개(100kcal)
오전 간식 사과 반 개(70kcal)
점심 쌀의 양을 줄인 일반 식사(350kcal)
오후 간식 호두 2개(150kcal) | 오이 스틱 채소 250g(22kcal)
저녁 등심(50g) 스테이크 샐러드(250kcal)
* 물을 하루에 2L 이상 마셔 수분섭취를 충분히 해준다.

DAY 14

하체 체지방 없애기

목표 마지막으로 몸 전체에 탄력을 만들고, 특히 하체의 체지방을 감량시킨다.

운동 순서

01 애플 힙 만들기

02 점프로 탄력 있는 다리 만들기

03 몸 전체 군살 제거하기

04 쭉 뻗은 다리 라인 만들기

01 애플 힙 만들기

86쪽 15회×3세트

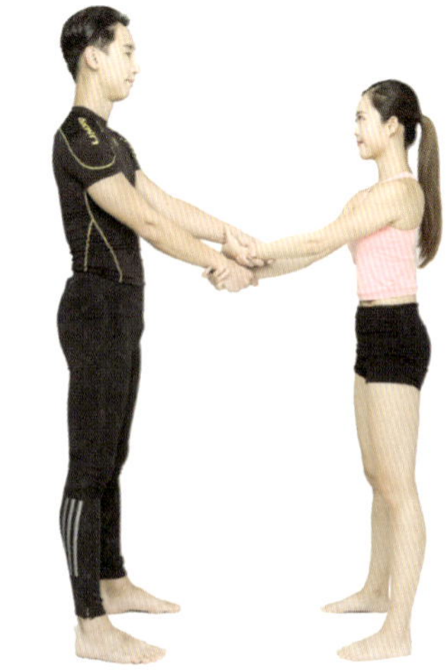

1

서로 마주 본 상태에서 두 다리를 골반 너비로 벌리고 선다. 양손을 서로 교차해 맞잡는다.

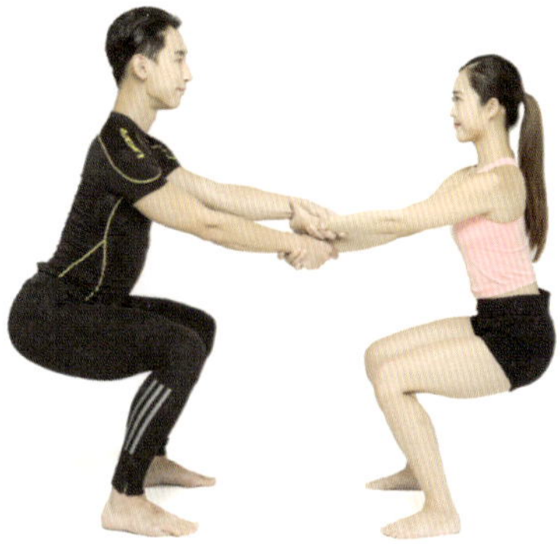

2

숨을 내쉬며 허벅지가 바닥과 수평이 될 때까지 스쿼트 자세로 몸을 내린다. 숨을 들이마시며 처음 자세로 돌아간다.

02 점프로 탄력 있는 다리 만들기

106쪽 15회×3세트

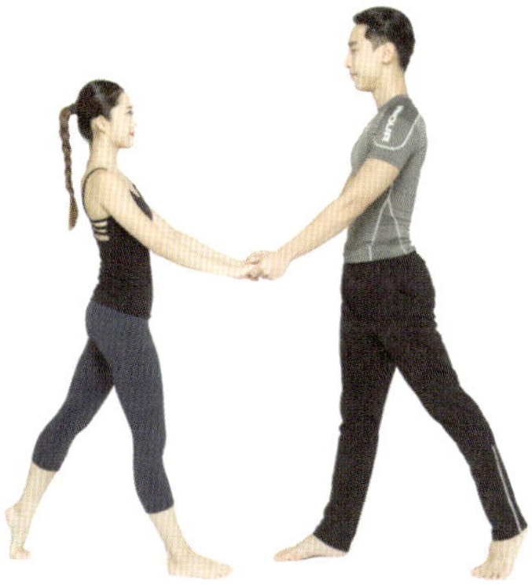

1

양손을 마주 잡고 왼쪽 다리를 뒤로 뻗어 무게 중심을 오른쪽 다리에 둔다.

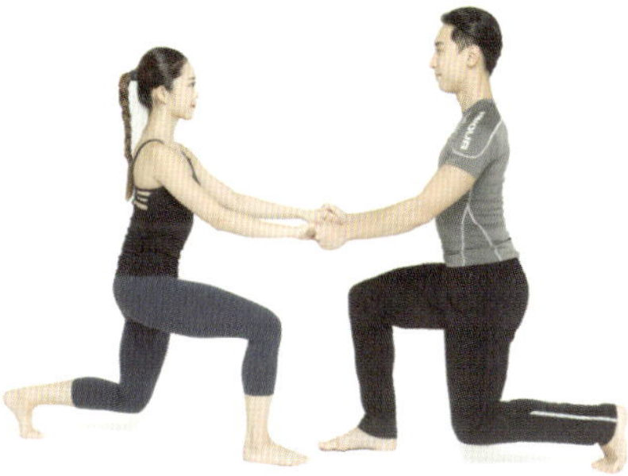

2

숨을 내쉬며 오른쪽 무릎을 90도로 굽혀 런지 자세를 만든다.

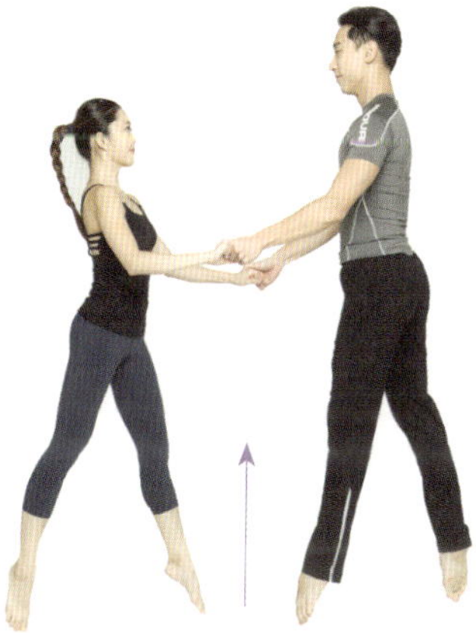

3

발의 위치를 반대로 바꾸면서 두 다리를 쭉 뻗은 채 위로 점프를 한다.

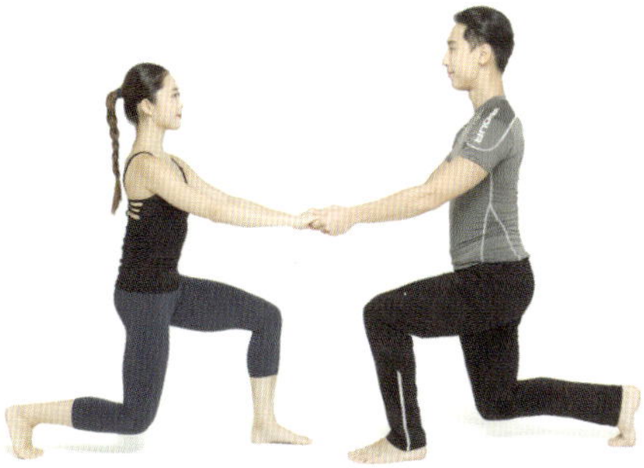

4

발의 위치가 바뀐 상태 그대로 착지하여 런지 자세를 만든다.

03 몸 전체 군살 제거하기

112쪽 다리 번갈아 40회×3세트

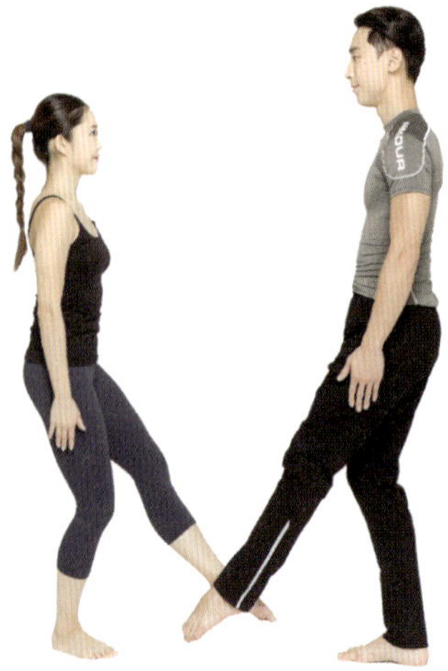

1

양팔을 몸통 옆에 붙인 상태에서 마주 보고 선다. 왼쪽 발을 살짝 들어 서로 터치한다.

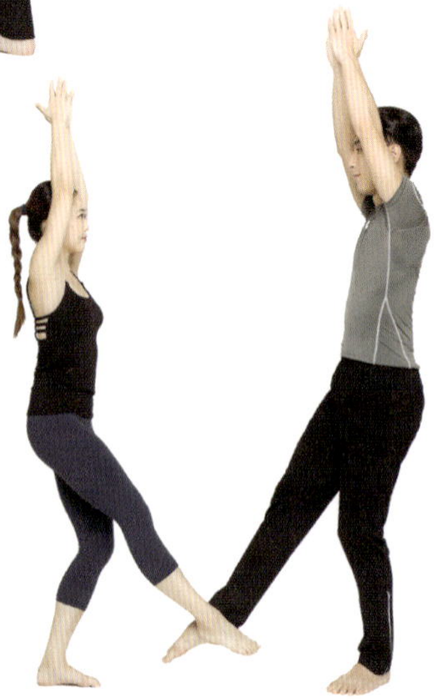

2

양손을 머리 위로 쭉 펴서 올리고 손뼉을 치면서 점프해 오른쪽 발을 터치한다. 이때 연속 동작으로 왼쪽 발은 바닥에 착지한다.

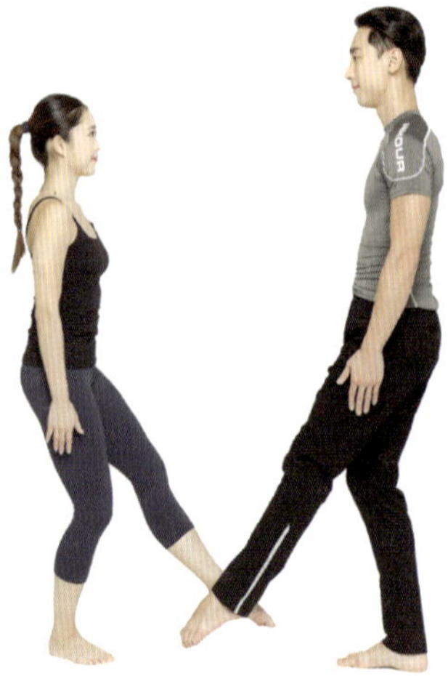

3

양팔을 내리면서 점프해 다시 왼쪽 발을 터치한다.

04 쭉 뻗은 다리 라인 만들기

98쪽 다리 번갈아 각각 30회×3세트

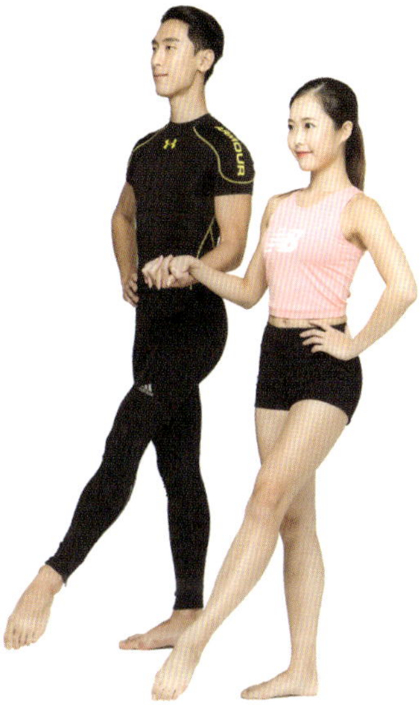

1

한쪽 손을 잡고 나란히 선다. 무릎을 편 상태에서 중심을 잡고 왼쪽 다리를 앞으로 뻗어준다. 이때 발끝을 쭉 펴 포인 자세를 만든다.

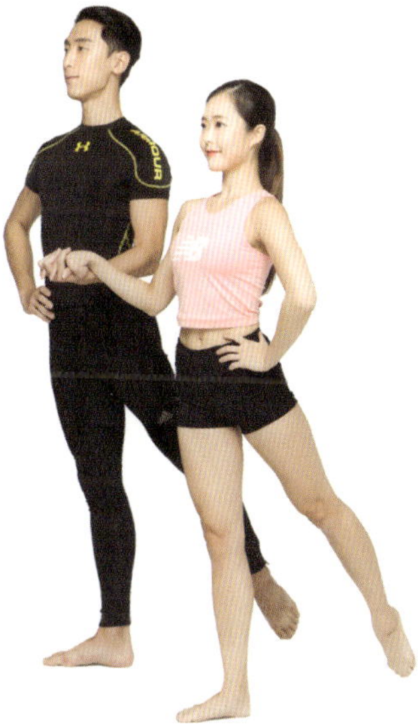

2

왼쪽 다리를 바닥에 스치면서 뒤로 뻗어준다. 다시 앞으로 뻗어준다.

DAY 14 커플 식단 | 총 1,190kcal

아침 통밀빵 1개(100kcal) | 저지방 우유 200ml(100kcal) | 파프리카 채소 스틱 100g(20kcal)
오전 간식 사과 반 개(70kcal) | 아몬드 10개(100kcal)
점심 싱겁게 먹는 일반 식사(400kcal)
오후 간식 플레인 요거트 100ml(100kcal) | 귤 1개(40kcal)
저녁 찐 고구마 1개(200kcal) | 브로콜리 200g(60kcal)
* 물을 하루에 2L 이상 마셔 수분섭취를 충분히 해준다.

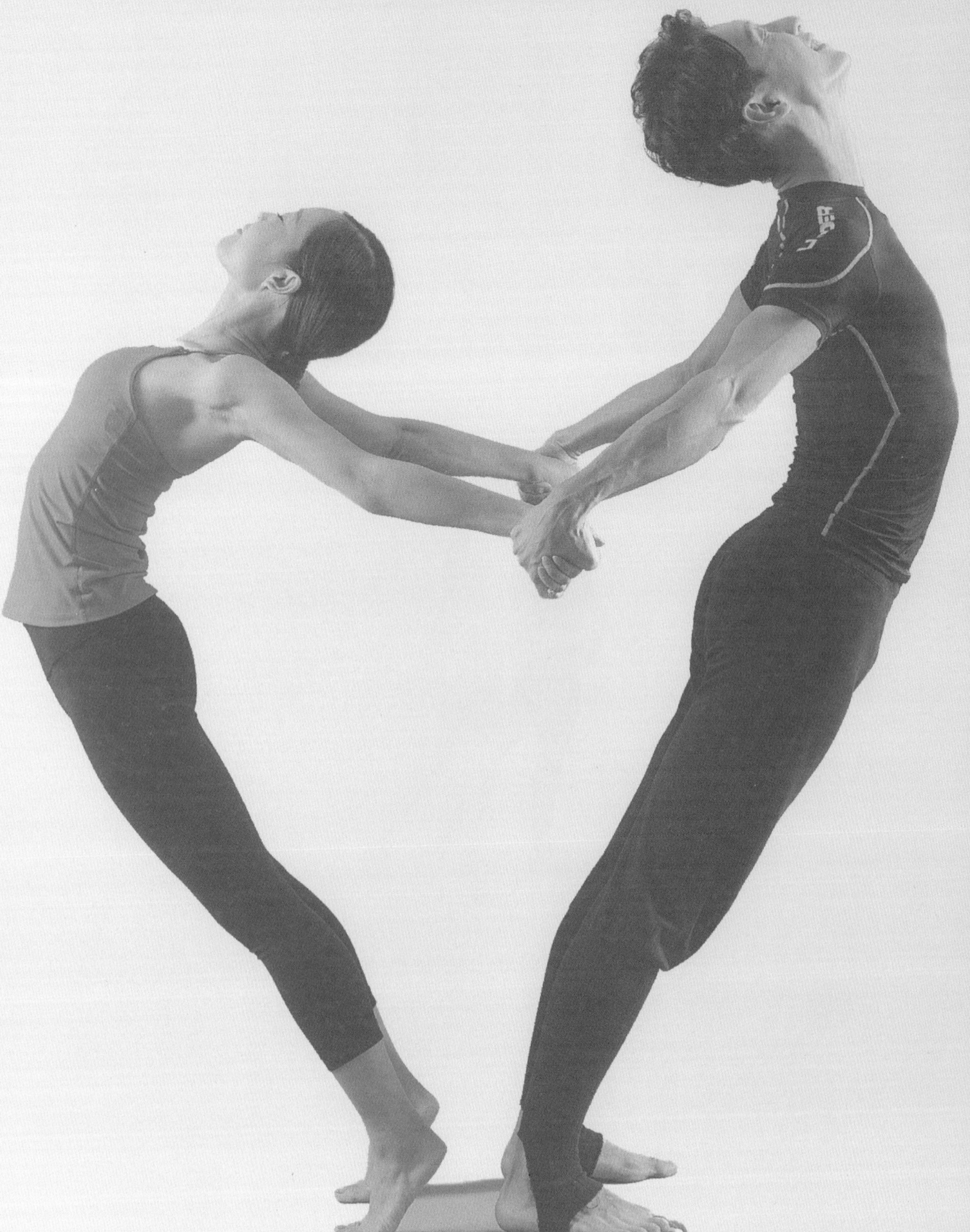

Part
3

함께 건강해지는 테마별 3분 커플 홈트

다이어트에 성공했다고 해도 지속적으로 관리하지 않으면 금세 뚱뚱보 커플이 되기 십상. 매일 운동하는 게 어려운 커플을 위해 일상에서 상황별로 유쾌하게 할 수 있는 커플 홈트를 소개한다. 함께 즐겁게 운동을 하다 보면, 운동이 지루하고 힘들다는 편견은 한 번에 사라질 것이다.

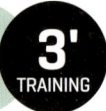

3'
TRAINING

TV를 보면서 하면 좋은 커플 홈트

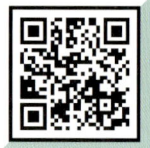

특별히 시간을 낼 필요 없이 함께 TV를 보면서 하기에 딱 맞는 운동이다. 복부에 근력을 만들어주고 뱃살을 빼는 데 효과적이다. 다리도 탄탄하게 만들며, 특히 골반이 전방경사 된 사람들에게 추천하는 운동이다.

1

바른 자세로 누워 두 다리를
직각으로 올리고, 양손은 머리 뒤로
깍지를 낀 채 상체를 들어 올린다.

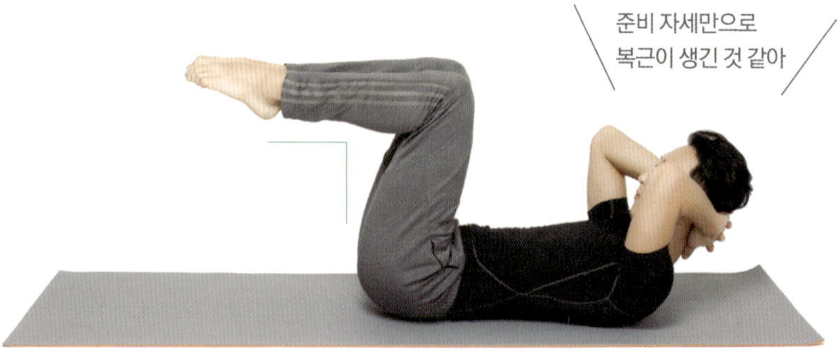
준비 자세만으로
복근이 생긴 것 같아

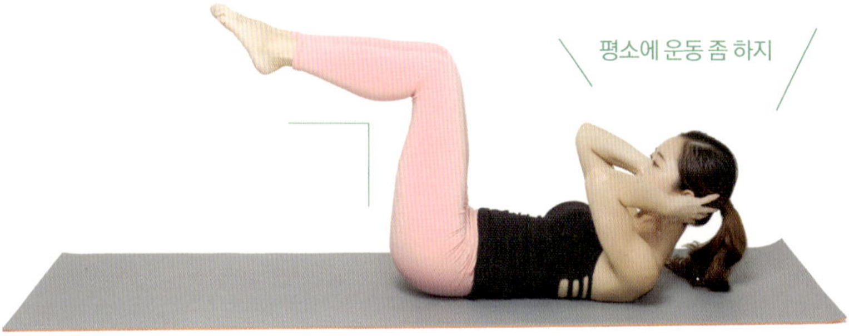
평소에 운동 좀 하지

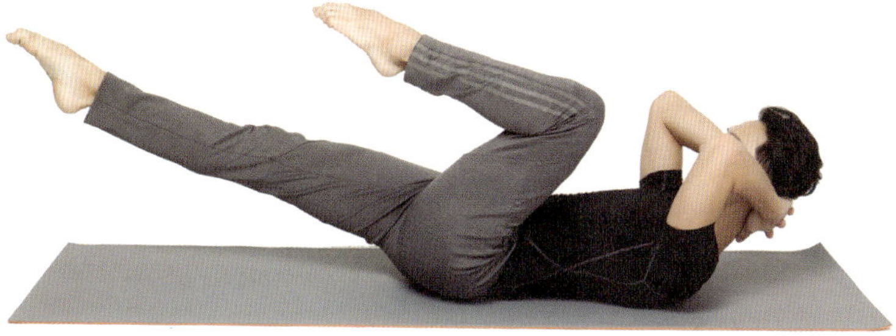

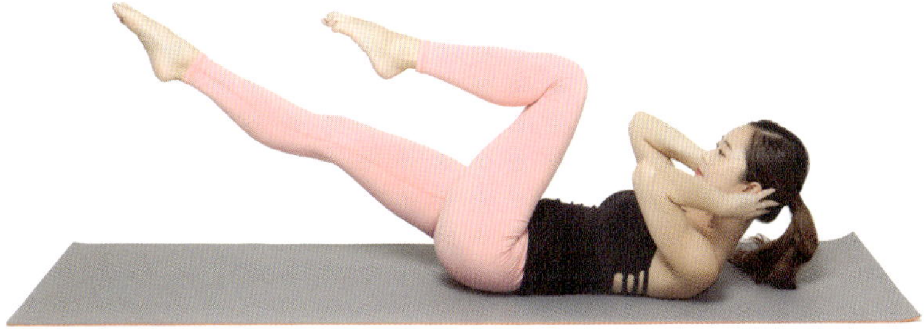

2

왼쪽 다리를 가슴 쪽으로 당겨 올리고, 오른쪽 다리는 살짝 들어 앞으로 쭉 뻗어준다.

POINT

상체의 굴곡은 계속 유지하되 목에 무리가 간다면 머리를 바닥에 내려놓고 진행한다. 뻗은 다리가 바닥에 닿지 않게 주의하고, 골반의 높이도 달라지지 않게 한다. 옆구리도 구부려지지 않아야 한다.

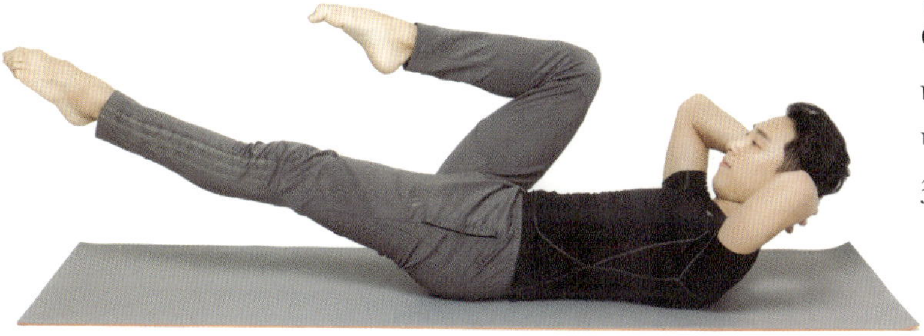

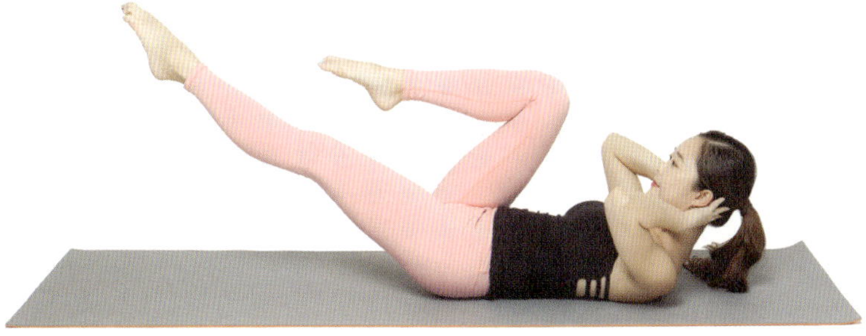

3

다리를 바꿔 반대쪽도 동일한 방법으로 실시한다. 10회씩 3세트 진행한다.

3' TRAINING

수영복 입기 전에 하면 좋은 커플 홈트

플랭크는 전신 근력과 팔 근육 강화에 효과적이므로 남자들이 상의를 노출해야 할 때 하면 좋고, 점프는 체지방 감량에 도움이 되므로 여자들이 수영복을 입었을 때 슬림한 몸매를 자랑할 수 있다.

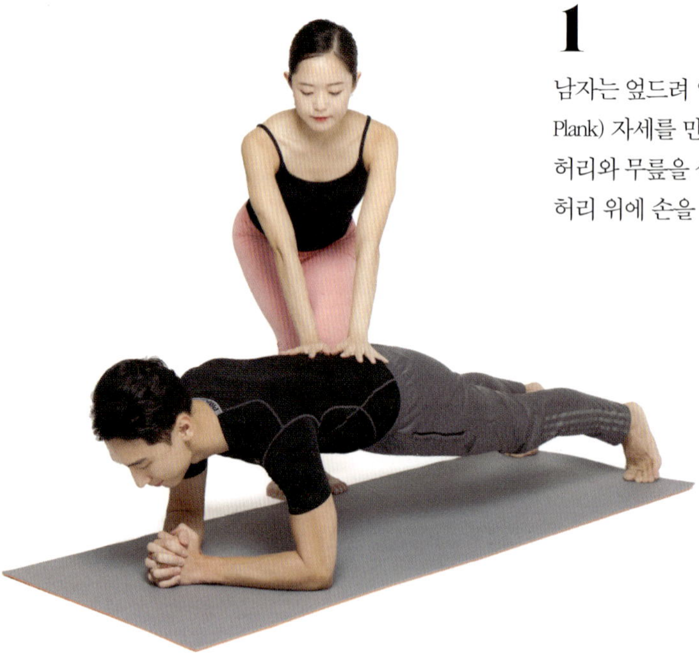

1

남자는 엎드려 엘보 플랭크(Elbow Plank) 자세를 만든다. 여자는 허리와 무릎을 살짝 구부려 남자의 허리 위에 손을 얹고 준비한다.

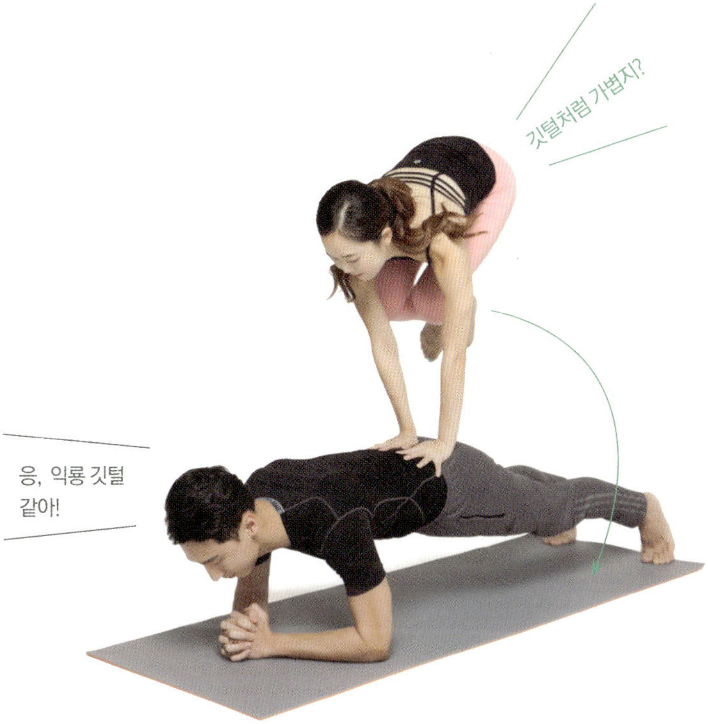

2

여자가 두 다리를 모으고
엎드려 있는 남자를 넘어
반대편으로 점프를 한다.

POINT

점프를 할 때 상대방의 허리에
무게를 전부 싣지 않도록 주의한다.
플랭크 동작을 하는 사람은
허리(요추)가 과하게 신전되지 않게
복부와 둔근에 충분히 힘을 준다.

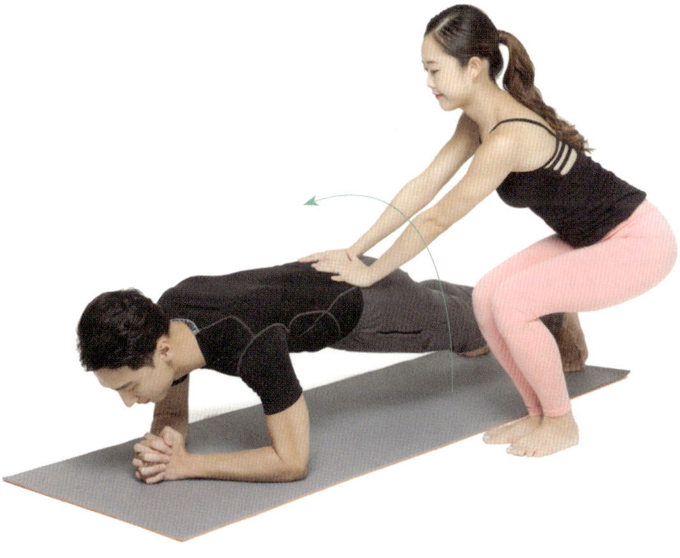

3

점프를 해서 다시 처음 자리로
돌아간다. 15회씩 3세트
진행한다.

3'
TRAINING

남친의 사랑을 확인하고 싶을 때 하면 좋은 커플 홈트

발레의 '앙트르샤(Entrechat)' 동작을 응용한 운동으로, 발레리나와 발레리노처럼 우아하게 운동을 즐길 수 있어 커플 홈트로 제격이다. 남자는 파트너를 들어 올리기 위해 팔의 근력을 사용하고, 여자는 공중에서 두 다리를 교차하면서 허벅지 안쪽 힘을 쓰게 된다.

1

여자는 양손을 머리 위로 둥글게 올리고, 두 발은 45도로 벌려 외회전시킨 후 무릎을 살짝 굽힌다. 남자는 뒤에 서서 여자의 골반 위에 손을 얹고 준비한다.

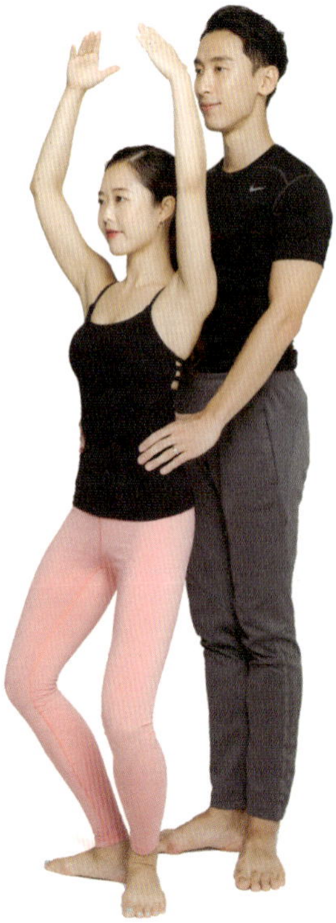

POINT

공중에서 여자가 다리를 교차할 때 골반이나 몸통이 심하게 회전되지 않게 한다. 남자는 파트너를 들어 올릴 때 놓치지 않게 주의한다.

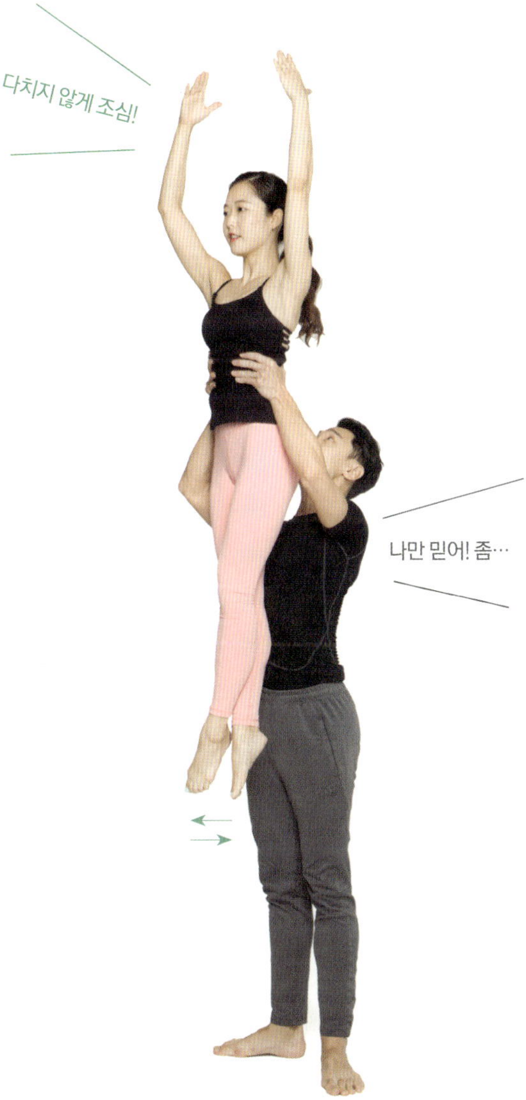

2

남자가 여자를 들어 위로 높이 올려준다. 이때 여자는 숨을 내쉬면서 점프를 하며, 공중에서 두 다리를 좌우로 빠르게 한 번씩 교차한다. 초보자의 경우 다리 교차는 생략해도 된다.

3

착지하여 처음 자세로 돌아간다. 같은 동작을 10회씩 3세트 진행한다.

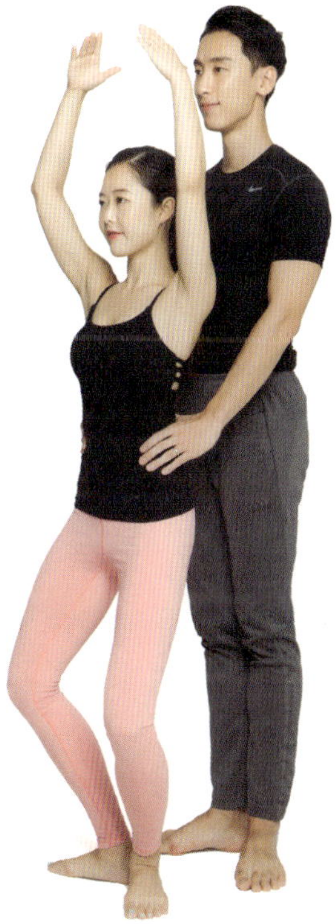

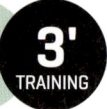

3' TRAINING

말다툼으로 서먹해졌을 때 하면 좋은 커플 홈트

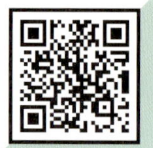

가벼운 말다툼이나 싸움으로 관계가 서먹해졌다면 이 동작을 따라 해보자.
상체를 스트레칭시켜 굽은 등을 펴주는 효과가 있으며, 가벼운 스킨십을 통해 자연스럽게 관계도 풀 수 있다.

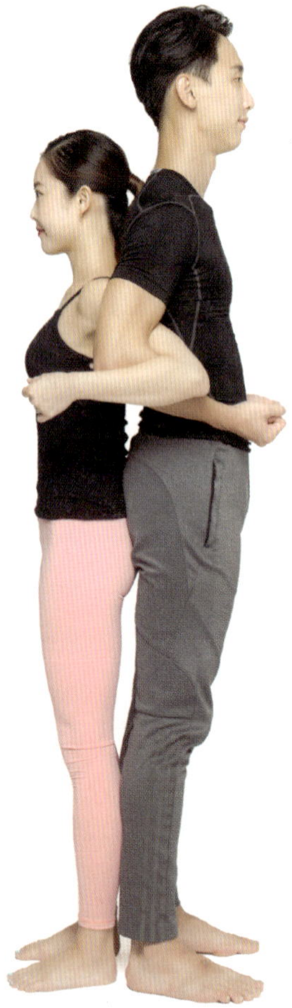
왜 내 닭다리까지
두 개 다 먹었어?
다리가 하나인
닭이었다니까!

1

등을 지고 서서 양팔을 서로 걸고 준비한다.

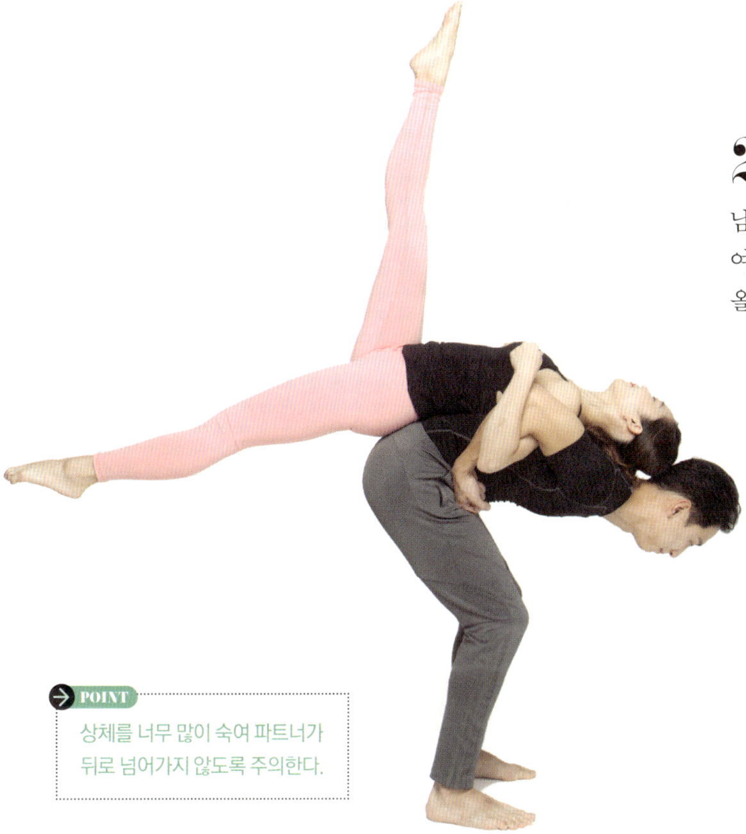

2

남자가 90도로 상체를 숙이면
여자는 한쪽 다리를 들어
올리며 상체를 뒤로 젖힌다.

POINT

상체를 너무 많이 숙여 파트너가
뒤로 넘어가지 않도록 주의한다.

3

처음 자세로 돌아간다. 동일한
방법으로 여자가 상체를 숙이고 남자가
뒤로 젖힌다. 남녀 합쳐 10회씩 3세트
진행한다. 다리는 한 번씩 바꿔가며
올려준다.

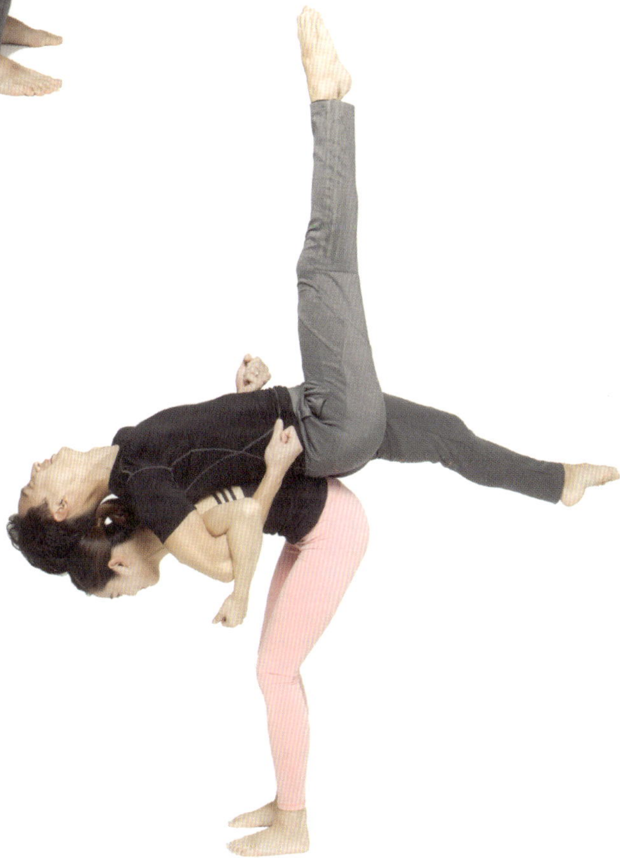

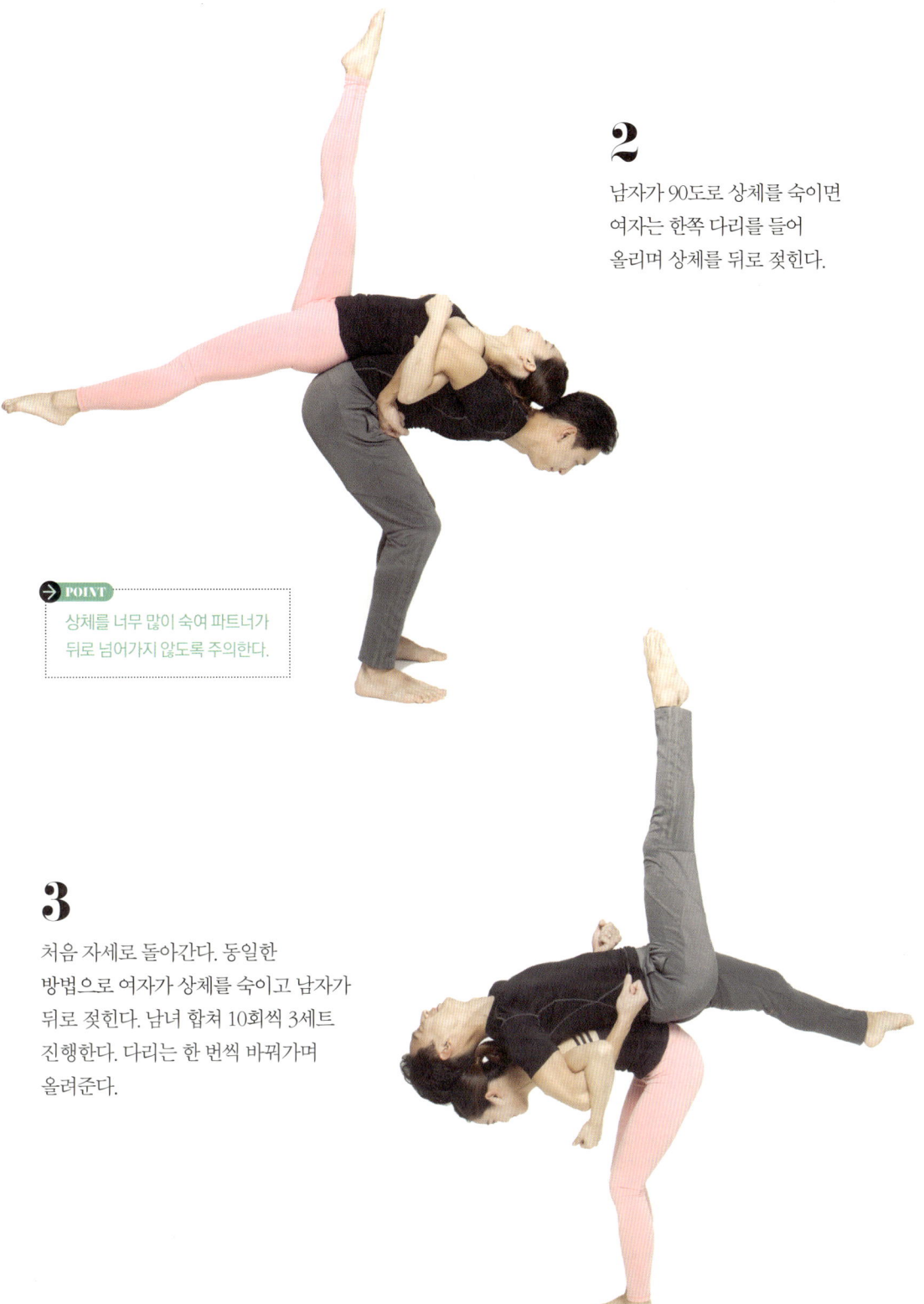

3'
TRAINING

데이트 전 청바지 핏을 살려주는 커플 홈트

엉덩이와 허벅지 근육을 사용해 다리 라인을 정리해주는 운동이다. 힙 업 효과도 있어 데이트하러 나가기 전에 함께 하면 옷 태가 살아, 모두가 부러워하는 스타일리시한 커플로 거듭날 수 있다.

1

1미터 정도 거리를 두고 여자는 앞, 남자는 뒤를 보고 나란히 선다. 여자는 왼팔, 남자는 오른팔로 팔짱을 끼고 일직선상에서 각각 바깥쪽 다리를 뻗어 올린다.

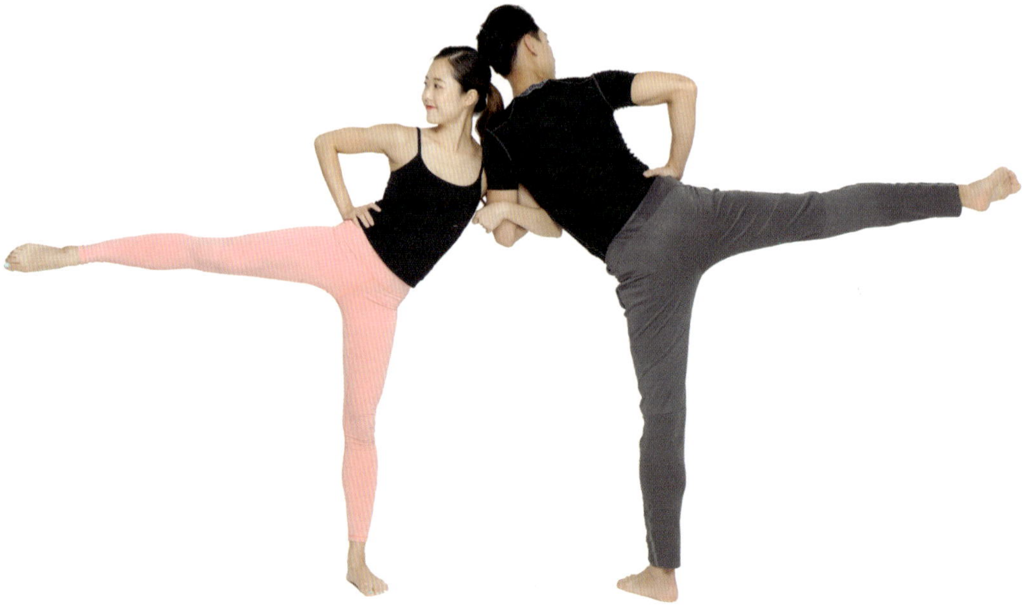

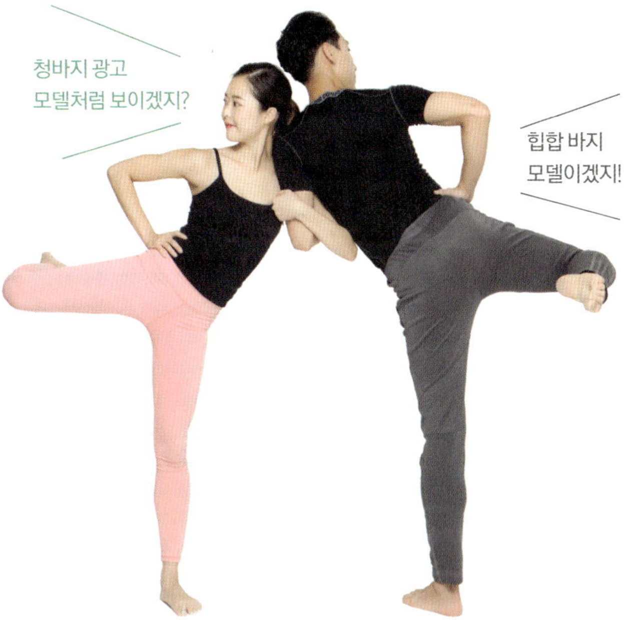
청바지 광고
모델처럼 보이겠지?
힙합 바지
모델이겠지!

2

올린 다리의 무릎을
뒤로 굽힌다.

> **POINT**
> 몸을 상대방에게 기대지 않도록 주의하며 지탱하는 다리에 최대한 힘을 준다.

3

다리를 다시 펴고 같은 동작을 20회 반복한다. 남자와 여자의 위치를 바꿔 동일한 방법으로 반대쪽 다리를 올려 실시한다. 총 3세트 진행한다.

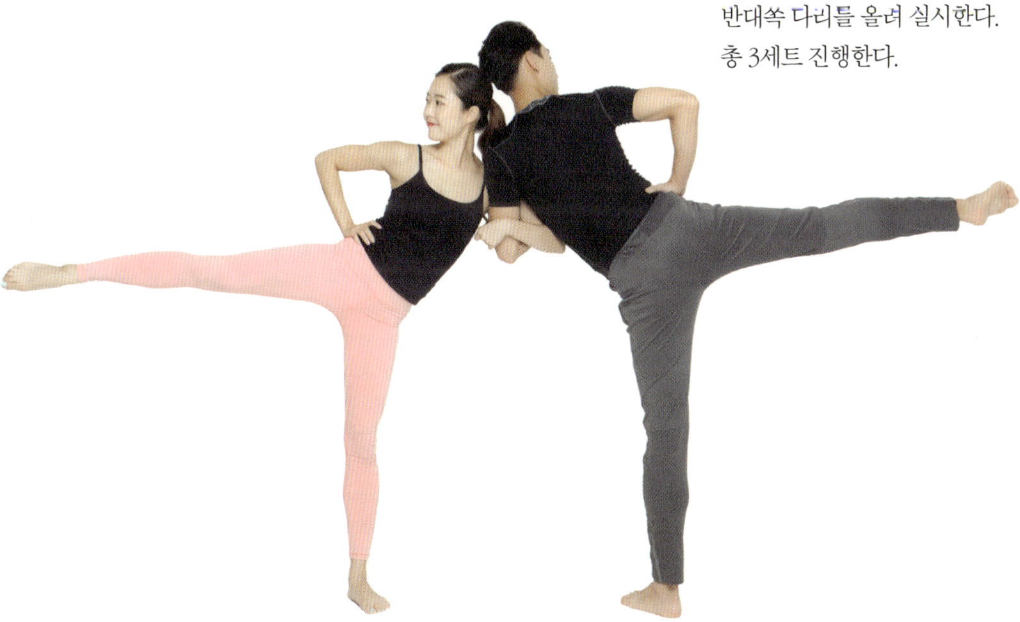

3' TRAINING

스트레스가 쌓였을 때 하면 좋은 커플 홈트

대퇴와 둔근을 강화해주며, 탄력 있는 엉덩이와 허벅지를 만들어준다. 상대방을 서로 밀어내는 동작을 통해 스트레스까지 함께 밀어내보자.

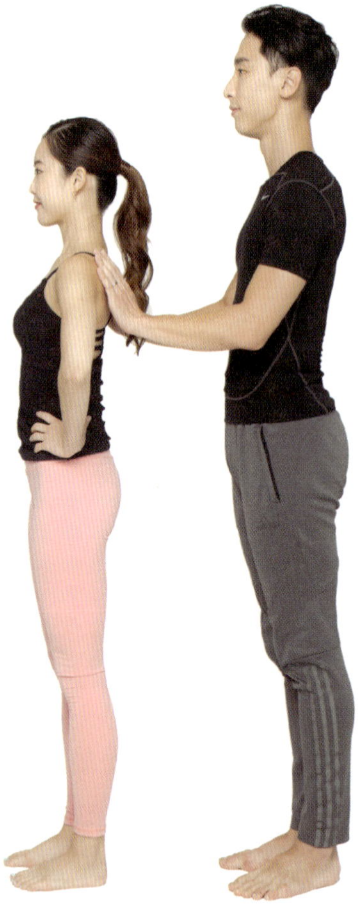

1

여자는 앞, 남자는 뒤에 서서 서로 같은 방향을 바라본다. 여자는 양팔을 허리에 올리고 남자는 여자의 등에 양손을 댄다.

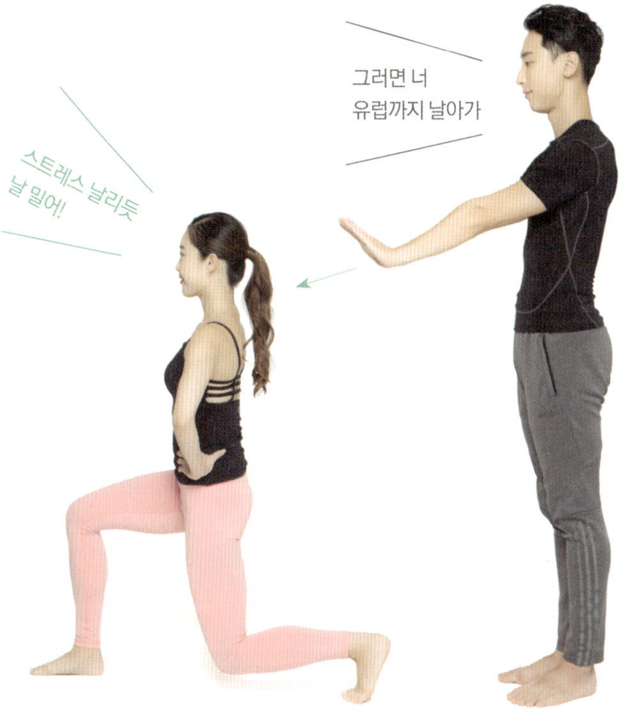
그러면 너
유럽까지 날아가
스트레스 날리듯
날 밀어!

2

남자가 여자의 등을 밀면, 여자는 그 힘으로 오른발을 앞으로 내밀며 런지 자세를 취한다.

POINT

뒤에 있는 사람은 너무 세게 밀지 않도록 하고, 런지 자세를 할 때 앞 무릎은 90도 직각을 유지한다.

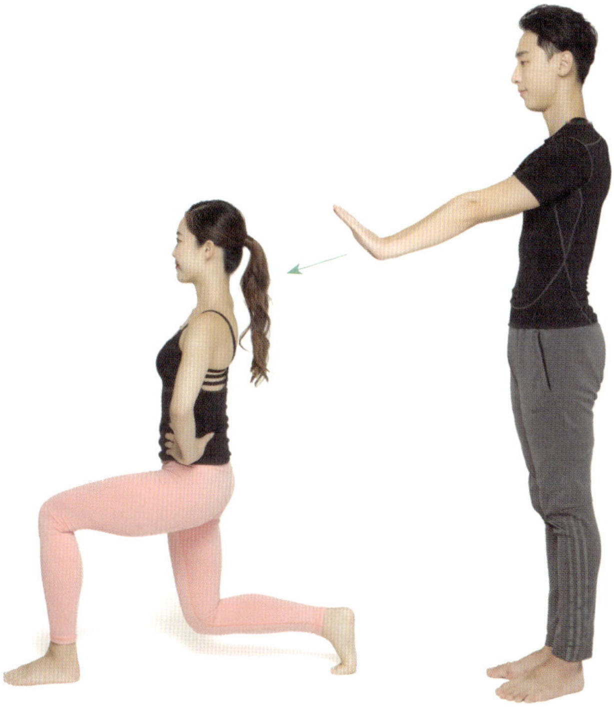

3

처음 자세로 돌아간다. 동일한 방법으로 반대 다리를 앞으로 내밀며 런지 자세를 취한다. 10회 반복한다. 남자와 여자의 위치를 바꿔서 실시하고, 각각 3세트 진행한다.

3'
TRAINING

신뢰가 필요할 때 하면 좋은 커플 홈트

다리 전체의 근력과 허리 근육을 키워주고, 고관절의 유연성도 길러준다. 서로를 향해 발을 뻗기 때문에 자칫 실수를 하면 상대방을 다치게 할 수도 있는 동작으로, 조심스럽게 배려하며 운동을 하다 보면 서로에 대한 신뢰감이 쌓인다.

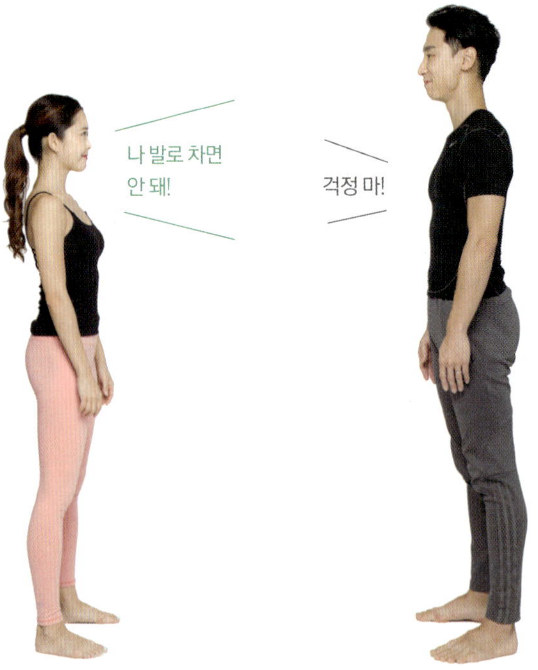

1

다리 길이보다 조금 더 멀리 거리를 두고 서로 마주 보며 선다.

2

여자는 양팔을 뻗어 스쿼트 자세를 만들고, 남자는 바깥쪽으로 오른쪽 다리를 들어 올린다.

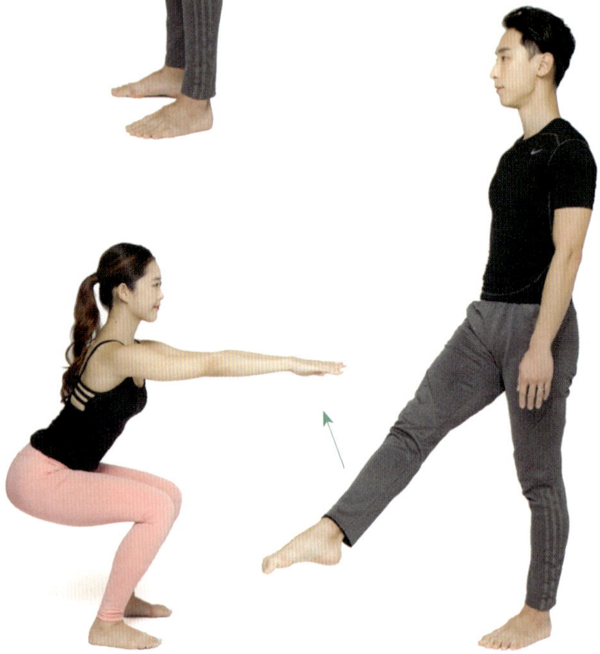

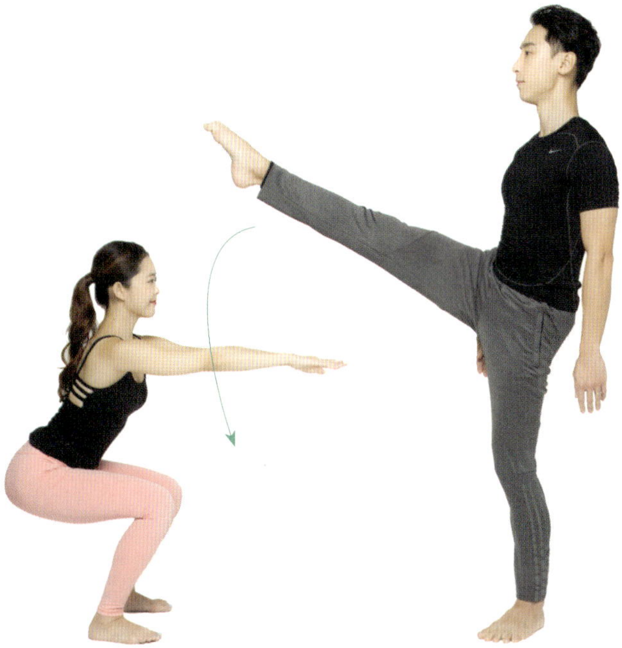

3

들어 올린 오른쪽 다리를 여자의 팔 위로 큰 원을 그리며 넘겨 한 바퀴(오른쪽 아래에서 왼쪽 위로) 돌렸다가 내린다(2, 3번은 연속 동작).

POINT

다리를 돌릴 때 스쿼트 자세를 하고 있는 상대방의 팔이나 머리에 닿지 않도록 주의한다.

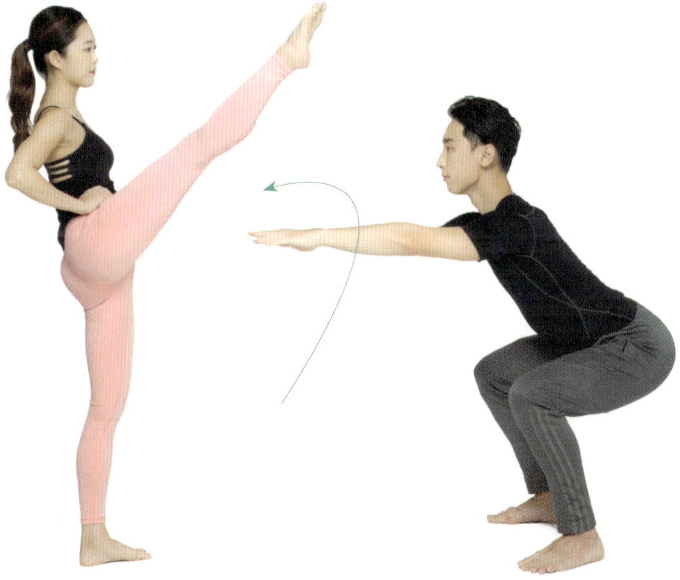

4

동작을 바꿔 남자가 스쿼트 자세를 하고 여자가 오른쪽 다리를 올려 돌린다. 이어서 남자, 여자 차례대로 왼쪽 다리를 올려 돌렸다가 내린다. 남녀 번갈아 가며 20회씩 3세트 진행한다.

3'
TRAINING

우울한 날에 하면 좋은 커플 홈트

굽은 등을 펴주고 말린 어깨를 열어주는 효과가 있는 운동이다. 상체를 이완시켜 몸을 가볍게 만들면 우울한 기분도 함께 떨쳐낼 수 있다.

1

여자는 바닥을 보며 엎드리고 남자는 여자의 허벅지 위로 올라가 여자의 양 손목을 잡고 살짝 들어 올린다.

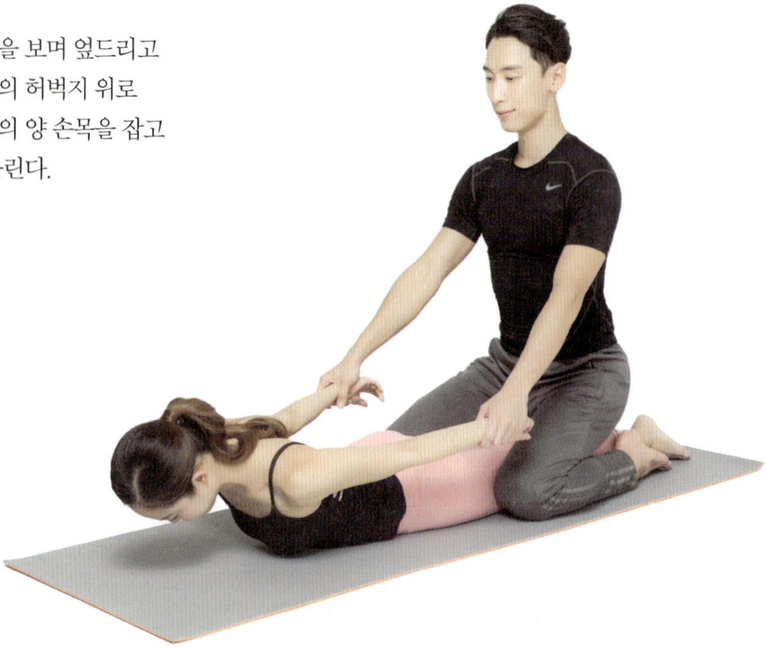

2

남자가 여자의 양 손목을 잡아당기면, 여자는 호흡을 내쉬며 최대한 상체를 올려 열어준다. 5초 정도 자세를 유지한 후 상체를 숙여 처음 자세로 돌아간다. 같은 동작을 5회 반복한 후 위치를 서로 바꿔 진행한다.

POINT

상대방을 무리해서 당겨 어깨나 목에 힘이 들어가지 않게 주의한다. 각자 개인의 능력에 맞게 천천히 당겨주면 된다.

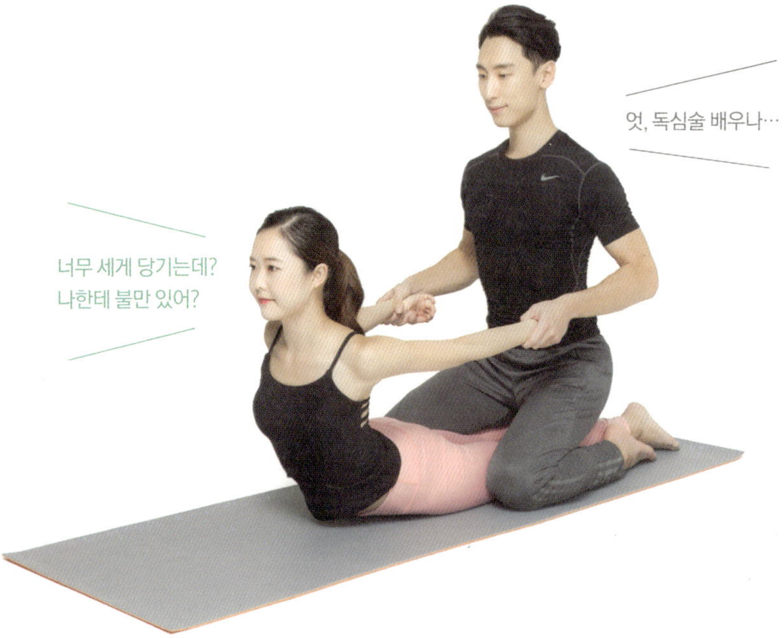
엇, 독심술 배우나…
너무 세게 당기는데?
나한테 불만 있어?

3' TRAINING

과식했을 때 하면 좋은 커플 홈트

복부 근육과 등 뒤의 회전하는 근육을 사용해 굳어 있는 척추를 풀어주는 운동이다. 뱃살을 빼는 데 효과적이며, 복부를 자극시켜 소화도 잘 되게 도와준다. 야식을 먹었거나 과식을 한 날 함께 운동을 하면 변비를 예방할 수 있다.

1

서로 등을 대고 앉아 다리를 쭉 뻗는다. 팔을 양옆으로 쭉 편 후 양손을 교차해 맞대고 준비한다.

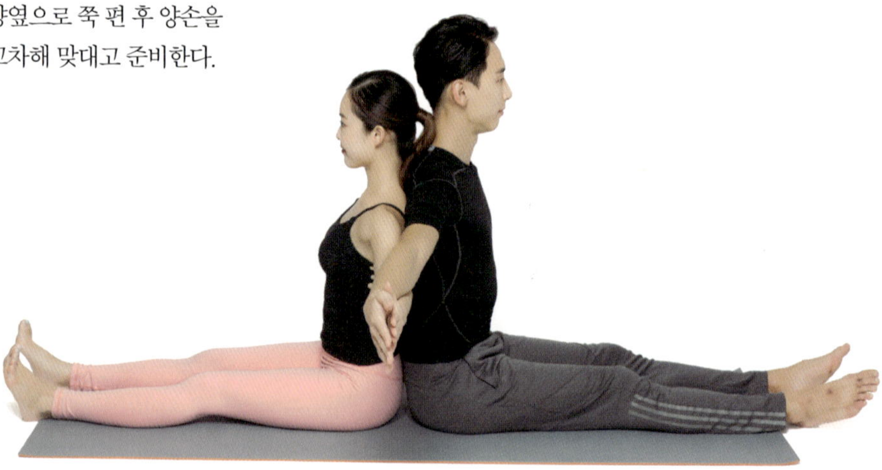

POINT
몸통을 회전시킬 때 옆구리가 찌그러지지 않게 주의하고, 허벅지 뒤의 근육이 타이트하게 느껴지면 무릎을 약간 굽히고 진행해도 좋다.

2

척추를 바르게 편 상태에서
숨을 내쉬며 몸통을
오른쪽으로 회전시켜 5초
동안 자세를 유지한다.

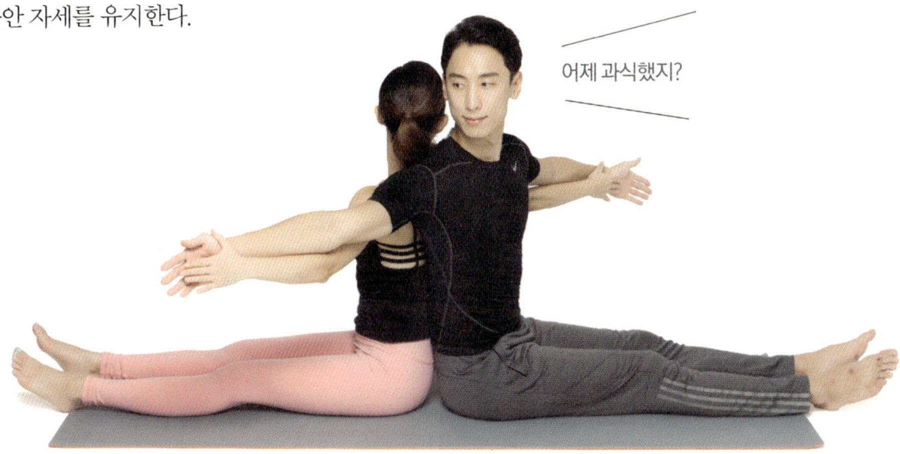

3

다시 처음 준비 자세로
돌아간다. 호흡을 들이마셨다가
내쉬며 상체를 반대로
회전시킨다. 좌우 번갈아 가며
같은 동작을 10회 반복한다.

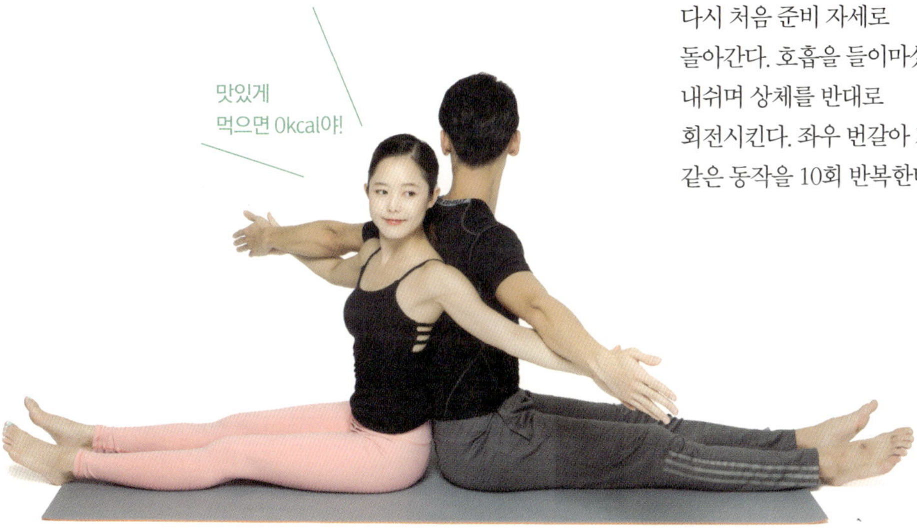

3' TRAINING

야식이 생각날 때 하면 좋은 커플 홈트

팔의 근력과 복부의 힘을 키워주고, 전신에 근력을 강화시켜주는 운동이다. 난이도가 높아 매우 힘든 동작이므로 먹고 싶었던 야식 생각이 한 번에 날아갈 것이다.

1

남자가 다리를 쭉 펴고 앉은 상태에서 여자는 남자의 양 발목을 잡고 엎드리고, 남자는 여자의 양 발목을 잡고 어깨 위로 들어 올린다. 이때 여자는 복부의 힘으로 버티면서 몸통을 일직선으로 유지한다.

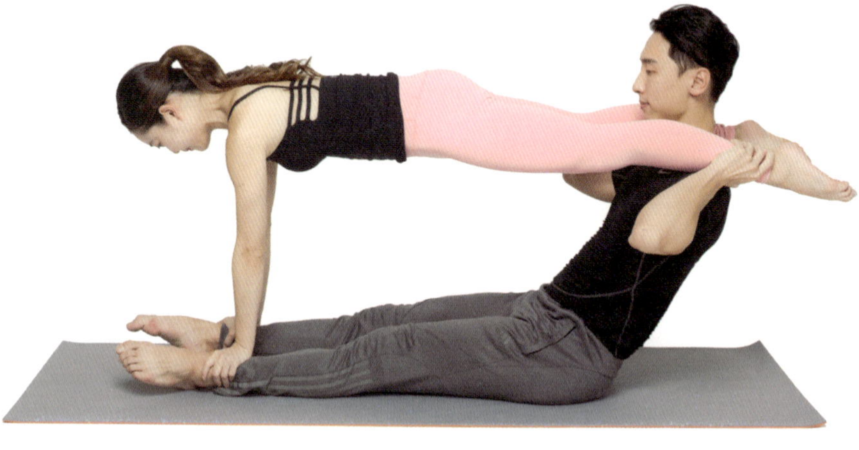

2

남자가 숨을 내쉬면서 여자의 다리를 들어 올리며 상체를
세워 'ㄴ'자를 거꾸로 만든다. 동시에 여자는 엉덩이를 최대한
들어 올려 복부의 힘으로 직각 모양의 자세를 유지한다.

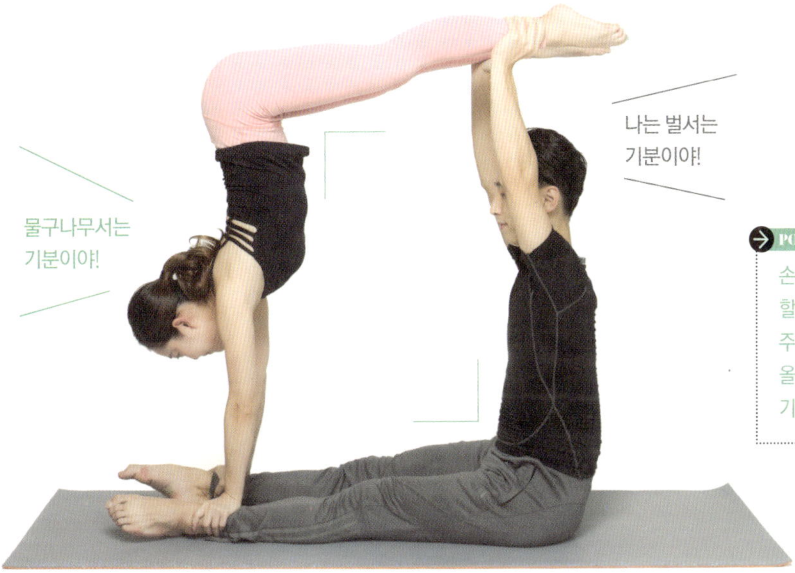

POINT
손목이 약한 사람은 동작을 할 때 다치지 않도록 주의한다. 상대방을 들어 올릴 때 상체가 앞으로 기울어지지 않게 해야 한다.

3

처음 자세로 돌아간다. 같은
동작을 10회씩 3세트 진행한다.

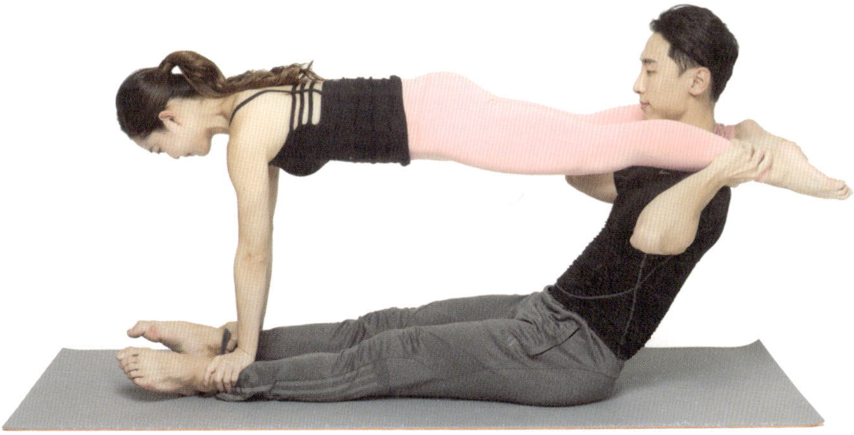